封城防疫的歷史、現在與未來

The History and Future
of
Quarantine

隔離

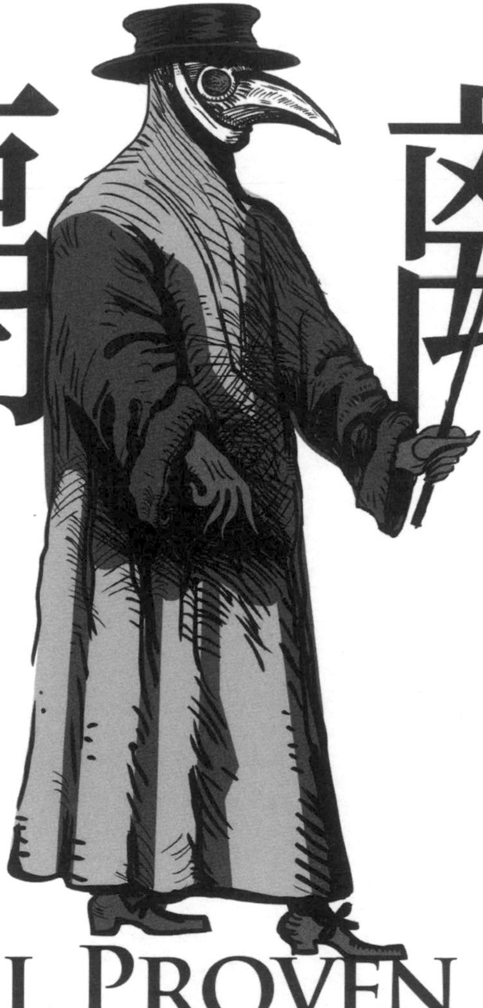

UNTIL PROVEN SAFE

by
Geoff Manaugh & Nicola Twilley

傑夫．馬納夫 & 妮可拉．特莉——著　涂瑋瑛、蕭永群——譯

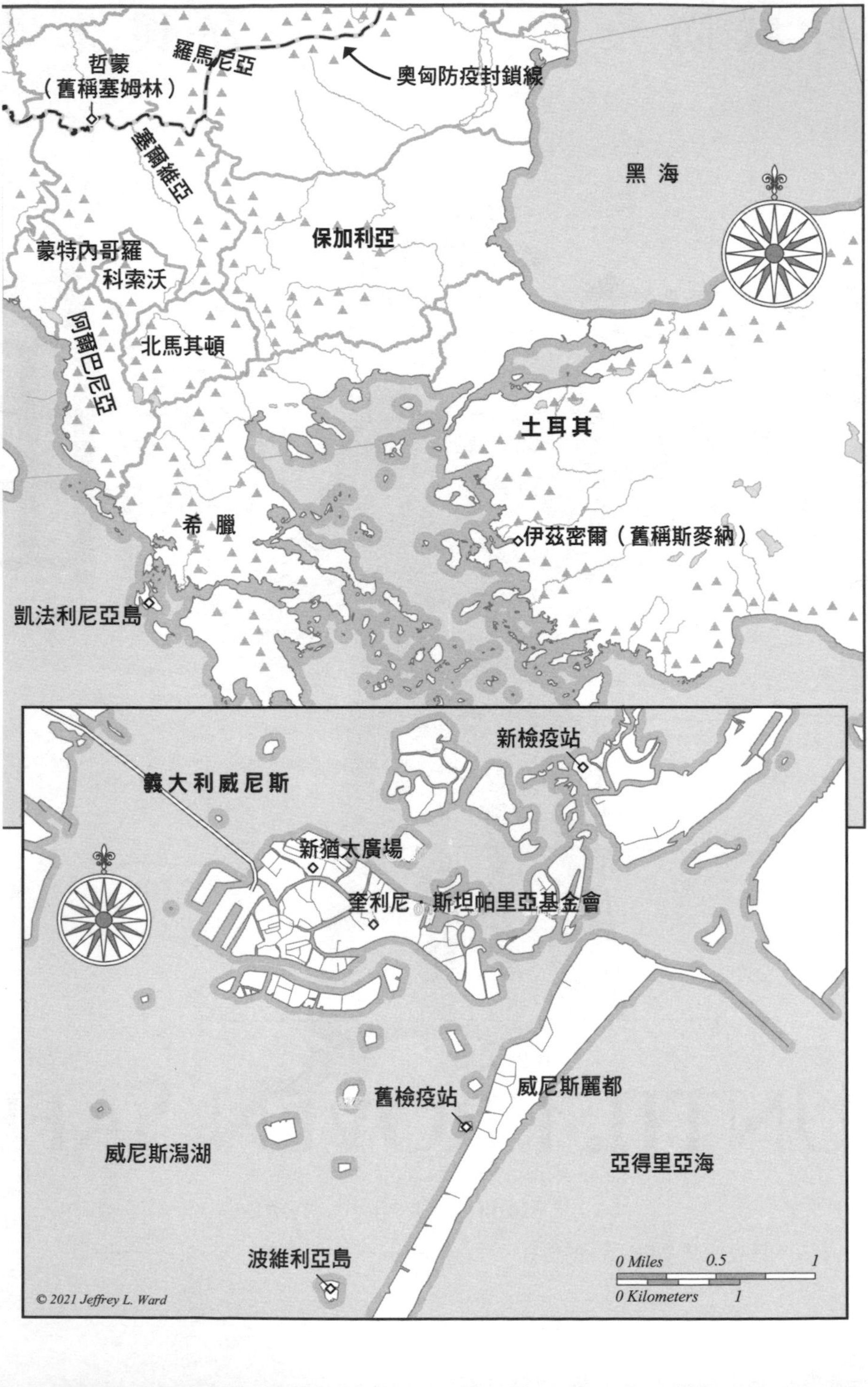
哲蒙
（舊稱塞姆林）
羅馬尼亞
奧匈防疫封鎖線
塞爾維亞
黑 海
保加利亞
蒙特內哥羅
科索沃
阿爾巴尼亞
北馬其頓
土耳其
希 臘
伊茲密爾（舊稱斯麥納）
凱法利尼亞島
新檢疫站
義大利威尼斯
新猶太廣場
奎利尼．斯坦帕里亞基金會
舊檢疫站
威尼斯麗都
威尼斯潟湖
亞得里亞海
波維利亞島
0 Miles 0.5 1
0 Kilometers 1
© 2021 Jeffrey L. Ward

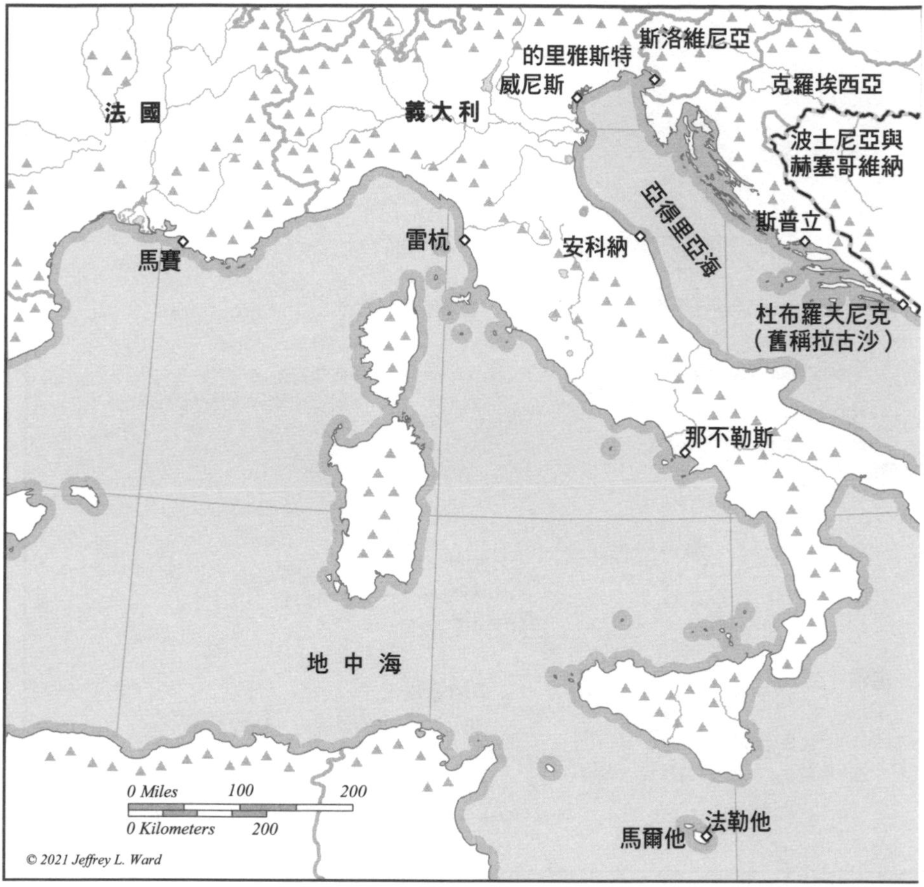

法國
義大利
的里雅斯特
斯洛維尼亞
威尼斯
克羅埃西亞
波士尼亞與
赫塞哥維納
亞得里亞海
斯普立
馬賽
雷杭
安科納
杜布羅夫尼克
（舊稱拉古沙）
那不勒斯
地中海
0 Miles 100 200
0 Kilometers 200
法勒他
馬爾他
© 2021 Jeffrey L. Ward

南歐

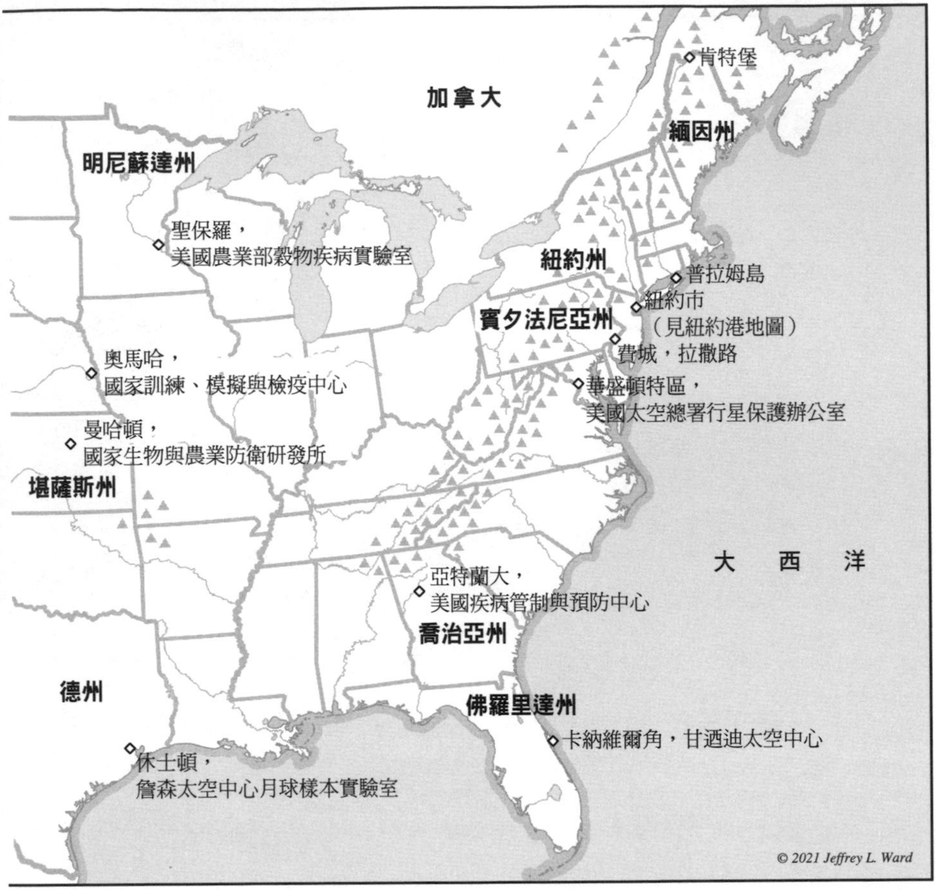
加拿大
肯特堡
緬因州
明尼蘇達州
聖保羅，
美國農業部穀物疾病實驗室
紐約州
普拉姆島
紐約市
（見紐約港地圖）
賓夕法尼亞州
費城，拉撒路
奧馬哈，
國家訓練、模擬與檢疫中心
華盛頓特區，
美國太空總署行星保護辦公室
曼哈頓，
國家生物與農業防衛研發所
堪薩斯州
大西洋
亞特蘭大，
美國疾病管制與預防中心
喬治亞州
德州
佛羅里達州
卡納維爾角，甘迺迪太空中心
休士頓，
詹森太空中心月球樣本實驗室
© 2021 Jeffrey L. Ward

美國

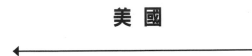

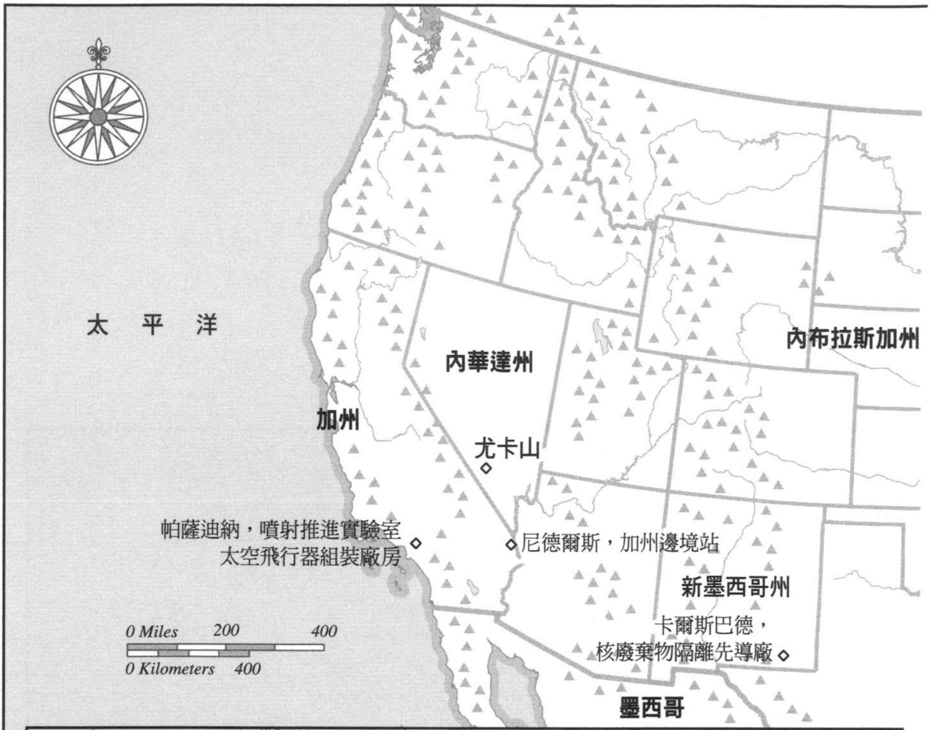
太平洋
內華達州
內布拉斯加州
加州
尤卡山
帕薩迪納，噴射推進實驗室
太空飛行器組裝廠房
尼德爾斯，加州邊境站
新墨西哥州
卡爾斯巴德，
核廢棄物隔離先導廠
墨西哥
0 Miles 200 400
0 Kilometers 400

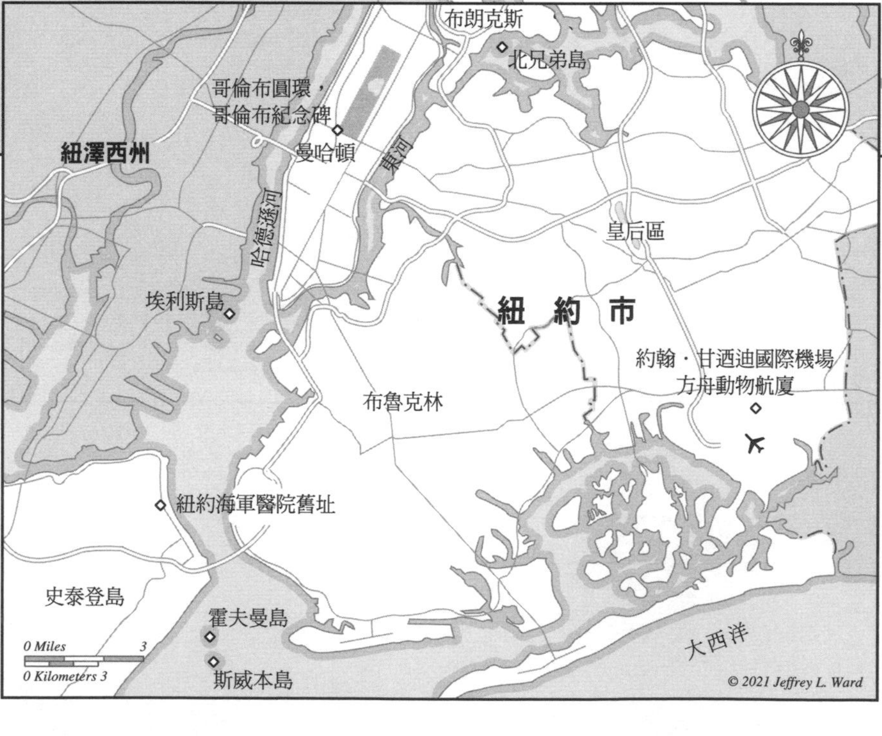
布朗克斯
北兄弟島
哥倫布圓環，
哥倫布紀念碑
曼哈頓
東河
紐澤西州
哈德遜河
皇后區
埃利斯島
紐約市
約翰・甘迺迪國際機場
方舟動物航廈
布魯克林
紐約海軍醫院舊址
史泰登島
霍夫曼島
斯威本島
大西洋
0 Miles 3
0 Kilometers 3
© 2021 Jeffrey L. Ward

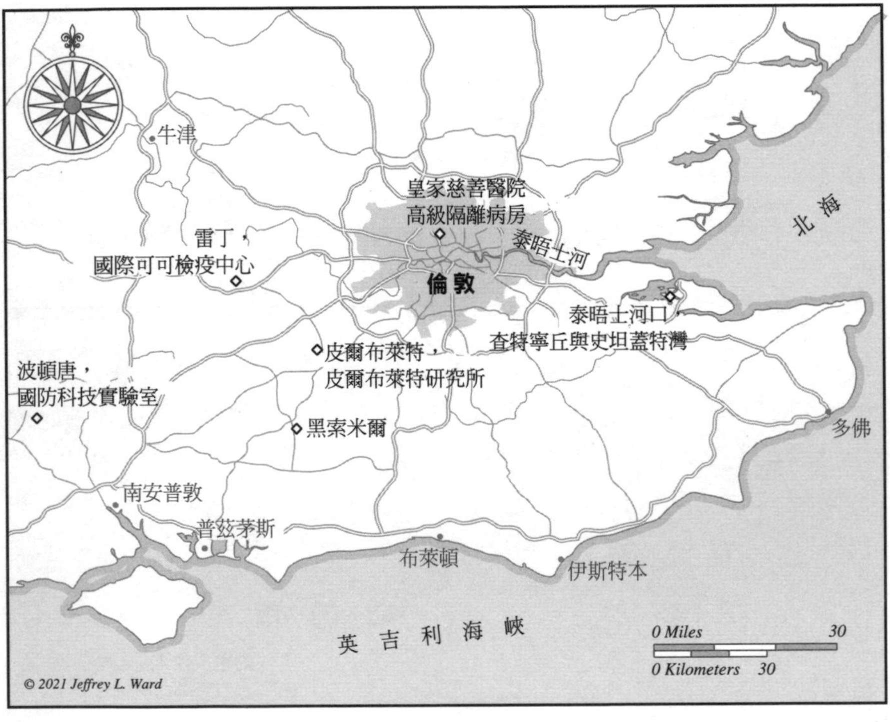
牛津
皇家慈善醫院
高級隔離病房
雷丁，
國際可可檢疫中心
泰晤士河
北海
倫敦
泰晤士河口，
查特寧丘與史坦蓋特灣
皮爾布萊特，
皮爾布萊特研究所
波頓唐，
國防科技實驗室
黑索米爾
多佛
南安普敦
普茲茅斯
布萊頓
伊斯特本
英吉利海峽
0 Miles 30
0 Kilometers 30
© 2021 Jeffrey L. Ward

英國

CONTENTS

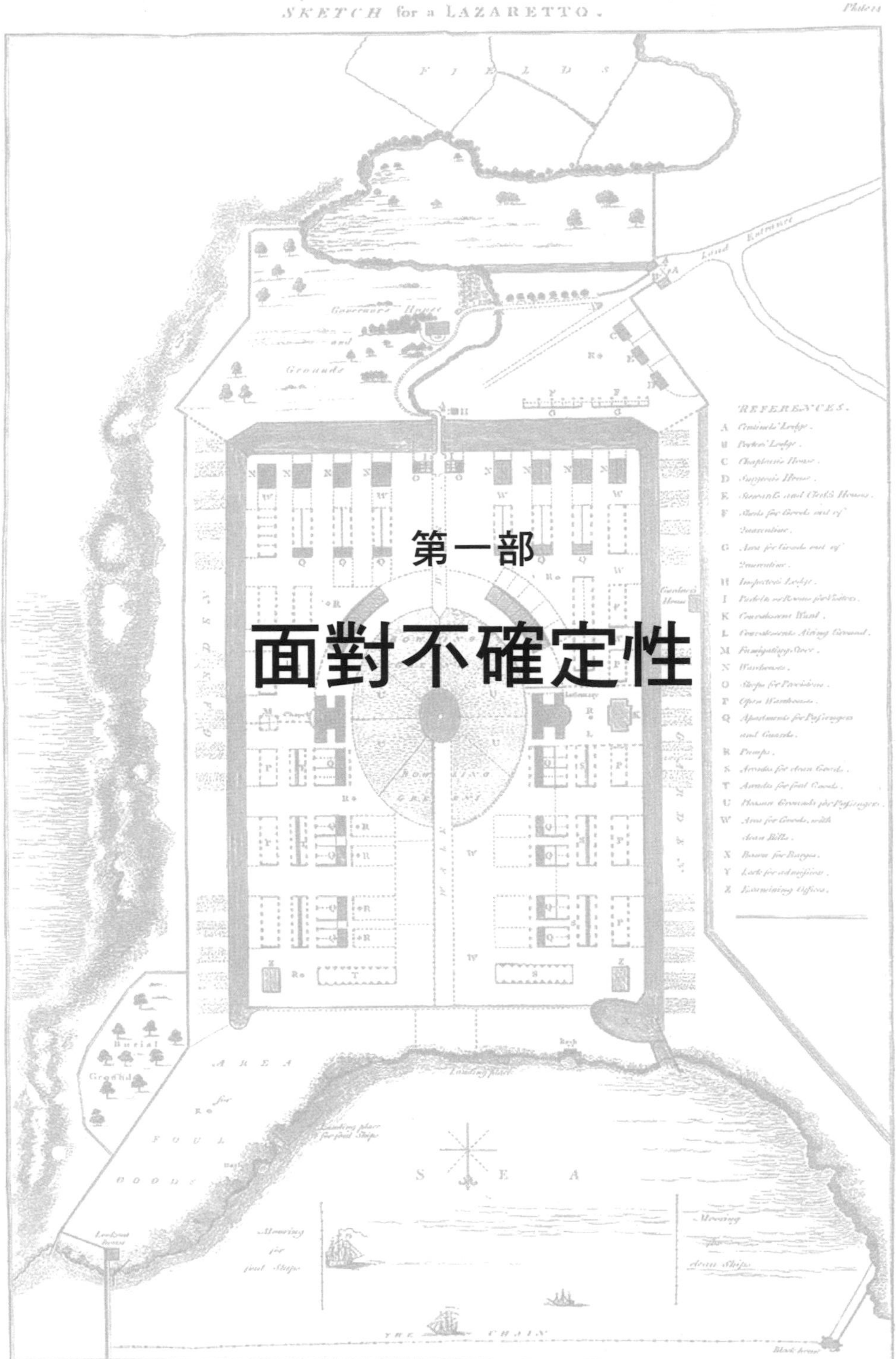
SKETCH for a LAZARETTO.
FIELDS
Governors House and Grounds
REFERENCES.
Burial Ground
AREA for FOUL GOODS
SEA
THE CHAIN

第一部

面對不確定性

第一章

隔離來了[1]

二〇二〇年三月六日，一輛屬於華盛頓州金郡（King County）衛生局的卡車停在西雅圖郊外一間伊克諾經濟汽車旅館（Econo Lodge）前面。一名身穿白色防護服的員工跳下來，從卡車後車廂抓起工具，將仍在發光的汽車旅館標誌漆成烏黑。這家連鎖旅館令人熟悉的紅黃商標瞬間消失了，取而代之的是一個啞光黑的長方形，如同一面海盜旗，令整條街都陷入不安。這間旅館原本熱情歡快的燈光熄滅了，變得既不祥又死寂，它成為了一間隔離檢疫所。

這間汽車旅館改造過程的粗糙，是個令人不安的指標，顯示當COVID-19這種新型傳染病首次抵達美國時，隔離檢疫的準備工作是多麼倉促與缺乏計畫。隨著這種新型冠狀病毒以指數級擴散，醫院床位爆滿，公共衛生官員發現他們已經找不到地方安置那些無法居家隔離的人。

為此，許多建築被匆匆改造，例如這間被華盛頓州衛生官員以四百萬美元買下的路邊汽車旅館，在一夕之間成了美國緊急醫療基礎設施的一部分。這間旅館的房間已經設有獨立空調系統、向外打開的門，以及無縫、易於清潔的地板。只需要一層黑色

1 編註：在本書中，作者特別區分了quaratine與isolation，前者意指在不確定是否染疫的狀態下所進行的暫時隔離；後者指的則是在確定染疫的狀況下，為了避免傳染而將病人或病原與外界隔絕起來的做法，並指出這兩個詞彙經常被交替混用。而在台灣，無論是否確定染疫都較常使用「隔離」一詞，故此處將quarantine譯為「隔離」或「檢疫」，isolation則譯為「隔絕」或「孤立」，以示區分。

油漆就可完成改造。

＊＊＊

同樣在那一週，朋友邀請我們加入一個在加密通訊應用程式 Telegram 上的國際末日預備者群組。這個群組據稱是為了幫助成員及其家人為可能來臨的全國封鎖做好準備。裡面提供了如何取得足量衛生紙的訣竅、烤麵包的建議、如何首次購買手槍的分享等等。

世界各地的用戶（往往是匿名用戶）在這個群組發布了數以千計的訊息，而我們在其中看到一些蛛絲馬跡，顯示出大眾對冠狀病毒大流行的觀感。有些成員強力質疑 COVID-19 與 5G 無線技術之間的假想關聯；有些成員則開始建構混亂的陰謀論，認為這是億萬富翁比爾．蓋茲（Bill Gates）想用一種未來的疫苗，將電子奈米粒子強行注入人類受試者體內的計畫。如果有人不相信全球衛生當局早在大流行真正開始前就已經失去對資訊戰的控制，這個 Telegram 群組會讓你馬上打消念頭。

比這個群組的錯誤資訊及陰謀論更令我們震驚的，是大眾對即將到來的隔離抱有如此根深柢固、顯而易見的恐懼。對於住在美國的成員來說，他們的身分向來是圍繞著行動自由與個人自由的概念建構的，因此對政府過度干預的政治恐懼逐漸與對全球瘟疫的病態畏懼融合在一起。每一天，迫在眉睫的隔離幽靈似乎都在悄悄接近，它被描繪成醫生的獨裁統治，直到證明世界恢復安全之前，所有人都會被視為病原。

在我動筆的此刻，中國為了遏制新型冠狀病毒，已經實施了數週的大規模封城，上千萬人因為可能接觸病毒而被隔離，整座城市與世隔絕。在最初幾週，西方媒體開始流行一種觀點，就是只有像中國這樣的威權政府才有辦法實行這樣的措施。

事實上，人民會懷疑美國的檢疫能力是很合理的：隨著感染病例數逐漸增加，美國的永久聯邦檢疫設施卻只有國際機場的二十處檢查站，以及內布拉斯加州奧馬哈一處設有二十個床位的全新單位。這個單位是美國唯一的聯邦檢疫設施，勉強及時啟用來應對 COVID-19 疫情。經過漫長的建設過程，它在二〇二〇年一月二十九日開始運作。儘管如此，對於 Telegram 群組的許多成員而言，晚間新聞與社群媒體的煽動性貼文，只是更加坐實大規模隔離即將到來。他們深信讓政府行使這麼大的權力，不僅可能違法，更絕非美國作風，因此他們準備反抗。

就連中國當局似乎也對 COVID-19 的規模措手不及。《紐約時報》（*The New York Times*）把隔離武漢市（據信是這種病的發源地）的行動形容為「混亂與無組織」的「大規模集結」。公衛當局「隨意」聚集「生病的患者，且在某些情況下把他們與家人分開」。確診病例的家屬與密切接觸者也被送往集中檢疫與觀察設施，主要是體育場館、會議中心、學校這些既有建物，它們被緊急改造成奇異的新型前線醫療設施。

這些設施包括所謂的「發熱樓」及方艙醫院。方艙在中文有「諾亞方舟」的意思，它們是大型臨時醫院，往往是運動或展覽中心改造而成。輕症或無症狀的 COVID-19 病例會被送去方艙醫院，這裡與社區隔絕，但可提供他們食物、住所及社交活動。發熱樓則是方艙醫院的黑暗表親，因為某些大樓裡實在有太多居民感染，當局乾脆直接封鎖整棟建築。在外面張貼大型標誌，警告健康的人遠離此處。然而，當這些設施仍不足以扣留數以萬計疑似接觸 COVID-19 的民眾時，中國以高效聞名的建築業就上場了。在某個案例中，一棟由模組式建築單元構成、內容一千個床位的龐大醫院，在短短十天內就組裝完畢，而且工人在建築期間會持續接受感染檢查。

對於熟讀歷史的人而言，這些景象與過去的醫療工作遙遙呼應；檢疫與隔離的施行向來是刺激人們重新思考、打造建築環境的因素之一。數百年來，大流行病促使人們尋找老建築的新用途，或是直接發明新建築。在十六世紀的英格蘭，根據國王亨利八世頒布的法令，檢疫者的房屋外牆必須插上白色長桿當作記號，就像一根豪豬刺，長桿末端黏著一叢稻草或乾草。這些記號既是明顯的警告標誌，也是造成不便的物理障礙，以使行人和馬車完全避開特定街道。

在十六世紀晚期的義大利威尼斯，隔離者的房屋也會被掛上顯眼的警告標誌，包括木製十字架，這些房屋被用木板封閉，從外面鎖起來，以防止可能染病的居民逃出。當時的評論家描述，當他們凝視城裡上千幢被迫封閉的房屋，想到還有許多人待在裡面時，不由得不寒而慄。

如今，亮黃色的塑膠屏障蜿蜒穿過武漢，把一個個街區分隔開來，那些關在屏障後面的家庭一定也有身陷絕境的類似感受。對於憂心忡忡的 Telegram 群組成員而言，中國官方採取反應的規模與速度並不鼓舞人心，反而令人害怕。美國是否也即將出現大規模的集結、隔離營、強制住院呢？

隨著中國人口密集以外的地方也開始陸續傳出疫情，群組的氣氛變得更加沉重。群組成員把報導與陰謀論的故事連結起來，指出中國村民開始使用重型建築設備和農業機具來封鎖出入村鎮的道路，強制執行他們自己的臨時封鎖。路透社把這些行為描述為「自發」檢疫，被警示膠帶和煤渣磚層層包圍，這場景更像《瘋狂麥斯》（*Mad Max*）而不是世界衛生組織（World Health Organization，WHO）的世界。通勤族被迫困在車裡、獨自睡在方向盤後面，既沒有食物，也無法回家跟家人團聚。隨著人員停止流動，就連貨幣和郵件也受到影響：來自疫區的紙幣會被中國人民銀行隔離十四天檢疫，中國郵政則宣布對信件和包裹進行檢疫，等運輸走廊重新開放時才會恢復遞送。

接著，就在西雅圖伊克諾旅館的標誌被漆成黑色的幾天後，全球大壩似乎潰堤了。各地都開始出現 COVID-19 病例，南韓、伊朗、以色列、倫敦、紐約，無一倖免。

義大利宣布計畫封鎖整個倫巴迪（Lombardy）地區，那是該國富裕的北部區域。對美國媒體來說，這差不多證實了一件事：從太平洋西北岸到德州的大片區域，封鎖正在倒數計時。「義大利已經陷入混亂。」《衛報》（*The Guardian*）寫道，義大利試圖在一夜之間隔離一千六百萬人。電視轉播顯示通勤族衝過車站，企圖趕上最後一班出城的火車，不顧一切想回到家人身邊，這樣的畫面傳達了一種近乎恐懼的焦慮。我們後來得知，有多達三萬名學生登上火車，希望能在封鎖開始之前回到義大利南部家鄉。這些學生到站後，警方協助的流行病學家小組命令他們直接隔離。根據義大利COVID-19國家應變小組的首席科學顧問路易奇·貝爾蒂納托（Luigi Bertinato）博士的說法，當時警方對每個學生說：「我們知道你的名字，也知道你住在哪裡，我們會盯緊你的。」

這些影片也顯示，面臨即將到來的隔離命令時，大部分人幾乎都會逃跑，有時還會攜帶疾病，因而似乎也使封鎖失去效果。數週前，多達五百萬人因為預期會開始封城而逃離武漢；很多人直接逃往人口稠密的大城市，例如北京或上海，或穿越半個地球逃到歐洲和北美洲，當他們抵達目的地，疫情就可能進一步爆發。隔離檢疫往往在開始前就遭到破壞：光是隔離令的威脅就能促使疾病地下化，使傳播更難追蹤，更別提控制了。

事實上，當川普政府在三月中旬突然宣布即將禁止歐洲旅客入境美國時，馬上引起了旅客返回美國的熱潮。數萬人害怕在全球大流行時無限期與家園和家人分離，不惜購買一張要價數千美元的緊急回程機票，有時甚至要付出巨額開支，來取消無法退款的飯店預約及其他旅遊計畫。

曾在蘭德公司（RAND Corporation）擔任健康分析師的雪柔．柏納德（Cheryl Benard）在《華盛頓郵報》（*The Washington Post*）上描述自己的經歷，她把從維也納乘坐單程航班返回華盛頓特區的旅途形容為「顯示大流行如何傳播的案例研究」。柏納德在杜勒斯機場擁擠的國際入境大廳站了好幾個小時，旅客摩肩擦踵，已確診COVID-19的人排成的長隊更是如此。「我向保全詢問其他排隊路線時，」柏納德寫道：「他告訴我那些路線是為確診冠狀病毒的人準備的。這群人完全沒有隔開——沒有塑膠布、沒有一丁點距離。當你的隊伍向左彎的時候，你離感染者只有幾公分而已。」

令我們的Telegram群組恐懼的是，義大利政府暫時凍結了憲法的部分內容，使檢疫令能夠擴及全國。隨著封鎖行動愈演愈烈，令人毛骨悚然的細節也開始浮出水面。其中最可怕的是盧卡．法蘭澤斯（Luca Franzese）的故事，這名那不勒斯人被迫在家中與姊姊的屍體一起隔離，他的姊姊死於COVID-19。殯儀館因為害怕傳染而拒絕帶走遺體，所以法蘭澤斯跟她的遺體一起度過了恐怖的兩天。「法蘭澤斯在臉書上發布情緒激烈的呼籲，」《華盛頓郵報》報導：「敦促人們認真看待病毒，他站在房間裡，而他姊姊的屍體就在背景中躺著。『我們被毀了。』他說：『義大利拋棄了我們。』」

同樣恐怖的事情也發生在老年人與弱勢族群身上，他們被鎖在家中，卻沒有足夠的食物或藥物，婦女及兒童也被困在室內，身邊只有虐待他們的人。「許多因為#COVID19而被封鎖的婦女正面臨暴力，就在她們本該最安全的地方：自己的家。」

聯合國祕書長安東尼奧・古特雷斯（António Guterres）在四月初發推文說：「今天，我呼籲全世界的家庭都維持和平。」

與此同時，隨著中國當局宣稱國內的疫情似乎已經得到控制，澳洲、歐洲、美國的亞裔居民卻發現自己被其他國民排斥、進不了商店，還被指控為冠狀病毒引進者。這些種族主義攻擊包括了口頭辱罵，比如川普堅持把 COVID-19 稱為「中國病毒」，之後又稱它「功夫流感」（kung flu），甚至到身體攻擊，在德州米德蘭（Midland），一名緬甸裔的美國父親與兒子在山姆商店（Sam's Club）購物時被捅傷；襲擊者解釋，他認為他們是中國人，他是在阻止他們在社區中散播冠狀病毒。

到了三月下旬，美國各地的餐廳、電影院、健身房和學校開始關閉。引起一波恐慌購物與囤貨衛生紙的高潮；超市和量販商場也爆發衝突，需要警方介入，保全人員還得把為了選擇衛生紙品牌大打出手的家庭分開。在田納西州，一名囤積乾洗手的年輕人遭到警方突擊搜查，他的抗菌存貨被沒收，並捐贈給需要的民眾。網路上出現奢侈的隔離計畫，向那些有能力逃離疫區的有錢人宣傳加州沙漠中的住宿。就連 Travelocity 和 Airbnb 等主流旅遊網站上的房源都被匆匆改寫，以吸引尋找舒適隔離場所的顧客，這些網站如今更強調目的地的清潔度以及跟鄰居的距離。不尋常的新片語——「保持社交距離」、「管制隔離」——變得無所不在，顯示出人們為了逃離他人的努力。

在我們位於洛杉磯的住處附近，隨處可見臨時張貼的彩色膠帶線，標示出能在公共場所坐下或站立的安全地點。雜貨店內部經過重新布置，使大批顧客在購買義大利麵時能夠保持距離。我們在居家命令下生活，驚異於在醫療封鎖狀態中完成一本關於隔離的書是多麼巨大的諷刺。

當然，如果沒人願意執行這些公衛準則，它們的影響也不會這麼大。有時這些執行上的努力會呈現一種超現實的喜劇效果：在三月下旬，當義大利進入第二週的封城時，義大利人開始流傳一部市長訓斥他們出門的影片集錦。瓜爾多塔迪諾（Gualdo Tadino）市長馬希米利安諾．普列斯休提（Massimiliano Presciutti）在一段臉書影片中大吼：「你要帶這些失禁的狗去哪裡？」瓜爾多塔迪諾位於翁布里亞，是一座風景如畫的山城。「很多人在垂死掙扎，你不懂嗎？」遛狗是少數被允許外出的活動之一，這個漏洞很快就導致了地下寵物租賃和一群大量排便的狗。

隨著冠狀病毒對經濟和社會的破壞日益加劇，《華盛頓郵報》警告：「所有政治體制下的政府都在採取愈來愈嚴格的措施，並部署武裝部隊來支援。」他們指的不只是**官方**武裝部隊而已。在被稱為「上帝之城」的里約熱內盧貧民窟裡，幫派開始施行他們自己的隔離限制，只要覺得某人或其家人接觸到病毒，就強迫他們留在家裡。巴西總統雅伊爾．波索納洛（Jair Bolsonaro）隨後也被檢測出冠狀病毒陽性，他因為不願展開全國應變行動而惡名昭彰，他也拒絕相信一切關於口罩、停工或隔離檢疫的科學指導。每一天，巴西人都只能自求多福。

在日本，所謂的病毒義警（virus vigilante）同樣自行執行隔離措施，他們在街上傾倒圖釘來刺破自行車的輪胎，以免可能染疫的自行車騎士試圖通過其他居民的社區。病毒義警也會搜查那些具有外地登記資料的車輛。這個即將來臨的反烏托邦一步步呈現出它不祥、猶如科幻小說的輪廓。而在其中，個體自由必須接受醫療政治的約束。先是中國，然後是義大利、西班牙、法國等等，都開始出現執法無人機，在無視封鎖令的民眾頭上嗡嗡飛行。機上喇叭發出刺耳的聲音，要求民眾立刻轉身回家。食物外送機器人幾乎在一夕之間就從高科技新產品變成實用的後勤基礎設備。在這個過程中，民眾可以搶先體驗可能會在不久的將來實現的全自動檢疫。在印度，醫生用不褪色墨水直接在民眾前臂印上強制居家令；對於我們群組的某些成員而言，這跟二戰期間納粹使用紋身來標記集中營俘虜的做法沒什麼差別，令人不適。

在那之後不久，《華盛頓郵報》刊登了一篇專欄文章，要求川普針對美國公民的行動實施普遍的控制。文章中懇求說：「總統先生，把我們關起來吧！」Telegram 群組有許多成員不僅覺得被背叛，更感覺被威脅。我們發現，比起疾病，他們似乎更害怕或許可以保護他們免受疾病侵襲的策略。隨著漫長又可怕的二〇二〇年過去，這種反應只會變得更加普遍，也更加危及生命。

到了那時，若無意外，冠狀病毒確診病例將會在美國各地迅速增加。儘管美國政府已在過去幾週目睹中國發生的一切，這是一個夠長的開頭，足夠他們在這段期間分發個人防護裝備，並建立強大的冠狀病毒檢測設施，但美國卻出乎意料地毫無準備。事實上，美國當局曾試圖把六個主要入境關口指定為「哨兵城市」（sentinel city），利用強化監測及早預警病毒動向，但此舉幾乎立即就失敗了，因為美國疾病管制與預防中心（Centers for Disease Control and Prevention，CDC）製作和分發的檢測並不可靠。

在川普政府完全缺乏連貫指示的情況下，民眾只能仰賴錯誤資訊，而且他們普遍不信任世界衛生組織或疾病管制與預防中心的官方指引。我們群組中的一些成員宣稱：伊朗有家庭被關在自家屋內，大門被焊死，而這種說法的唯一證據是一個模糊不清、也沒有標註來源的影片，畫面中有個人在夜晚使用乙炔焊炬（據說是在德黑蘭某處）。其他成員則堅稱：中國有夫妻一起自殺，他們被飢餓與孤立逼瘋，從公寓窗戶一躍而下。這些案例的唯一證據，同樣是未經驗證的手機錄影片段，沒有日期也沒有地點背景。在一個不幸的例子中，一張出自某部近期科幻電影的照片，還被誤認為莫斯科郊外某處的公路上正在進行的專制檢疫。

美國很快也有了自己的病毒義警和臨時檢疫區。根據彭博社報導，將近三月底時，羅德島警方在該州邊境設立了檢查站，負責「追捕〔可能攜帶疾病的〕紐約市民」，甚至授權警察「挨家挨戶搜查」，以便找到任何企圖躲藏的紐約市民，無論他們究竟有沒有染疫。北卡羅來納州戴爾郡（Dare County）是大西洋沿岸一處風景如畫的群島，也是哈特拉斯角國家海岸（Cape Hatteras National Seashore）與外灘群島（Outer Banks）的所在地。該郡在三月中旬宣布要與外界中斷交通。而彷彿還嫌此舉與中世紀威尼斯的隔離島不夠相像，這裡的官員甚至借用了鼠疫時代的另一個創新舉措：健康文件（health document）。在戴爾郡境內旅行的居民必須在車輛儀表板貼上許可證，而對於某些人來說，這只是讓醫療監禁的氛圍變本加厲。

在另一座島上，也就是緬因州外海的維納哈芬（Vinalhaven），夏季度假屋的屋主為了躲避COVID-19來到島上，卻發現自己不受歡迎。在一個案例中，充滿敵意的島民手持霰彈槍、電鋸，把一戶人家外面的樹給砍倒，目的是擋住車道，把屋主關在自己家裡。這種行為是突發的，靈感可能來自家得寶（Home Depot）[2]廣告，而不是美國疾病管制與預防中心，它看起來肯定就跟任何一種預防神祕疾病擴散的方法一樣好——當然，前提是這個外來家庭真的有染上疾病。如果無法進行大範圍檢測，任何人都可能被感染，而且他們——或他們的鄰居——根本不會知道。不確定性隨處可見，正因如此，我們才需要檢疫。

到了二〇二〇年三月底，離金郡衛生局在伊克諾旅館噴漆才過了三週，整整百分之二十的全球人口，據估計有十七億人，已經生活在隔離檢疫之中。不到一週，這個

2 編注：美國最大的家居修繕建材零售商之一。

數字又增加了一倍以上，法新社估計「全世界一半的人類」都正在接受某種形式的醫療拘留。全球封鎖就這樣憑空出現，短短幾個禮拜就使整顆星球停止運作。人們原本以為跟家人、同事、鄰居、朋友的正常互動是理所當然的，但如今這樣的日常生活似乎變得遙不可及又充滿危險，取而代之的是一個充斥居家令、全國封鎖、強制檢疫的黯淡新世界。

外國、臨床、中世紀——正是這些詞引發了人們的恐懼。

＊＊＊

隔離檢疫的英文「quarantine」源自義大利文的「*quarantena*」，是「*quaranta giorni*」的簡寫，意思是「四十天」，這是人類對流行病最古老、也最一致的反應之一。理論上，隔離檢疫一直是小規模的，它的運作機制是把疑似患病的人跟已知健康的人給分隔開來，但這種看似簡單的區隔，卻開啟了哲學不確定性、倫理風險與政治權力可能的濫用。

雖然隔離檢疫在後勤執行上可能很困難，但它背後的邏輯其實很簡單：你的體內可能有某種危險的東西——某種具有傳染性的東西——它正處於掙脫束縛的邊緣。你想看看它是否會出現，而你需要的空間與時間就是隔離。隔離是一種有效的醫療工具，但在道德、倫理、宗教問題上，它也是一種異常詩意的比喻：它是一段等待期，讓你看看潛藏在你體內的東西是否會顯露出來。

數百年甚至數千年以來，隔離檢疫一直是用來在「已知」與「未知」之間建立緩衝。它延遲了我們與某種我們不理解、且缺乏天然免疫力的東西接觸。它從本質上就是一種空間性的解決方法，其核心是監測。建築師與工程師設計的隔離空間，無論是專門的醫院病房、改裝的Airstream露營拖車、改造的汽車旅館或氣密的溫室，都是試圖消除我們與他人互動的風險。正因如此，隔離在歷史上最常發生在交流場所、入境關口、不同文化、甚至不同物種交會的地點。事實上，某些現有的地緣政治邊界，就是因為隔離才存在的。民族國家與帝國曾經如臨大敵地想保護自己躲過即將到來的威脅，這些分界線一直留存到今日。面對恐怖的、致命的事物，我們當然會想方設法延遲它的到來，而這種延遲就是隔離。

在今日，隔離檢疫的重要性史無前例，因為我們以有利於新型病原的方式改變環境，動搖平衡。細菌與病毒光靠數量就能在與人類的關係中佔據上風，更別提它們還有更快的世代循環這項演化優勢。它們現在能在數小時內在各大洲之間跳房子、乘坐噴射飛機環遊世界，並沿著貿易與旅行網路傳播。當我們改變氣候、深入世界各地未開發的地方、砍伐雨林、干擾偏遠洞穴來破壞生態系時，我們也開始接觸野生動物，而在某些情況下，我們甚至會食用、養殖、把牠們——以及牠們的疾病——帶進我們的日常生活。在這個過程中，我們為數以千計的病毒和細菌提供了溢出（spill over）或跳躍傳染宿主的機會，進而釋放新的瘟疫。隔離是我們手上最好的、有時也是唯一的武器，幫助我們保護自己、對抗真正的新型病原。隔離為我們爭取了應變所需的時間與空間。

正式來說，人類至少從十四世紀開始，就一直在對自己與彼此進行隔離檢疫，以應對黑死病。一三七七年七月，亞得里亞海沿岸的濱海城市杜布羅夫尼克（Dubrovnik）制定了公認是世界上第一套具體規定隔離的強制公衛措施。當地的大議會批准了一條規定：「來自疫區者不得進入杜布羅夫尼克或其地區，除非先在姆爾坎聖馬可（St. Mark, Mrkan）小島或察夫塔特（Cavtat）鎮度過一個月，這是出於消毒目的之考量。」杜布羅夫尼克的長老並沒有在疾病來襲時關閉城門，犧牲交易帶來的經濟利益，而是建立了一道緩衝，延遲潛在感染人員與貨物進入城市的時間，直到證實安全才放行。

因此，隔離檢疫是一種古老的工具，卻在我們的現代世界重新佔據中央舞台，它具有令人意想不到的宗教起源：隔離最初只限三十天，而**四十天**的隔離卻為這種經驗賦予了神學上的重要性。藉由採用四十這個數字，隔離在概念上就能追溯到聖經時代。自那時起，隔離就是一段淨化的時期，明確援引了基督在沙漠中的四十天、基督教大齋節（Christian Lent）的四十天、迫使諾亞建造方舟的四十天降雨，甚至是摩西在西奈山（Mount Sinai）山頂等待十誡所花的四十天。

正如珍・史蒂芬斯・克勞肖（Jane Stevens Crawshaw）在《瘟疫醫院：近代早期威

尼斯城市的公共衛生》（*Plague Hospitals: Public Health for the City in Early Modern Venice*）中強調的那樣，「隔離期的宗教意義並非巧合，它被選中是為了撫慰隔離者，以及鼓勵人們把隔離視為一段在奉獻中度過的淨化期。」這讓隔離既是以信仰為基礎，又具有醫療的性質，既是對靈魂的淨化，又是對身體的清潔。隔離就是為了體驗淨化、讓自己與世界保持距離，然後以重生的姿態再度進入世界，確保自己擺脫了充斥髒汙的傳染。

在二〇一六年九月一個灑滿陽光的寧靜黃昏，當時離新型冠狀病毒使世界停擺還有好幾年，路易奇·貝爾蒂納托伸手迎接我們進入奎利尼·斯坦帕里亞基金會（Fondazione Querini Stampalia）在威尼斯的圖書館。貝爾蒂納托是一名醫生兼公衛政策專家，年屆六十，皮膚黝黑又朝氣蓬勃，巧妙弄亂的頭髮只露出一絲灰色。他曾是義大利維內托（Veneto）大區的國際衛生主任，後來也擔任義大利國家COVID-19應變小組的首席科學顧問。他頗為熱衷於隔離檢疫這門學問，對這項工作的醫療史、未來應用及獨特的倫理責任，都鑽研甚深。

我們與貝爾蒂納托見面的這座圖書館，是奎利尼·斯坦帕里亞（Querini Stampalia）貴族世家的最後一位成員創立的。在他的希望下，假日時圖書館會對大眾開放直到午夜，這是為了確保威尼斯人在其他圖書館關閉時，仍然有個地方能「研習有價值的學科」。（今天，圖書館已改成在比較適中的晚上七點關門，因此我們主要是在閉館後參訪，這也導致當晚出現了一個趣味時刻。）

貝爾蒂納托與歷史學家兼奎利尼·斯坦帕里亞圖書館員安吉拉·穆納里（Angela Munari）在館內跟我們會面，貝爾蒂納托負責為穆納里口譯。穆納里身材嬌小、行動俐落，她戴著歸檔用的白手套，引導我們穿過古老的書架和現代的辦公室，進入一個擺滿手稿的房間。這些手稿都涉及醫學、流行病與隔離檢疫，有些已有將近六百年的歷史，有些是羊皮紙、有些是紙，頁面往往斑駁並充滿汙跡。穆納里小心將手稿一一攤開，向我們展示地圖、威尼斯官方公衛命令、有點可怕的解剖圖、私人住宅的消毒流程、不明疾患的推定療法圖解等等。整個房間瀰漫著皮革封面和陳舊羊皮紙的濃濃氣味，混雜著貝爾蒂納托的古龍水香茅味，這是一款清爽的柑橘調香水，跟殺蟲劑有微妙的相似之處。我們後來開玩笑說，鑒於這座城市的瘧疾史和對抗蚊媒疾病的經歷，這款香水是很匹配的巧合。

結果證明，貝爾蒂納托和穆納里是非常理想的嚮導，我們跟他們兩人一起探索隔離檢疫的歷史與未來，而威尼斯是最適合開啟這場對話的城市。畢竟，隔離或許是在杜布羅夫尼克最早強制執行，卻是在威尼斯這裡被精煉成一門建築與空間的科學。威尼斯是一座由島嶼、運河、橋樑、碼頭構成的迷宮，它本身就是試驗新型地理控制的天然實驗室。正如珍·史蒂芬斯·克勞肖所寫的，這座城市已經成為對抗疾病傳播的骨架，她稱之為「一種保護形式的都市空間操縱」。

就連奎利尼．斯坦帕里亞圖書館都是坐落在一座島中島上，只能透過一座又小又容易堵塞的步行橋才能抵達，正是這樣的地形，讓這座城市便於進行檢疫與隔離。威尼斯潟湖依然擁有三間令人印象深刻的檢疫站（*lazzaretto*）遺跡，每一間都在不同的島上，每一座島都離市中心愈來愈遠。

我們一邊討論，一邊審視攤開在桌上、不同世紀的威尼斯地圖，並觀察這座城市的隔離島在地圖上顯眼的標記。貝爾蒂納托解釋：義大利文的*lazzaretto*（拉撒路）就是檢疫站的意思。根據歷史學家的研究，這個詞（英語形式的拼寫是*lazaretto*）最有可能源自拿撒勒聖瑪利亞（Santa Maria di Nazareth）的變體，拿撒勒聖瑪利亞是那座島原本的名稱，威尼斯的領導者在島上建造了全世界第一座用於隔離檢疫的永久設施。從「拿撒勒」演變成「拉撒路」（Lazarus）是可以理解的，因為拉撒路（根據《路加福音》，他是聖經裡滿身是瘡的乞丐，在一名富人的門外乞討）也是痲瘋病患者的守護神。不論是以童貞純潔的聖母，或是以獲得上帝恩典救贖的染病異鄉人來為一處設施命名，這種相互交織的語源學都是相當詩意：檢疫站是分隔純潔與危險的地方，就連它的名稱都是如此。

歷史學家認為，在一三〇〇年代之前，歐洲與亞洲的大部分地區已經享受了幾個世紀沒有流行病的相對自由。關於黑死病究竟起源於何處，目前還沒有充分的共識，不過許多人相信它最初是在中國或中國附近爆發的。有報告指出，一種神祕疾病在一三三〇年至一三五〇年之間，消滅了三分之一的中國人口，隨後統治元朝的蒙古人宗族滅亡，由明朝取而代之，使該假說更具說服力。目前已知的是，鼠疫在一三四六年已經到達黑海，歷史學家認為，在卡法之圍（Siege of Caffa）（卡法現稱費奧多西亞〔Feodosiya〕）期間，發生了一次關鍵的傳播事件。卡法是熱那亞人在克里米亞半島建立的一座重要港口，目的是與東方進行貿易。根據當時的記載，進攻的蒙古軍隊使用投石機將滿是鼠疫的屍體扔過城牆，這些屍體在街上堆積如山，把傳染病散播給義大利商人及水手。當他們逃跑時，就把疾病帶回地中海，「彷彿帶來了惡靈」。

無論鼠疫的傳播是否應該歸咎於這種可怕的生物武器，鼠疫都在一三四七年透過來自亞洲的貿易商船抵達了歐洲港口。而人們對這種疾病的恐懼始終與香料貿易帶來的巨大財富彼此拉扯。（這兩者的聯繫非常緊密，因此在一三四八年，鼠疫肆虐的亞維儂〔Avignon〕宗座廷中有一名官員寫道：「人們不會食用或處理任何種類的香料，除非它們已經存放一年之久。」）

因此，十四世紀的威尼斯是一座被圍困的城市：一種神祕、高傳染性的疾病開始感染整個地中海歐洲的人，危及當地的居民與他們的收入來源，而且沒有人知道該怎麼遏制這種疾病。貝爾蒂納托指出，在這場大流行結束時，威尼斯已經死了三分之二的人口。

這種疾病被稱為黑死病，因為它的病徵之一，是患者的四肢會像木炭般發黑。另外，它也會導致患者鼠蹊部與腋窩的淋巴結異常腫大。這些腫脹的形態被稱為淋巴腺腫（bubo），因此我們如今將這種疾病稱為腺鼠疫（bubonic plague）。穿刺淋巴腺腫非常可怕，當時的醫生必須使用一根插有刀片的長棍，這樣在切開患者的腫脹腺體時，才能跟湧出的惡臭、具傳染性的膿液保持距離。惡名昭彰的瘟疫醫生服裝有一張邪惡的鳥喙面具。穆納里告訴我們，這種服裝起初是在法國設計的，卻在威尼斯受到熱烈歡迎，它在當地融入了即興喜劇（commedia dell'arte），而且經常有人在嘉年華慶典穿戴它。鳥喙面具裡會塞滿大蒜及香草植物，以便中和腐臭、腺體滲出液與死亡的氣味。（如果是新鮮切碎的大蒜，或許真能提供一些保護，因為蒜素〔allicin〕這種揮發性化學物質，除了使壓碎的大蒜散發獨特的氣味，也是一種吸入型抗生素。）

為了釐清為什麼正式的檢疫措施與相關設施是出現在歐洲，而非中國或黎凡特（Levant）（黑死病較早侵襲但同樣嚴重的地區），穆納里解釋，我們需要瞭解當時用於診斷疾病及健康的特殊準則。黑死病在一三〇〇年代首次侵襲威尼斯時，二世紀希臘羅馬醫生加倫（Galen）的想法依然是歐洲醫學論述中的主流。他提倡的假說就是「體液」說，這種學說相信血液、膽汁、痰，以及尿液，是瞭解人體健康與生理學的關鍵。

伊本·西那（Ibn Sina）是十一世紀一位頗具影響力的伊斯蘭醫生，在歐洲被稱為阿維森納（Avicenna）。他的觀點就是建立在加倫的想法上，但有時也會產生分歧。阿維森納在他的《醫典》（*The Canon of Medicine*）一書中將疫情爆發的原因歸因於體液、瘴癘論（miasma theory）、宇宙影響的複雜混合，還有呼吸性傳播或水媒傳播。在這樣的體系中，個體的生活方式和黃道圖，可能就跟他們接觸到不良空氣一樣重要，甚至更重要。

除了這類理論之外，當時的人幾乎都是透過神學架構來理解疾病，偉大的宗教傳統往往將瘟疫侵襲歸因於神的旨意或宇宙的力量。然而，人們建議的應變方式卻眾說紛紜。威尼斯人猜想，也許鼠疫是神明為了懲罰威尼斯在商業上累積的財富——畢竟《聖經》宣揚了一種相對貶低商人的觀念，認為商人重視瑪門（Mammon）甚於上帝，還經常行騙。此外，根據醫學歷史學家馬克・哈里森（Mark Harrison）的說法，當時的伊斯蘭學者更有可能把瘟疫導致的死亡視為「神的慈悲或殉道，而非懲罰」。事實上，儘管阿維森納嘗試建構出一套傳染理論，但哈里森指出，疾病傳播可能與上帝的旨意無關這一想法「對許多穆斯林來說是極為可憎的」。相似的是，中國歷來也認為流行病是宇宙不諧的結果，遇到這種情況時，需要的是祈求神明息怒，而非建造檢疫站。

在一個對感染缺乏現代科學理解的社會中，究竟是什麼導致黑死病這個問題引發了無止盡的猜測。在這場辯論中，有些人開始主張，這種疾病是由日常生活中某種實質、某種真實的東西導致的。細心的觀察者注意到，鼠疫的傳播似乎與外國港口的人員及貨物往來有密切關聯，而這種神祕的疾病已經在那些外國港口四處蔓延了。如果疾病能以一種可預測的方式，從特定地點傳到杜布羅夫尼克或威尼斯，那麼它就是一種**世俗**的傳染，而不是什麼靈性的病症。隔離檢疫的概念正在成形，儘管接下來幾百年中，關於它的基本原理還是爭論不斷。（直到一八〇〇年代中期，羅伯·柯霍〔Robert Koch〕的發現啟發路易·巴斯德〔Louis Pasteur〕的病菌論，感染傳播的微生物機制才終於得到證實。）

將人員與貨物維持在徹底遠離城市的隔離狀態，使政府能利用城市本身來實地試驗這種新興醫學假說。檢疫是揭示人們感知到的身體互動、空間遠近、疾病之間聯繫的一種方式，這證明了我們應該透過流行病學的視角來理解，而非占星術或體液假說。貝爾蒂納托解釋，從這個角度來看，檢疫的接受與施行也是醫療實務現代化的早期歷史風向標之一，它顯示出人們在尋求解釋疾病來源時，對世俗及科學——而非宗教及超自然——至少抱著一種試探的信任。

威尼斯等富裕的地中海共和國會採用隔離檢疫作為官方政策，這並不是巧合。這裡與世襲君主制或封建制國家截然不同，獨立公民會選出領導人。而對公民道德的承諾以及對共同利益的投資，就體現在為城市建造一間專用的檢疫站，或是一間像奎利尼·斯坦帕里亞這樣的圖書館。這需要強烈的社群意識與共有的身分認同。因此，隔離與檢疫不僅是政治現代性及醫學理性的早期範例，也是公共精神和實證科學的早期範例。

這其實多少有點諷刺。如今，隔離檢疫常被認為是中世紀的、甚至原始的做法，但在黑死病時期，它在許多方面都是一種相當成熟且現代的方式。儘管如此，隔離檢疫在當時也和現在一樣飽受批評。我們在圖書館中回溯時光，研究了貝爾蒂納托和穆納里收集的地圖與論文、如美麗漩渦般的黑色和紅色墨水所描繪的山陵與城市、器官與循環。穆納里告訴我們，義大利不同城市的醫學院會彼此競爭，對鼠疫也有不同的解釋。

貝爾蒂納托一邊翻譯一邊點頭，並補充：這種醫學派系已經是長年的問題。當世界衛生組織發布《國際衛生條例》（*International Health Regulations*）（管轄全球遏制傳染病威脅的法律架構）的最新修訂版時，貝爾蒂納托也是代表義大利的團隊成員。他告訴我們歐洲不同地區的專家充滿分歧，更別提那些更遙遠的地區了，這使談判足足停擺了數小時。貝爾蒂納托說：「關於那些衛生法規的爭論，跟五百多年前威尼斯的爭論根本如出一轍。」這是他研究隔離的歷史與未來時反覆出現的主題。在他看來，我們似乎註定要再度犯錯，卻也有幸再度成功。

他指出，即使在文藝復興時期的威尼斯，實務操作也跟早期的醫學理論和迷信觀念脫不了關係，值得注意的是到了二十一世紀，實務依舊是公衛領域的核心。穆納里指向攤在桌上的各種醫學手稿，包括一份十五世紀反對傳染理論的手稿。這些資料都說明，在腺鼠疫肆虐歐洲將近一百年之後，人們對於腺鼠疫的發生原因或如何預防傳播仍然沒有共識。在歐洲各地，應對流行病的種種措施，包括從放血等古老的醫療技術，到屠殺城市裡的所有猶太人來平息上帝怒火（在中世紀的基督教神學中，猶太人不僅拒絕承認基督是彌賽亞，也對基督受難負有直接責任。）等種族屠殺的恐怖行徑，最終都被證明既無效又殘忍。事實上，在一五一六年，威尼斯還建立了歐洲第一個官方「猶太人區」（ghetto），將隔離的衛生理論應用到猶太人身上，他們被強迫遷移到卡納雷吉歐區（Cannaregio）的一座小島，那裡唯一的交通路徑只有兩座帶門的步行橋，而且每晚都會上鎖。

因此，對貝爾蒂納托而言，威尼斯隔離檢疫的故事，並不是科學進步戰勝了迷信及獵巫的濃霧，而是更有警世意義，提醒我們今日仍然面臨同樣的挑戰。人民仍然常常不信任醫療當局。針對究竟該怎麼對抗傳染病散播，市府官員與宗教領袖、商人與公衛專家，或是醫生與病患之間，都還是爭執不休。無論是小販或總統，都有人支持根本未經證實的療法，外來者和少數族群也依然被不合理地視為疫情爆發的罪魁禍首。貝爾蒂納托彷彿已經預料到不久後的二〇二〇年，在義大利嚴峻的冠狀病毒疫情期間會發生什麼事情。他提醒我們務必記住：想說服人們相信隔離檢疫、經濟停擺、佩戴口罩等公衛措施對他們最有利，需要極大的信任、領導力與社群凝聚力。而正是因為隔離檢疫承認不確定性，所以很多人認定施行隔離，就等於專家和領導人「根本不知道自己在做什麼」。諷刺的是，如果熟知隔離檢疫的歷史起源，你會發現，如今更偏向迷信的居然正是檢疫。

地圖和手稿來來去去，舊檢疫站的樓層平面圖、解剖圖，然後是郵輪行程及飛機航線的地圖，貝爾蒂納托警告，威尼斯等城市依然與傳染病的世界息息相關。伊波拉病毒（Ebola）、嚴重急性呼吸道症候群（SARS）、中東呼吸症候群冠狀病毒感染症（MERS）——COVID-19等大流行的輪廓，在二〇一六年就已經很清晰了。我們談了好幾個小時，直到日落，早已遠遠超過預計時間，最後穆納里道了晚安，把這些珍貴材料小心放回檔案庫裡。

此時，貝爾蒂納托的眼睛一亮，端出了一個驚喜：一套他委託義大利的戲服設計師所製作的特別服裝，設計師名叫伊莉莎．科貝洛（Elisa Cobello），是他朋友的女兒。他從包包裡取出兩套服裝，一套是二十一世紀的泰維克（Tyvek）個人防護裝備，就是他在非洲治療伊波拉患者時穿的那種；另一套是依照貝爾蒂納托的要求縫製的，一件黑死病時代的瘟疫醫生長袍，配有一個喙狀頭盔。令人難以置信的是，在我們談話時，這個頭盔居然一直藏在他的包裡。

貝爾蒂納托接著花了二十分鐘，在我們面前穿上這套中世紀威尼斯的瘟疫醫生服裝，同時指導傑夫如何以正確順序穿戴現代的個人防護裝備。這兩套服裝都需要遵循一套費力的穿戴步驟，即使在非緊急情況下，都不容易穿戴正確。貝爾蒂納托這麼做，並不是想表達現代醫療裝備就跟塞滿百花香（potpourri）的鳥喙面具一樣無效。完全不

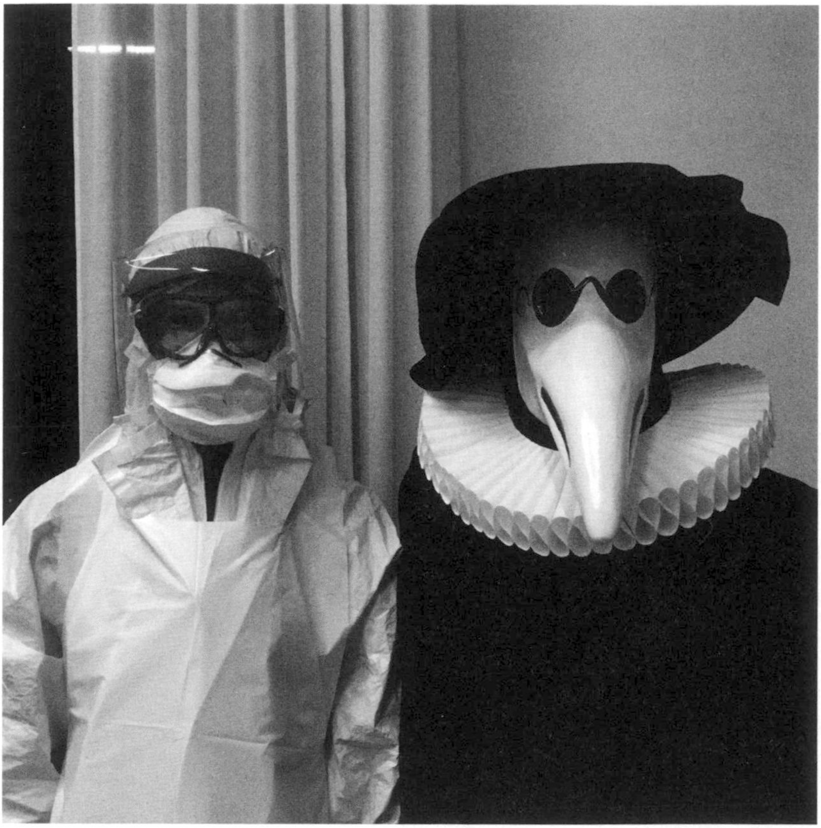

我們在威尼斯時，跟圖書館員安吉拉．穆納里與奎利尼．斯坦帕里亞基金會的路易奇．貝爾蒂納托博士見面。照片中，傑夫．馬納夫和貝爾蒂納托博士穿戴了不同時代的瘟疫服裝：傑夫穿的是二十一世紀的個人防護裝備，而貝爾蒂納托博士穿的是黑死病時代的臨床醫生服裝。（妮可拉．特莉攝）

是這樣。相反地，他的重點是：人類在回應我們不理解的事物時（不論是黑死病、伊波拉病毒，或是幾年後出現的COVID-19），採取的方式之一就是制定規約和程序，當我們試圖戰勝眼前的未知，這些儀式性行為會讓我們安心。從薰香草藥到乾洗手、從威尼斯的檢疫站到高級防護設施，它們都能減少接觸和限制暴露，將陌生的威脅拒之門外。

兩人就這樣全副武裝，並肩站在一起。傑夫穿著連帽泰維克防護服、戴著N95口罩及護目鏡，汗流浹背；貝爾蒂納托幾乎全身都包在他的恐怖片服裝裡。下一秒，我們聽到外面的走廊傳來一聲驚呼，是個保全人員發出的。當這奇形怪狀的兩人回望著他時，他看起來困惑不解，而且頗為驚恐。原來，當我們吹毛求疵，努力想遵循正確步驟穿上防護裝備時，我們全都忘記時間了。圖書館已經關閉將近半小時。那位保全以為他巡邏時已經空無一人，沒想到卻撞見這個文藝復興神祕儀式混搭生物危害防治的活動。

貝爾蒂納托脫下面具，保全看到他的笑容後鬆了一口氣，兩個人用義大利語交談了幾句後大笑起來。

＊＊＊

史蒂芬·阿斯瑪（Stephen T. Asma）在他探討怪物史的書中寫道：人類一直生活在

對於非人類事物的恐懼中，包括瘟疫。這些事物超出了文明世界的邊界。在神話及民間傳說中（更不用說現代恐怖故事了），這些怪物很少被困在自己的世界裡：要嘛是我們在離開家園及城市，進入未知的地方時撞見它們，要嘛是它們找上門來，大舉入侵我們的安全世界。

正如古典主義者黛比．費爾頓（Debbie Felton）告訴我們的，古希臘羅馬文學的基礎大部分是由兩類情境構成：潛伏著的無形危險，以及看似無害的陌生人其實是怪物。有個現代的恐怖故事，講述一種致命病原抵達倫敦希斯洛機場或紐約的甘迺迪機場，一夕之間就從荒野進入了人類文明中心，這個故事可以從古希臘羅馬不斷擴張的道路網找到古老的共鳴。費爾頓說，新的交通建設使原先孤立的城邦不再邊緣，這促進了商業，但也引發強烈的焦慮，導致出現了一大堆以高速公路為背景的怪物故事。「這些在路上遇見怪物的故事，原形其實就是與陌生人接觸。」費爾頓解釋，「人類智慧對於這類互動，很自然就會產生不確定與恐懼。」

阿斯瑪進一步表示，人類定義自己的方式，往往取決於我們與我們認為非人事物的差異程度。亞歷山大大帝死後，出現了一套豐富的神話系統，其中有個關於隔離的故事特別值得注意。阿斯瑪寫道：「據說亞歷山大曾一路追趕他的敵人，穿過高加索地區的山口，把他們關在牢不可破的鐵門後面。」這道牆外就是阿斯瑪所謂的「怪物區」，也就是「監牢領地」。在那裡，神祕生物歌革與瑪各（Gog and Magog）被鎖在充滿怪誕及暴力的領域中，牠們在聖經的《啟示錄》扮演了接近哥吉拉（Godzilla）的角色。高加索山脈被認為是高加索人的發源地，而高加索人是啟蒙時代的歐洲白人用來區分自己和其他種族的偽科學術語。很明顯，這些大門的故事顯示出西方世界的觀念，就是要以隔離來對抗潛伏在東方黑暗之中的怪物。阿斯瑪寫道，亞歷山大之門的故事在中世紀廣泛地不斷流傳，甚至當時的世界地圖往往會畫出這道高加索屏障，好像它是一個已經確認的地標一樣。

儘管如此，在所有這些隔離傳說中，分離仍然是無法持久的。牆後的怪物註定會掙脫，監禁只是暫時的。牆上一定會有弱點，一個脆弱的地方，一道磚瓦中的裂縫。正如文學理論家傑佛瑞·傑羅姆·科恩（Jeffrey Jerome Cohen）在討論文學、民間傳說、神話中的怪物時所寫的：「怪物永遠會逃跑」，確實如此。科恩還補充道：「怪物的存在，本身就是對界線與圈地的譴責。」

在這種情況下，一隻好奇的狐狸就可以是罪魁禍首。阿斯瑪概述了一部名為《曼德維爾遊記》（*The Travels of Sir John Mandeville*）的十四世紀作品，並解釋說：「在敵基督時代，一隻狐狸挖了一個洞穿過亞歷山大之門，進入怪物區。怪物很驚訝，因為當地不存在這樣的生物，然後它們會跟著狐狸，直到牠暴露出穿過大門的狹窄通道。這些受詛咒的該隱之子最終會衝出大門，從墮落領域傾巢入侵即將走向末日的世界。」

那晚在奎利尼·斯坦帕里亞圖書館的書架度過的探索之旅，進一步證明了西方文學有很大一部分是人們企圖將自己與充滿威脅的世界隔離的故事，例如薄伽丘（Giovanni Boccaccio）的十四世紀瘟疫中篇小說集《十日談》（*The Decameron*）。西方文學也有很大部分是人們在坐立難安的恐懼中等待，害怕自己會變成可憎怪物的故事。從這個角度來看，甚至狼人的故事也可能與隔離檢疫有所關連，因為一旦人類暴露在「狼人化」（lycanthropy）這種疾患的風險下，必然會焦慮地觀察各種變化跡象。在這樣的比喻中，隔離檢疫一下子從醫療實務變成了純粹的隱喻。

我們可以看看愛倫．坡（Edgar Allan Poe）的〈紅死病的面具〉（The Masque of the Red Death）這個講述醫療隔離失敗的經典故事。故事中描繪了一個被致命的可怕出血熱破壞的腐朽世界，這種出血熱會導致「毛孔大量出血」，因此被命名為「紅死病」。有一千名賓客為了避難，把自己關在普羅斯彼洛親王的宮殿裡，甚至把外門焊死。「這樣一來，朝臣或許能對抗傳染。」愛倫．坡寫道：「外面的世界會自己想辦法的。」

賓客原本以為已經躲到遠離瘟疫的地方，卻發現他們把自己跟疾病關在一起。一名盛裝打扮的人從人群中走出來，身上有明顯的病徵，但賓客無處可逃，「〔他〕把狂歡者一個接一個丟進血淋淋的盛宴大廳，每個人都以絕望的墜落姿勢死去」。在這則寓言的結尾，宮殿裡的每個人都死了，一千根蠟燭和吊燈的火焰燃燒殆盡，「而黑暗、衰亡以及紅死病，掌握了統治一切的無限權柄。」

這些故事告訴我們，我們離毀滅永遠只差一次屏障突破，或是一次控制失敗。當我們面對持續脈動、具傳染性、充斥汙染、怪物般的非我族類時，就會感受到這些恐懼，而正是這些恐懼，才使隔離這個主題如此鮮活，賦予它令人不寒而慄又經久不衰的魅力。有一部二〇〇八年的電影描述洛杉磯一棟公寓爆發了經過遺傳工程改造的狂犬病病毒株疫情，這部電影的英文片名就直接叫做「Quarantine」（譯按：中文為《死亡直播》），好似這個詞不需要進一步解釋就能引發恐懼，這種命名方式似乎也反映出大眾的心理。

***

儘管隔離是如此強大的工具，它的規則卻出奇地少，不過它缺乏限制的明顯特徵，正是使它強力又靈活的因素。當我們與貝爾蒂納托共度的漫長夜晚接近尾聲時，他的瘟疫長袍和泰維克防護服已經被整齊摺好並收起來了，我們三人即將分道揚鑣，走入威尼斯的夜晚，此時他想確定我們已經瞭解最基本的準則，這些準則規定了什麼時候應該進行隔離檢疫。

最重要的規則從隔離伊始就已經定義了隔離，而且至今仍是世界衛生組織和美國疾病管制與預防中心的準則，這就是**不確定性**。換句話說，如果你知道你感染了傳染病，而且被告知待在家或住院來避免傳播，那麼你就不是在進行檢疫隔離，而是遭到**隔絕**。這個定義意味著隔離是源自懷疑：它關乎的是**潛在**感染與**可能**風險。二〇二〇年十月，當川普被診斷出罹患 COVID-19，並在推特上發文說他處於「隔離檢疫與康復的過程」，他的確誤用了這個詞，其實他是進入隔絕狀態。

在我們研究本書主題的多年間，好奇的朋友常常問我們關於痲瘋病療養院、結核病療養院，或惡名昭彰的傷寒瑪麗（Typhoid Mary）案例（她被公衛當局強行關押在紐約市的一個偏遠島嶼將近三十年）的問題。但其實這些案例都是**隔絕**的例子，而非檢疫隔離的例子。舉例來說，傷寒瑪麗確實患有傷寒，而且雖然醫療人員治療她的方式並不人道，但眾所周知她是具有傳染性的。傷寒瑪麗並不屬於隔離的故事。

這也代表一段經常被引用的聖經段落（出自《利未記》〔Leviticus〕第十三章第四十六節）——「災病還在他身上的時候，他就是不潔淨的；既然不潔淨，他就要獨居，住在營外」——其實是在呼籲將病人隔絕起來，而不是指示可能接觸病原的人要進行檢疫。隔絕與隔離這兩個詞經常被交替混用，即使醫療專業人員也一樣。它們都涉及以公衛名義進行的拘留，而且在實務上看起來沒什麼差別。儘管如此，貝爾蒂納托還是強調：隔離與隔絕是不同的事情，它們的差異在醫學、法律、哲學上都具有重要意義。被隔離的個體是——至少暫時是——健康的。我們只是有理由相信他們之後可能會發病。

貝爾蒂納托繼續說，由於這個原因，隔離必定會在某個時刻結束。如果你處於「永久隔離」的狀態，那你其實不是被隔離，而是被隔絕、甚至被監禁了。隔離這個詞源自四十天的期程，而從古到今，這段期間的長度一直是不固定的。每次隔離的實施，都反映出它試圖遏制的病原潛伏期。某些疾病只需要等待幾天就能確認是否有感染，有些疾病則可能需要等待兩週以上。無論如何，隔離檢疫都會在某個時刻結束（就算你後來因為被確認具有傳染性，而被轉移到隔絕狀態也一樣）。

貝爾蒂納托也警告，隔離只對某些疾病有效。最起碼來說，疾病必須是從一個人或一個生物體傳播給另一個人或生物體，否則隔離就沒有意義了。由此進一步推論，如果某種疾病能輕易檢測，或是透過治療和疫苗來預防，隔離也就沒有多大效用。因為，如果我們能迅速準確地診斷，那就不存在不確定性；如果疾病可以治療、處置或完全治癒，隔離就毫無用處。既不尋常又需要隔離的，是那些在症狀出現前就有傳染力的疾病（例如 COVID-19），因為缺乏明確的疾病指標，診斷可能會延遲，使它們從一開始就存在不確定性。

最後一個重點是，隔離並不是過時的方式。雖然隔離檢疫許多時候無法派上用場，但不應模糊以下事實：在對抗新型傳染病時，隔離往往是我們**唯**一的防禦方法。在有效療法、疫苗出現之前，在我們瞭解新病原的傳播與特徵之前，醫療當局想要減緩疾病傳播，唯一能做的就是利用隔離，降低人們互動的頻率、時長及種類。貝爾蒂納托在當時已經很清楚，像 COVID-19 這樣的疫情必然會再度出現。不僅是他，我們在撰寫本書時訪問的數十位醫療專家，包括美國疾病管制與預防中心、世界衛生組織到國防高等研究計畫署〔DARPA〕的專家，也都知道這一點。二〇一八年初，公衛官員把這種抽象的未來傳染病稱為X疾病（Disease X），這是一個在流行病學上的預留位置，用來提醒規劃者與政策制定者，可能導致大流行的未知病原絕對會在未來幾年內出現，而且頻率會愈來愈高。

COVID-19是第一種X疾病，但不會是最後一種。貝爾蒂納托與他遍布全球的同事預測：不久的將來只會有**更多**的隔離，而不是更少。你或者你認識的人很可能在冠狀病毒大流行期間被隔離過，而你們很有可能會再度被隔離。甚至你在閱讀這一段文字時也可能正在被隔離中。這種來自另一個時代的武器已經重新出現在一個被流感疫苗與非處方藥物寵壞的世界。隔離，這種古老的方法如今又回來了，而且還會繼續存在下去。跟我們道別時，貝爾蒂納托說：「我們需要一位隔離的未來學家。」

在過去六世紀內，隔離檢疫不僅形塑了全世界對傳染病的公衛應變方式，也形塑了我們的街道、建築、城市、邊界、法律、身分與想像。它促使我們在文明的邊界建造宏偉的堡壘，在現代的都會中心建造高科技醫療機構。我們在撰寫本書時，曾爬進俯瞰大海的破敗醫院、參觀雜草叢生的廢墟、戴上安全帽踏進位於美國中心一座正在施工的新隔離設施。隔離甚至超越了一開始的生物醫學，成為保護全球糧食供應、乃至整個地球的重要工具。本書的旅程，將一路走過倫敦郊區負責保衛全世界巧克力供應的溫室、堪薩斯州曼哈頓可以抵禦最強龍捲風的動物疾病研究中心，還有加州帕薩迪納市（Pasadena）初始的太空飛行器組裝室。隔離不只是世衛和美國疾病管制與預防中心的事，美國農業部和美國太空總署，也都仰賴隔離檢疫來阻止飢荒，以及安全地探索宇宙。

透過檢視被隔離的對象、地點和原因，我們不只是在探索科學的極限，也是在挖掘我們最深的恐懼、偏見與認同。隔離揭示了我們如何定義與控制自我與他人的界限，也揭示了我們重視、想保護什麼，以及我們願意犧牲哪些東西。我們也經常發現隔離措施不完善、充滿漏洞，甚至根本不正義。隔離總是被簡單設計成一種緩衝措施，而不是被視為一種生命經驗。但有時它是唯一可以拯救我們免於死亡與毀滅的東西。

本書想探討：亞得里亞海沿岸的公衛限制，是如何變成了緬因州外海揮舞電鋸的暴民，威尼斯潟湖中濕地島嶼上雄偉的磚砌堡壘，是如何演變成華盛頓州被漆成黑色的汽車旅館。我們研究各種時空中的隔離檢疫，小至肉眼看不見的病毒、大至星球間超乎想像的遙遠距離，遠至傾頹的檢疫站、到新墨西哥州的鹽礦。我們希望對這項強大又危險的武器有更多認識，從而在未來更明智地運用它。

第二部

建構隔離設施

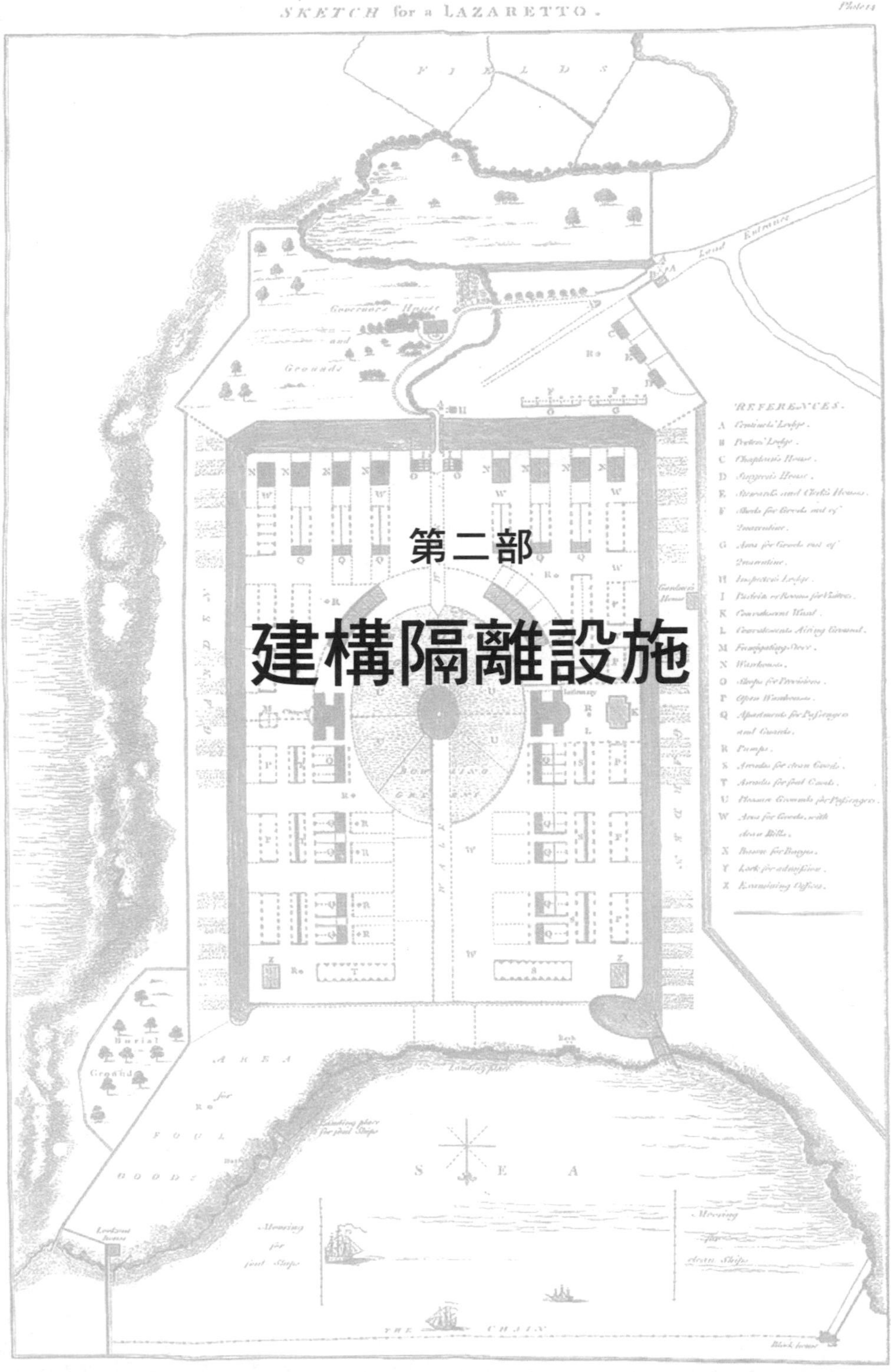
SKETCH for a LAZARETTO.
FIELDS
Governors House and Grounds
REFERENCES.
Burial Ground
SEA
THE CHAIN

第二章

隔離之旅

一七八五年十一月底，英國慈善家、素食主義者兼監獄改革倡議人士約翰．霍華德（John Howard）從倫敦展開了一趟旅行，他穿過尼德蘭到法國，經過南部陸路抵達馬賽。然後繼續前進，穿越尼斯及熱那亞，然後經由海路到馬爾他，再到君士坦丁堡（Constantinople）。到了那時，年近六十歲的霍華德已經旅行了四萬兩千多英里，參訪過歐洲各地的監獄及地牢。霍華德花了超過十年的時間，視察歐洲各地城市和王國被監禁者的生活情況；這些囚犯都處於飢餓與隔離之中，很多人只因為個人債務就被關起來。霍華德堅信，建築——包括監獄的設計——應該要實現人道主義，但他參訪過最糟糕的設施更像一間藏骸所（charnel house），「幾乎沒有提供任何生活必需品。」

霍華德的父親從家飾貿易賺了點錢，留下的遺產足以讓霍華德過著優渥生活。他花了相當於現在的三百萬美元在這趟旅行，這筆高昂的旅費使他能從愛爾蘭到俄國、從葡萄牙到希臘，以及尋訪英國各地。在那個時代，這樣的長途旅行只能依靠搭船、步行或坐馬車，既昂貴又不舒適，步調也很慢。有時，霍華德的傳記讀起來更像冒險小說。在國外旅行途中，霍華德曾被迫喬裝逃出法國以躲避王室當局、在希臘海岸附近幫忙擊退一艘突尼西亞海盜船，還曾搭乘一艘船員染上腺鼠疫的船穿越亞得里亞海，然後回國到眾議院前作證，要求改善英國各地的監獄環境。

霍華德的一生志業最終獲得表彰，倫敦的聖保羅大教堂設立了第一座非宗教人物雕像來紀念他。他常被描述為「囚犯之友」，他的著作與證據，促成了後續改善監獄環境的立法，他的某些提議也在建造新監獄建築時被採納。如今，他的遺澤在英國的霍華德聯盟（Howard League）與加拿大約翰霍華德協會（John Howard Society of Canada）這兩個提倡監獄改革的組織延續下去。

霍華德自願承擔監獄改革這項使命，背後的動機我們並不清楚。當時的人同覺得他很古怪、執著，而且極度堅持守時原則和習慣。（他的其中一位傳記作家提到，他曾溫和地告知未婚妻「要避免一切小事的爭吵，因為這些小事就是家庭不和的首要原因，做決定的人應該永遠是他」。）霍華德在涉獵馬鈴薯繁殖、氣象學、工人農舍的設計及建築之後，最終在四十七歲找到自己的使命，當時他被指派為貝德福郡郡長（High Sheriff of Bedfordshire），負責視察當地監獄。那裡的環境令他目瞪口呆，尤其讓他驚駭的是，無辜的人在獲釋之前還必須支付受審費用。於是他出發視察歐洲各地的拘留所，並在一七七七年出版他的發現。

霍華德在旅途中注意到，歐洲國家維持著一套由檢疫所與隔離站構成的永久網路，而英格蘭當時完全沒有這種衛生基礎設施。這類設施一部分是醫院，一部分是監獄，以骯髒、不衛生而著稱。有些人唯一的罪名是疑似接觸傳染病，他們被拘留在「充斥感染」的擁擠房間：沒有窗戶、害蟲孳生、缺乏家具或基本的舒適環境。

霍華德當時很出名——雖然毀譽參半——因為他會在無預警地敲響機構的大門。進門之後不僅會要求參觀整個機構，還會堅持評估每個細節：他會計算窗戶的數量，用他自己的可攜式天平組秤量囚犯的麵包配給量。就如同霍華德十多年來視察的監獄一樣，歐洲的隔離設施似乎沒有廣泛認可的標準，不論是員工的醫療訓練或是建築設施皆然。

同一時間，英國的經濟逐漸仰賴國際貿易，這代表隔離檢疫的問題愈來愈迫切。鼠疫依然被視為迫在眉睫的威脅，一七二〇年代，法國南部的一場疫情導致至少十萬人死亡。（這是西歐最後一次發生腺鼠疫的重大疫情，但在霍華德開始旅行時，還沒有人知道這一點。）霍華德稱為「監獄熱」（gaol fever）的疾病也十分猖獗，這種疾病最有可能是斑疹傷寒（typhus），會因為營養不良而加重。儘管霍華德曾幫忙改善囚犯的生活環境，但當時尚未有人像他這樣視察隔離者的環境。他希望這趟最後的旅行會改變現況。

＊＊＊

當我們在杜布羅夫尼克外海的洛克魯姆島（Lokrum）上，從牆上的洞溜進一座有五百年歷史的未完工檢疫站廢墟時，我們猜想著霍華德會怎麼看待我們的研究方法。我們的方法同樣即興，只是沒那麼癡迷於測量罷了。親眼看看歐洲最早的隔離檢疫站遺跡，看來是最適合我們初期研究時的方法。我們把霍華德的文集收進手提行李，飛到歐洲，按照我們的二十一世紀行程表前進，同時儘可能跟隨他在十八世紀留下的腳步。

正如霍華德對隔離檢疫的批評，它本來就是一種建築工作，因為它會帶來新的空間與時間經驗，以控制感染的名義限制人們的互動。藉由檢視這個概念如何轉變成建築形式，我們想理解隔離檢疫的基本原則和演變。隔離設施必然會體現當代的主流醫學理論，設施的結構與流動也會顯露各時代臨床醫師所認定的疾病傳播方式。要對病原理論有詳盡的理解，就需要特定的材料和通風選擇，這些選擇和中世紀以信仰為基礎的治療方法、或十八世紀信奉的瘴癘論迥然不同。檢疫站的設計也必定會延續階級地位、或提供特定文化設施，反映出不同時代的主流價值與偏見。

我們也想看看歷史上的隔離檢疫曾在**哪裡**發生過，不只是個別建築的形式，還有隔離的地點。檢疫站選址的變化，能帶我們瞭解持續變動的貿易與旅行地理學，以及現實及想像中的新威脅出現在哪。這些變化也會顯示一個社會對其遏制疾病的科技有多少信心。在中世紀的杜布羅夫尼克或威尼斯，設置檢疫站是一種尋求平衡的行為：檢疫站不能太遠，否則會造成商人的不便，而且它必須夠近，才能在視覺上使看得到的居民安心，但它也應該夠偏遠又孤立，才不會讓人有任何逃脫的機會。在現代，生物防護設施位於世界最大的幾座城市中心，隔離檢疫已經從外圍和邊緣移到中央了。

最後一個重點是，我們想瞭解數百年來人們是怎麼經歷隔離檢疫的。這種曾經無所不在——如今再度無所不在——的醫療拘留形式，在歷史上是怎樣的景象、聲音和空間氛圍。

霍華德的旅行日記、寫給同事的書信和出版著作，敘述了懸崖上眺望大海的要塞、宰制整片島嶼且附有教堂和墓地的龐大建築群，還有偏遠又壯觀的設施，比如他在馬賽參訪過一棟蓋在一塊岩石上的建築，並描寫它是「管轄港口的入口」。不過二十一世紀版的霍華德可就沒有那麼多地方好參觀了。在他怪異的偉大旅途中，最精采的部分就是令人印象深刻的檢疫站和隔離所，但這些設施有許多都已拆除，能看見照片就是萬幸，更常見的是留在船長日誌裡的簡短附註，或是隔離旅客寄出信件上的蓋銷郵戳和消毒標記。其他沒有拆除的檢疫站也已經成為廢墟，或者就算還屹立著，也已經被改造成飯店、藝術中心、儲存設施或行政辦公室，再也認不出過往樣貌。

檢疫所在我們這個當代世界只餘下雪泥鴻爪，至少還有一個原因：永久性隔離所在歷史上向來被視為「非正規」設施，建造或維護的成本太過繁重。因此隔離更常在暫時性設施進行，例如匆忙改造的兵營、船隻、修道院，或迅速搭建的木屋及帳篷。（幾乎在所有案例中，一旦疫情趨緩，木屋隨後就會被拆除或焚毀，當作消毒的最後步驟。）隔離設施的真正模樣，或者住在跟其他船員、旅伴或陌生人困在裡面到底是什麼感受，是歷史上的謎團之一。

在洛克魯姆島上，因為沒有可見的標示甚至屋頂，所以遊客很難猜出這一堵隱藏在樹林中的巨大砂岩牆到底是什麼。我們繞過四面圍牆的三面，小心避開從古舊磚瓦

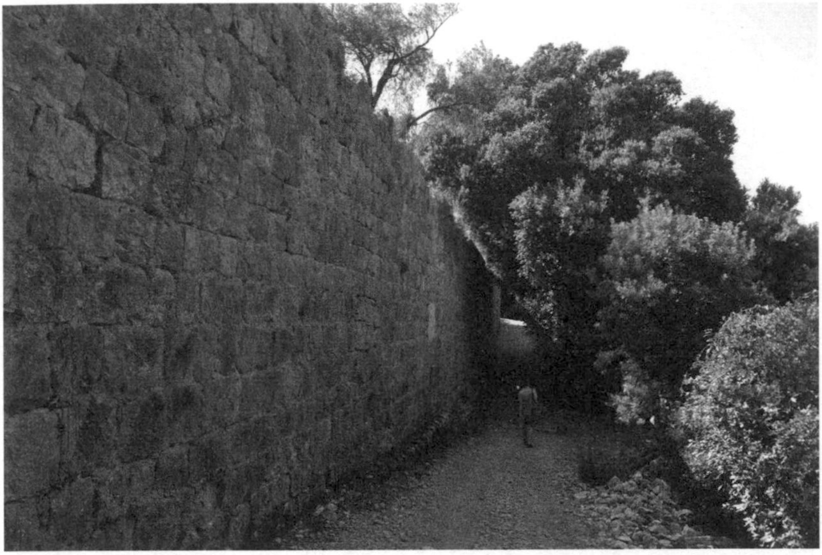

洛克魯姆島是一座位於克羅埃西亞杜布羅夫尼克外海的島嶼，島上未完工的檢疫站如今是部分經過穩定的廢墟。（妮可拉·特莉攝）

剝落、會讓人扭傷腳踝的鬆散岩石，我們發現牆上有道裂縫可以鑽進去，裡頭是一塊像是草坪的廣闊空地。一片寂靜中，只聽到經過的船隻聲響，以及我們踏過芬芳植物的窸窣腳步聲。長長的草莖在我們腳下輾碎，散發出被陽光烘烤的清香。我們拿著相機和筆記本四處閒逛，時不時停在橄欖樹的銀色樹叢下尋找陰涼處，跨過已經只餘膝蓋高度的牆垣廢墟。磚瓦中的壁龕至少部分表明了房間曾經的位置，暗示檢疫站設計背後真正的複雜性與企圖心。我們的漫遊很快就引起了注意：一群好奇的驢子家族開始爬上小斜坡，向我們走來。

這些動物是檢疫站除了人類以外唯一的居民，牠們看起來既無聊又寂寞（或者只是餓了）。牠們繼續跟著我們到處走，有時也在我們停下來寫筆記或照相時，偶爾用鼻子輕蹭我們。

從洛克魯姆島的隔離廢墟穿過一條狹窄的天藍色通道，就能看見杜布羅夫尼克。它是那種你在造訪前就見過許多次的歐洲城市，擁有蜿蜒的城牆、鵝卵石街道、狹窄的山階、巨大而雕刻精巧的中世紀教堂大門，放在奇幻小說裡也是天衣無縫。事實上，許多人對杜布羅夫尼克的第一印象，都來自它出現在ＨＢＯ影集《冰與火之歌》（*Game of Thrones*）裡，這部影集有幾個場景也在洛克魯姆島上拍攝。

幾世紀以來，杜布羅夫尼克（當時稱為拉古沙〔Ragusa〕）都是貨物及人員從中東與北非進入歐洲的第一站。從黎巴嫩到威尼斯途中的船隻或商隊（他們的目的地是更遠的內陸，比如米蘭或慕尼黑），也可能在杜布羅夫尼克暫停。杜布羅夫尼克坐落在亞得里亞海東岸，位置極佳、風景如畫，是西歐與東方異國情調交會的第一線。旅行與貿易帶來了疾病，而疾病又帶來了隔離的需求。

洛克魯姆島於一五三〇年代開始興建檢疫站，不過這棟建築從未完工。歷史學家認為最可能的原因，是人們害怕用來封閉致命傳染的檢疫站厚牆假如被入侵者佔據，就會為外敵提供離岸僅一千英尺又堅固的攻擊基地。儘管這棟檢疫站一直沒有完工，但它仍在一六九〇年代的一場瘟疫期間被用來隔離病人，然後又空置了三百年，逐漸成為一棟廢墟。

但即使缺乏洛克魯姆島上的隔離設施，杜布羅夫尼克共和國還可以仰賴廣袤的偏遠島嶼網路獲得醫療保護。其中包括一座島中島——聖瑪麗島（St. Mary's）。它位於姆列特島（Mljet）上一處波光粼粼的藍綠色鹹水湖灣中，有如一顆嵌在上頭的小寶石。聖瑪麗島的本篤修會修士是草藥醫生（或說是草藥園丁更精確）。而重重孤立的修道院則被附近城市用來當作隔離場，至少從一三九七年一月到一五二七年為止，足足超過一百年之久。

然而，水上封鎖線提供的阻擋還不夠，有效的隔離需要強制執行。杜布羅夫尼克派出武裝帆船定期巡邏，嚇阻那些想從檢疫站游上岸的人，也防止那些想繞過隔離檢疫的船長未經授權就登陸。

正如歷史學家茲拉塔・布拉日納・托米奇（Zlata Blažina Tomić）與維斯娜・布拉日納（Vesna Blažina）在翻檢檔案庫時發現的，杜布羅夫尼克早期隔離檢疫的大多數故事裡，都有人試圖規避衛生規範。她們的同事維斯娜・米奧維奇（Vesna Miović）重新講述了多明科（Dominko）的不幸遭遇，多明科是個年僅十三、四歲的男孩，經常被父母毆打，所以他溜進檢疫站尋求安全的躲藏之處，而一名商人允許他留下來了。但後來他們兩人交談時被士兵發現了，由於也可能遭到傳染，多明科被帶到另一間檢疫站接受隔離「後來他的下場如何，我們就不知道了。」。米奧維奇說。

比起試圖闖入檢疫站，更常見的是試圖偷渡物資，或是偷走隔離者的物品。在重大疫情期間，例如一五二六年至一五二七年，當時四分之一的杜布羅夫尼克人口都死了，貴族紛紛逃離，大多數平民則留下來。（根據托米奇與布拉日納的說法，杜布羅夫尼克官員規定「只有在瘟疫期間沒有特定工作的人才能離開」，換句話說，等同於主要工作者的居民必須留下，以維持日常運行。）接著，公衛當局把所有可能生病的人移送到檢疫站，留下的人愈來愈少，因此空置的房屋往往會被窮人佔據。

已經從鼠疫康復的人，因為至少得到部分免疫力，就成為竊賊的最佳人選。在杜布羅夫尼克，犯罪集團開始靠著洗劫隔離者的家而大發橫財。衛生當局會在隔離者的家做標記來警告他人遠離，讓犯罪集團更加省事。這些野心勃勃的竊賊甚至把腦筋動到隔離站，闖進去偷走被鎖起來隔離的值錢商品。而這些被汙染的贓物難以追蹤及管控，可能將看不見的傳染帶進城市。

公衛官員經常必須仰賴瘟疫倖存者，雇用女人清潔和消毒房屋及商品，男人則擔任挖墓人。但官員也不信任這些倖存者。因違反衛生策略而被判死刑的第一批人，就是兩名挖墓人，他們因為企圖偷竊檢疫站被公開處死。托米奇與布拉日納補充說：「當然，杜布羅夫尼克的社會階級很嚴明，所以沒有一名貴族曾因違反瘟疫管控規定而被吊死。」

接下來幾世紀，這些執法挑戰在隔離檢疫時依然普遍。歷史學家珍・史蒂芬斯・

克勞肖提到在一六五六年熱那亞，有人匿名檢舉身體清潔工與洗衣女工「參與性交易」及「非法把貨品帶出去給陌生人」。幾世紀之後，澳洲墨爾本當局追溯第二波COVID-19的大多數病例，也歸咎於負責執行旅客隔離計畫的低薪私人保全「違反規定」，包括跟他們負責監督的人發生性關係。

「檢疫權力」這個詞，代表著監禁人、把人關進獄中的能力，已經跟決定誰健康、誰生病的權力融合了。杜布羅夫尼克的新法律，賦予當局權利把**可能**生病或感染的人移出社會，但這些法律也煽動了懷疑，並促使政府對早已邊緣化的人民進行更密切的審查。洗衣女工、挖墓人和守衛因此遭受雙重打擊：工作讓他們免不了與疾病接觸，在政治上又遭受不公平待遇，他們被視為可能的帶原者，一舉一動都需要被管理、被控制。

根據托米奇與布拉日納的說法，杜布羅夫尼克不只是「全世界第一個制定、發展、應用隔離檢疫概念的政府」，也是第一個設立衛生辦公室、並將它定為永久管理機構的政府。保衛人民不受醫療威脅，成為了一項長期任務。正如托米奇與布拉日納所說的，「為了公共利益而控制空間與某些人的動向」已經成為開明政府的必要責任。

達成醫療安全的重心，是廣泛收集資料與疫情情報。杜布羅夫尼克的官員是積極收集各處疫情消息的先驅，範圍涵蓋歐洲到中東、北非，其中他們尤其重視毗鄰亞得里亞海的土地。每一艘船、每一棟房子，任何潛在接觸疾病的家庭成員的資訊、未知來源的外國商品，都是官方收集資料的目標。他們會詢問航海商人在海上遇到哪些船隻，彙整成一份潛在海上傳播的編目。這是我們可能會稱為**接觸者追蹤**（contact tracing）的早期嘗試，而它最適合實施的地點之一就是檢疫隔離站。鄂圖曼探險家愛維亞・瑟勒比（Evliya Çelebi）在遊記中描述杜布羅夫尼克的隔離時，寫道：「檢疫站的官員為旅客服務並提供住處，並藉機探聽他們的許多祕密及私事。」根據歷史學家維斯娜・米奧維奇的說法，官員報告描述了從非法走私外國商品到波士尼亞政治動亂等一切消息。「當時可以從檢疫站輕鬆得知外界的一切。」

如今，杜布羅夫尼克最後且保存最完好的檢疫站依然繁忙：它經過翻新及改造，成為創意園區，位於普洛查城門（Ploče gate）外，離我們在市外租的小公寓只有幾步之遙。它是一處整潔的濱海小型建築群，每一棟建築都有類似拱廊的拱門，裡面有劇院、藝廊，以及露天庭院。有一間名叫拉薩雷蒂咖啡館（Kavana Lazareti）的餐廳還有一個宜人的戶外陽台，它的原文名稱也清楚顯示這處設施的原始用途。

這所新的檢疫隔離站，是杜布羅夫尼克參議院在一五九〇年下令建造的。這是因為新的貿易模式，讓愈來愈多君士坦丁堡商人經由陸路來到這裡，而這個位於東門最適合攔截他們。檢疫站大約在一六四七年完工，檢疫站的建築結構也完全遵循當時的標準模板：建築群封閉在幾乎沒有窗戶的高牆之內，有兩扇上鎖的大門，一扇通向大海，一扇通向陸地，由雙塔上的守衛看守。裡面有九個獨立空間，用來隔離不同船隻的旅客；另外還有五間儲藏室，用來儲存旅客的物品和貨物。戶外庭院則讓陽光可以照進來、習習吹拂的微風帶來自然通風，當時認為這能驅散疾病的不良空氣。物品會在庭院拱廊進行消毒，商人則住在樓上的寬敞房間，房裡裝有壁爐、陽台通道，還配有石椅。

普洛查檢疫站是杜布羅夫尼克抗疫系統的驕傲。在它開始運作之後，鼠疫病例就減少了，它因此備受讚譽。沒有人知道它停止營運的確切時間。但這個坐落於岩岸的理想位置、視野絕佳，加上一系列防護完善、寬敞且能夠同時舉辦多項表演的庭院，已經成為現代人消磨時光的好去處。我們不只一次造訪這裡，在漫長的一天之後到藝廊悠閒漫步，在戶外享用飲料，重新閱讀我們的筆記和研究材料。

一天晚上，我們經過普洛查檢疫站時，一場克羅埃西亞民俗舞蹈即將開始表演，於是我們買了門票。雖然我們馬上發覺觀眾大多是年長的郵輪旅客，但我們依然沉醉在一曲曲融合了歷史的活潑歌舞之中。我們吃驚地發覺，這裡的空間設計不僅打造出成功的檢疫站，更成為今日活躍的藝術與文化中心。

＊＊＊

隨著克羅埃西亞的海岸在遠方隱沒，我們站在渡輪甲板上回望戴克里先皇宮（Diocletian's Palace）的巨牆，直到它漸漸消失在明亮的光線和廣告之中。我們從杜布羅夫尼克渡海抵達斯普立（Split），蜿蜒通過迷宮般的島嶼，包括姆列特島和島上的本篤修會修道院，向西穿越亞得里亞海。夕陽西沉時，十幾名旅客走到甲板上加入我們。有些旅客靠在欄杆上，為彼此拍照，船的航跡在安靜的海面上緩緩散開。幾分鐘後，月亮從海平面升起。最後，所有陸地都消失了。

當天稍早，我們曾與建築師斯涅扎娜．佩羅耶維奇（Snježana Perojević）在她位於古羅馬皇宮西北塔的辦公室見面，以進一步瞭解斯普立短暫卻重要的隔離史。佩羅耶維奇穿著一身業界標準的黑色服裝，打開筆記型電腦，將斯普立拆除已久的檢疫站圖像投影到巨大的白色石灰牆上。戴克里先皇宮建於十四世紀，是羅馬皇帝戴克里先的養老居所，這座皇宮如今依然是斯普立的都市核心，商店、餐廳、房屋、工作場所，都與這座擁有七百年歷史的堡壘遺跡無縫交織在一起。這座皇宮是形塑斯普立的建築，但佩羅耶維奇告訴我們，雖然檢疫站幾乎沒有留下任何遺跡，卻是斯普立可以存在至今的關鍵。「我總是說，我們必須像瞭解戴克里先皇宮一樣瞭解那座檢疫站。」她說，「為什麼呢？因為它拯救了斯普立。」

佩羅耶維奇利用繪畫、紀錄、拆除前的照片，虛擬重建了這座巨大的設施，它曾經佔據整座城市五分之一的面積。在這座檢疫站於一五八二年建造之前，斯普立是一個很小的城鎮，沒有什麼經濟重要性。貿易船隊會透過海路從黎凡特到威尼斯，中途在賽普勒斯、克里特島或杜布羅夫尼克停留。這趟旅程既漫長又危險，地中海有海盜徘徊，而且正如佩羅耶維奇告訴我們的，「海象非常凶猛」。曾有一名威尼斯商人丹尼爾・羅德里加（Daniel Rodriga）貿易商隊繞路，因為只要從陸路通過鄂圖曼管控的領域，再抵達斯普立，離最終目的地就只剩一段短短的船程，而且只需要穿越平靜又有船隻頻繁巡邏的亞得里亞海。

羅德里加把財富投入斯普立檢疫站的初始建設，土耳其人在這段從君士坦丁堡出發的四十三天行程中，為商隊建造了橋樑、道路、清真寺及其餘區域，威尼斯共和國則提供其餘的必要資金來營運及擴張這座設施。從金融觀點來看，這個計畫非常成功。根據佩羅耶維奇的計算，在一五八八年至一六四一年之間，威尼斯每年都從這座檢疫站的建設工事中獲得原始投資額的兩倍。

到了十七世紀中葉，鄂圖曼帝國與威尼斯共和國的關係愈來愈不穩定。一六四八年，鄂圖曼軍隊開始長期圍攻克里特島上受威尼斯控制的坎地亞城（Candia）（今稱赫拉克良〔Heraklion〕），斯普立的中世紀城牆突然顯得有些太薄弱了。而軍事專家一致認為，這裡的地形與地理狀況使它不可能有效防禦。在佩羅耶維奇發現的文件裡，一名叫做伊諾欽托・孔第（Innocento Conti）的義大利陸軍工兵寫道，斯普立的位置很特殊，「無法以適當方式加強防禦」。孔第認為，唯一的辦法是把居民遷移到離岸島嶼並破壞整座城，這樣土耳其人就無法佔領了。「如果他們遵照孔第的建議，」佩羅耶維奇說：「如今我們就不會有斯普立了。」

幸運的是，這件事最終沒有發生。威尼斯共和國認為他們無法承受失去斯普立檢疫站的代價。在檔案庫中，佩羅耶維奇發現一份斯普立的威尼斯總督寫的報告。裡面提及，檢疫站透過貿易的獲利實在太大，所以必須不計代價地保護斯普立。「如果你們看得懂義大利文，就會知道這份報告寫得多麼鏗鏘有力。」佩羅耶維奇告訴我們，「他形容這筆財富就像是威尼斯國的神經、血液與靈魂。」

最後，威尼斯出資建造了三座碉堡，斯普立也躲過了入侵與摧毀。然而，斯普立檢疫站再也沒有從鄂圖曼與威尼斯的敵對關係中真正恢復過來：杜布羅夫尼克新建的普洛查檢疫站吸引了大部分的商隊，斯普立檢疫站則逐漸衰退。有一個區塊被拆掉改建成鐵路，其他區塊也被再利用，成為劇院、倉庫，在一九三〇年代的克羅埃西亞法西斯政權時期，甚至被當作監獄與刑訊室。在二戰期間，這座建築在同盟國的轟炸中嚴重破壞，當局決定將它全部拆除。

「它在建築學上不怎麼重要。」佩羅耶維奇說，「這些建築都非常簡單，沒有任何裝飾。」似乎沒有記錄顯示最初是誰設計了斯普立的檢疫站，而佩羅耶維奇的研究顯示，它使用的布置圖跟杜布羅夫尼克後來的檢疫站是一樣的。她說：「基本上，每座檢疫站看起來都像監獄，某方面來說，它也確實就是。」最後，佩羅耶維奇告訴我們，雖然檢疫站挽救了斯普立，但它並不怎麼受當地人喜愛。因為經濟利益幾乎全歸威尼斯共和國所有，斯普立的居民卻要承擔所有風險。她說：「說真的，它對斯普立而言很危險。有些流行病就是因為貿易才出現的。」

佩羅耶維奇後來寄給我們一個故事，說明檢疫有多麼容易失敗。在一七八四年，一名在斯普立檢疫站工作的官員看上了檢疫所扣押的進口織品，於是他忽視危險，將一條美麗的白色圍巾偷偷帶回家送給妻子。然而，圍巾的緻密編織內藏著帶有鼠疫桿菌（*Yersinia pestis*，腺鼠疫的病原）的跳蚤。這份偷來的禮物讓他的妻子染上了黑死病。根據約翰．霍華德的研究：這場瘟疫最終殺死了十分之一的居民。

距今數世紀之前，霍華德在渡過亞得里亞海時就認定，儘管他多年來不斷視察、訪問檢疫站的員工、收集草圖和布置圖，但他仍然只是透過一個外來者、一名旅客的角度在觀察。霍華德擔心自己遺漏了重要的線索，沒有充分理解其中的實際運作情況。為了提升他的報告準確度，成為更好的研究者，就必須和數以萬計不幸的人一樣，親自體驗隔離的過程。

正如霍華德後來寫的，「經過深思熟慮之後，我決心要**親自**接受隔離。」為了達成這個目標，他必須乘坐一艘被感染的船，這是他在君士坦丁堡時想到的主意，他很快趕到斯麥納（Smyrna）（如今稱為伊茲密爾〔Izmir〕，位於土耳其西岸），找到「一艘有**不潔**載貨證券的船」，就這麼乘船前往威尼斯。這趟旅程在海上航行了將近兩個月，而霍華德隨時可能感染一種無法治癒的致命疾病。他在離開君士坦丁堡前，寄了一封信給同事，寫道：「我的保鑣都不敢陪我同行了。」

雖然我們的海上旅程遠遠沒那麼驚心動魄（我們的船上沒有傳染病，也不用接受隔離，雖然會被關在狹小的鋪位，還要戴耳塞抵禦震耳欲聾的引擎聲）。但在隔天一早經由海路抵達位於義大利東岸的安科納（Ancona）時，我們還是興奮極了。船在日出時入港，當時我們站在甲板上，欣賞著當地檢疫站的幾何形巨牆。

安科納的檢疫站是由十八世紀最負盛名的義大利建築師路易吉・萬維泰利（Luigi Vanvitelli）設計的。這是一座宏偉的磚砌五角建築，坐落在港口內的人工島上。它是現存最令人敬畏的歷史性檢疫設施之一，而為我們導覽的則是福斯托・普格納洛尼（Fausto Pugnaloni），建築師兼歷史學家，曾和人合著了一本以安科納檢疫站為主題、內含美麗插圖的著作。

我們走進建築群的外塢壁以及隧道般的內廊，開始這趟漫長的導覽。「這是完全原創的設計。」他說。這棟建築的特別造型有其象徵意義，代表人類的軀體。就像達文西（Leonardo da Vinci）的著名畫作《維特魯威人》（*Vitruvian Man*）顯示的，頭、雙臂、雙腿各自代表五角形的一角。這棟建築的設計也令人想起星形要塞，這種五角形設計在軍事工程上，原是用來抵禦大砲的攻擊，而其改造版也是某種象徵性保護，對抗著無形的敵人。

「亞得里亞海就像一條高速公路，而這裡是教宗的免費港口。」普格納洛尼指著三層樓高的牆說，藉此說明這座建築的規模之龐大，以及毫無疑問的巨額花費。安科納檢疫站的設計初衷，是為了要同時隔離多達兩千人，藉此與亞得里亞海的競爭者爭搶貿易上的豐厚利潤。這裡的布置也遵循杜布羅夫尼克與斯普立建立的模板，拱廊和庭院，用來擺放物品通風，套房能分隔不同組的旅客，以及避免有人逃脫的守衛塔。不過，普格納洛尼告訴我們，當它在一七四三年完工時，「鼠疫已經結束了，所以他們從來沒用這裡當做檢疫站。」

當普格納洛尼首次造訪這裡時，這座建築備用來當作菸草倉庫。如今，這座不尋常的建築在修復之後，則容納了一間酒吧（稱為「隔離酒吧」〔Lazzabaretto〕）、藝廊、活動空間與辦公室。「我常常來這裡的劇院。」普格納洛尼說。而我們開始明白，隔離建築總是為了控制更早的流行病而建造的，而這往往導致它們在開始運作前就已經過時。

在整趟導覽中，最令人震驚的部分是檢疫站正中央的大型戶外神殿，它的外觀類似英式豪宅的新古典主義建築，但其實有兩個重要功能。神殿正下方是這棟建築的淡水槽，連接周遭庭院各處格柵的地下水管網，會將水輸送到裡面，有助於檢疫站的衛生管控。但它同時也是神父的講壇，藉此巧妙地解決了一個問題：如何為數百名可能感染疾病的人舉行彌撒，又不需要跟他們有身體接觸。

從佛羅倫斯到奧馬哈（Omaha）的檢疫站裡，宗教集會與檢疫互相衝突的迫切性激發了聲學、空間、技術上的創新，例如安科納的庭院神殿。事實上，在斯普立，我

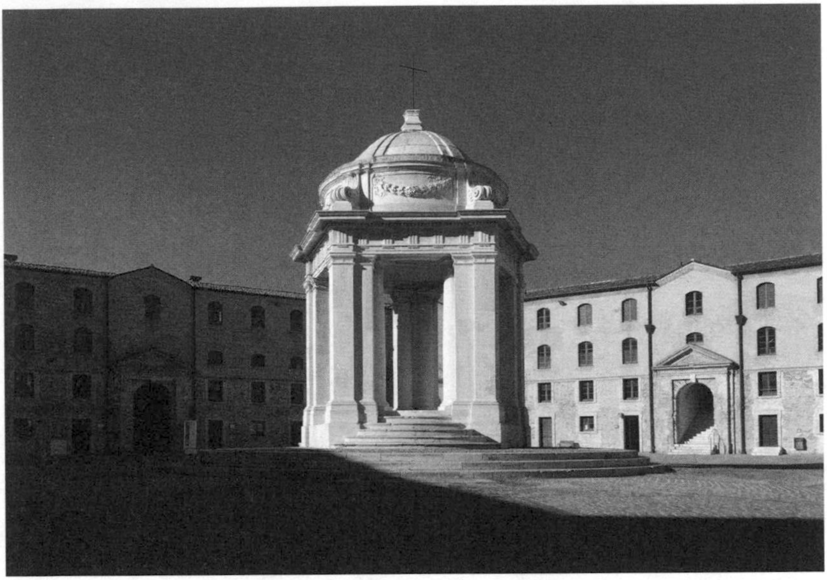

這棟建築位於義大利安科納佔地廣闊的五角形檢疫站中央，原本是用來做為講壇，為隔離者進行宗教儀式。建築的下面是淡水槽。（傑夫．馬納夫攝）

們就曾經看過一個安置在檢疫站西南塔外側的小型講壇，神父可以從那裡為隔離的水手舉辦戶外的遠距彌撒。在隔離歷史上，想辦法為進行四十天隔離淨化過程的人提供精神撫慰，就跟保障他們的生理健康與福祉一樣重要。（這項傳統在二〇二〇年四月延續下來了，當時有個底特律附近城鎮的牧師在網路上出名了一小段時間，因為在COVID-19大流行期間，他利用塑膠水槍為教區居民的復活節籃遠距灑聖水。）

由於我們在安科納的時間有限，所以我們向普格納洛尼道別之後，就匆匆回到港口，接著繼續沿著海岸前往威尼斯。我們預定在那裡跟一位名叫傑羅拉莫・法齊尼（Gerolamo Fazzini）的前高中歷史老師見面，他幾乎是單槍匹馬地贏得了一場為期三十年的戰爭，從開發商手中拯救了該市的新檢疫站（Lazzaretto Nuovo）。

儘管新檢疫站的名稱裡有個「新」字，但它其實從一四六八年就開始建造，是世界上現存最古老的檢疫站之一。（該市的舊檢疫站〔Lazzaretto Vecchio〕是在新檢疫站的半世紀前建造的。）它佔據了威尼斯東潟地中的一整個島嶼，負責管轄通往潟湖的水路。我們得知，法齊尼想保留該島及這座建築的初衷，是想要重新利用這處設施，做為一處武術訓練機構，不過他後來又很快放棄這個想法了。法齊尼告訴我們，新檢疫站的歷史保存「比柔道更重要」。儘管這座島在歷史上具有重要意義，但當我們造訪時，島上的檢疫站尚未開放參觀；雖然它也是渡輪航線的站點之一，不過除非特別要求，否則船不會在這裡停靠。當我們踏上檢疫站的碼頭時，一名船員好奇地看著我們，接著渡輪開走了，留下我們困在那裡盯著上鎖的大門。幸好在幾分鐘內，法齊尼和一位助理就從一間小小的警衛室走出來，打開門鎖，迎接我們踏上這塊乾燥的土地。

霍華德抵達新檢疫站的待遇就沒這麼友善了。他寫道：「我跟行李被安置在一艘船上，一根十英尺長的繩子把船跟另一艘有六名槳手的船繫在一起。」必須維持距離，因為霍華德和他的威尼斯東道主都知道，他被感染了。「當我靠近登陸處時，繩子才鬆開，而我的船被一根棍子推到岸邊。」此時霍華德的船既擱淺又沒有槳，停在一座偏遠島嶼的濕地岸邊，他只能聽天由命。

在島上的管理員或看守的迎接之下，霍華德被押送著走過一片草地，如今我們也跟隨法齊尼走過這裡。但跟我們不同的是，霍華德被直接帶到一間「非常骯髒的房間，充滿害蟲，沒有桌椅或床鋪」。即使在霍華德的時代，這座檢疫站也非常古老，在他抵達之前已經有超過三百年的歷史。霍華德想把房間的牆壁及地板洗得乾淨一些，但成效不彰。他寫道：「我無法去除房間裡令人討厭的氣味，也無法解除我每次參訪老舊檢疫站時引發的頭痛。」要在這種地方待上四十天，光想就夠可怕了。

法齊尼帶我們進入大倉庫（Tezon Grande），它不是提供住宿，而是用來儲存及消毒物品。如今以磚砌上的三十個拱廊沿著牆壁延伸，長度是一座奧運泳池的兩倍，這使它成為威尼斯第二大的公共建築。在大倉庫裡，褪色的塗鴉裝飾著刷成白色的磚牆，牆上有刮去又重寫的商標、紋章、十字軍花押字、船隻的圖畫、消息更新、旅行故事。直到最近，這些痕跡才從用來清潔的無數層石灰底下重新顯露。法齊尼解釋，這些塗鴉用的是一種混合橄欖油、磚灰、鐵鏽的糖漿狀染料，顏色是類似乾掉血跡的深紫褐色。其中有個大型銘刻講述了一艘船在一五六九年從賽普勒斯抵達的故事，回環又雜亂的字母散布在一行波浪形的「*denti di lupo*」（意思是狼牙）周圍，好似要把它包圍起來。另一個銘刻述說了第八十七位威尼斯總督的死亡及繼任者的選舉。這些都是為了讓隔離者能與他們暫時分離的世界接軌。

隔離者只能抽煙斗、祈禱、擲骰子、玩紙牌來消磨時間，所以他們對於塗鴉、書寫或刻記號的渴望顯然是無法抑制的。不管在威尼斯或雪梨，隔離者往往會留下比這段日子更永久的銘刻。「壁上題詩過百篇，看來皆是嘆迍邅。愁人曷向愁人訴，蹇客偏思蹇客憐。」這首署名「徐，來自香山」的詩，就刻在舊金山天使島移民站的營房木牆上。

沿著大倉庫中央排列的兩行柱子也有類似的裝飾，但這些記號的功能是一種庫存系統，會標示出保存某間公司貨物的特定區域、房間、空間。理想上來說，人員及其物品都會經歷四十天的隔離檢疫，這樣船員和貨物才能在同一天被釋放。法齊尼告訴我們，在十六世紀，這間大廳會持續燃燒迷迭香及杜松子，用於燻蒸商品進行消毒。

我們在建築外穿越茂密的綠色草坪，那裡有超過十二英尺高的磚牆圍繞島嶼，將草坪跟外面的濕地潟湖隔離開來。雖然先前經營檢疫站的人把綠色空間視為必要的福利設施，但法齊尼告訴我們，島嶼的大部分區域最終都鋪了路，讓羊毛及動物毛皮能空運出去。珍．史蒂芬斯．克勞肖下的結論是：「到頭來，消毒物品好像比寧靜的花園更能促進健康。」觀察入微的約翰．霍華德列出了威尼斯對各種貨物的規範，從蜂蠟、海綿（「把它們放進鹹水中洗滌」）到鴕鳥毛（「持續接觸空氣，頻繁移動、搖晃」）和菸草（「排列成堆，並不時移動」）。照他的話來說，這些物品都是「易感染物質」。

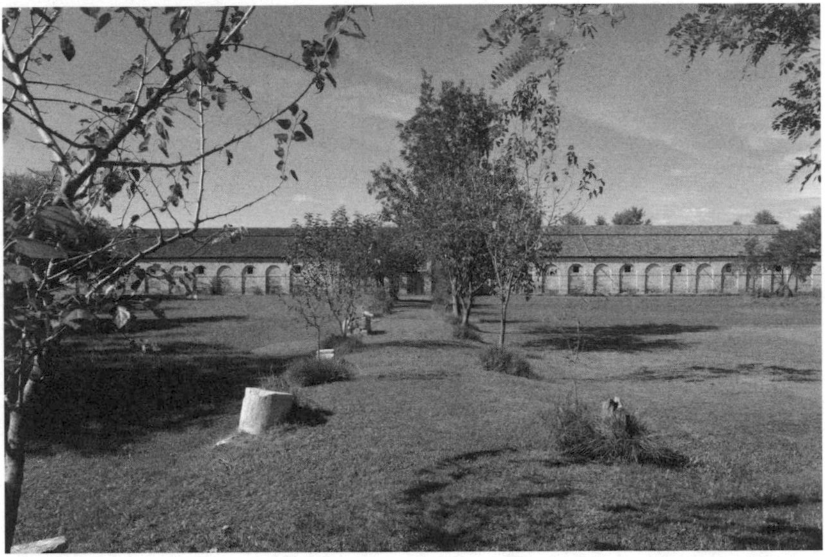

新檢疫站的草坪排列著古老支柱的碎片及偶爾出現的橄欖樹。照片背景可以看到大倉庫的磚砌拱廊。（妮可拉．特莉攝）

法齊尼解釋道，建造新檢疫站的目的，是為了擴大及提升舊檢疫站的量能，但事實證明，即使多了這個新空間還是不夠。一五七六年的鼠疫奪走了威尼斯三分之一人的性命，當時數百艘船停泊在島嶼周圍，對遷移到市外的居民進行檢疫。對於威尼斯公證人羅科．貝內德蒂（Rocco Benedetti）而言，檢疫站看起來就像「地獄本身」，超過一萬人全擠在一座島和周邊地區，而這座島原本只能容納不到一百人，大家就在蚊子群與潮濕的環境中，默默等待可怕的疾病症狀顯現出來。

當晚法齊尼留在島上，而我

們跟他的助理烏戈・德爾・科索（Ugo Del Corso）一起搭乘渡輪返回威尼斯。德爾・科索雖然是義大利人，卻是在國外長大。他告訴我們，他一見到這個雜草叢生、陰森黑暗、既孤立又潮濕的新檢疫站，就深深為之著迷。這是他見過最接近他在印尼的童年的事物了。他有時會在島上獨自露營長達兩週，漫步在雜草覆蓋的廢墟，看著太陽升起，在世界的邊界之外活著。

＊＊＊

在我們造訪這裡的兩百五十年前，約翰・霍華德在新檢疫站度過一夜，然後終於走了好運。他在隔天早晨接受健康檢查，醫生宣布他沒有染上瘟疫。他被允許搬到城市另一頭的舊檢疫站。他希望在那裡能體驗到沒那麼極端的威尼斯式隔離。他寫道：「我希望能有一個舒適的寄宿處。」但他的好運很快就用光了。

經過一段漫長的船程，霍華德終於抵達舊檢疫站，這裡於一四二三年成立，也是全世界第一所永久瘟疫醫院。新舊兩間檢疫站的成立時間只相隔五十年，卻位於城市的兩端。他再度被押送到一間令他厭惡的房間。「牆壁大概有半世紀沒有清理過，上面充滿了感染源。為了清除可怕的氣味，我用沸水反覆清洗牆壁，但沒有任何效果。」他努力聯繫英國領事，爭取安排用石灰粉刷房間，之後他在報告中寫道：「房間立即變得清新，我可以在裡面喝下午茶，晚上繼續躺在裡面。」

舊檢疫站是一個奇怪的地方：這是一座被建築結構徹底加強的天然島嶼，如今看起來就像一座部分沉在水中的巨大磚砌建築。這座島的每一面都有牆壁佇立，但因為處於廢棄狀態，所以它的每個角落也都是開放的。我們花了幾乎一整天進出傾圮的建築、穿過已經修復卻結滿蛛網的木船，而威尼斯的天際線與現代郵輪從未遠離我們的視野。這座島離麗都島（Lido，位於威尼斯潟湖口的長形屏障島）只有兩百英尺，它與城市的其他地區非常接近，因此你很難想像醫療當局為何會嘗試把人隔離在這裡。就我們所知，這一部分是因為隔離的最初形式比我們想像的更像是一種集體經驗。

珍・史蒂芬斯・克勞肖在《瘟疫醫院》一書中描述威尼斯曾推行衛生措施來試圖「在對抗流行病時管控道德、行為及環境」，而隔離本身則是「為了在瘟疫期間恢復秩序」。在疫情期間，只有公衛措施有辦法阻止大範圍高死亡率產生的混亂，以及可能隨之而來的社會崩潰。這些措施包括定期舉行宗教儀式、利用教堂鐘聲有序標誌時間，以及進行可見且明確的管控，這其中又以隔離檢疫為代表。

正如克勞肖指出的，「去中心化的居家隔離系統」在經濟開銷和後勤準備都相當困難，很快就讓威尼斯當局難以負擔。而把可能染病的人集中起來，關在一個經過特殊設計的地點，不僅是一種合理的醫療解決方法，也是一種謹慎的公關措施。就像托米奇與布拉日納在杜布羅夫尼克指出的，隔離檢疫是當局有效治理的一種表現。用克勞肖的話來說，檢疫站是「保護性空間」，能監禁一群脆弱又危險的人，同時提供照

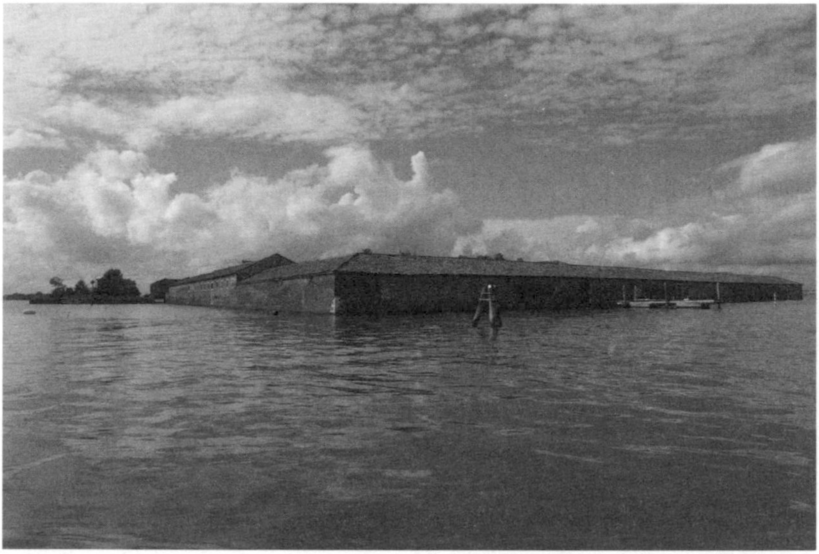

義大利威尼斯的舊檢疫站跟隔壁的島嶼「麗都」出奇地近。（妮可拉・特莉攝）

護及防禦，讓市民與原本潛伏的敵人之間的對抗變得清晰可見。

病患跟城市分隔，卻依然與城市緊密連結。正如克勞肖寫的，「家庭、地區、教區常常同時進行隔離」。在大流行期間，隔離成本是由整個市政當局來承擔。他們為數以千計的隔離者提供食物、水、住宿、醫療照護，「這是以虔誠的共和國與公共利益之名，以國家為代價的。」克勞肖解釋，檢疫站成為該市所謂的虔誠機構之一，因此，公證人必須詢問客戶是否願意在遺囑中加入遺贈。

然而，在疾病來襲的空檔，檢疫站會發揮屏障的作用，保衛該市不受外來威脅侵襲。商人與訪客要自行負擔檢疫期間的微薄費用。當約翰．霍華德造訪該市的檢疫站時，威尼斯已經有一百五十年未曾經歷嚴重的鼠疫疫情了，共和國的檢疫價值觀也果斷改變，從公民舉措變成商業舉措。共同隔離經驗的價值，也因為大眾逐漸意識到隔離的益處而被取代了，當時超過三百年歷史的檢疫站已經被粗略改造，以提供私人房間和更高程度的分隔。

霍華德並不欣賞這種現象。他寫道：「威尼斯人以前是歐洲最早的商業國家之一，他們的檢疫站在執行上的規定既明智又良好；但如今，幾乎在每一個我觀察的部門中，這些規定都執行得鬆散且腐敗，以至於隔離幾乎毫無用處，只不過是為官員和體弱者提供的機構罷了。」

然而，這與霍華德將在馬爾他經歷的事根本無法比擬，而馬爾他正是我們的下一個目的地。我們登上從威尼斯飛往法勒他（Valletta）的短程航班，法勒他是一座位於威尼斯及羅馬東邊、突尼西亞首都南邊的歐洲城市，我們要前往參觀一間檢疫站，那裡曾經界定了大英帝國的醫療邊界。

＊＊＊

馬爾他是世界上最奇特也最具古怪之美的地方之一。儘管它距離歐陸和非洲幾乎差不多遠，但馬爾他群島是歐盟的成員。至少自公元前五千九百年起就斷斷續續有人居住。據信，馬爾他最初的文化完全崩毀之後，群島維持空無人煙的狀態將近一千年；直到大約公元前三千九百年，才重新有人居住，這些人是來自西西里島的船員。馬爾他奇異的巨石建築，加上地表侵蝕成稱為「車轍」的平行深溝（有些考古學家認為這是史前人類利用重型輪式交通工具的徵象）讓無數歷史學家相信，柏拉圖（Plato）筆下的亞特蘭提斯（Atlantis），這個可能在一場不明風暴中沉到海浪之下的古代文明，就是馬爾他。馬爾他的語言也很特別，是一種中世紀阿拉伯文的拉丁化版本。

就像杜布羅夫尼克一樣，馬爾他也有一座巨大顯眼的檢疫設施。馬爾他檢疫所於一六四三年在馬諾埃爾島（Manoel Island）動工，地點就在法勒他對面的港口。這間醫院曾接待過浪漫主義詩人拜倫（Lord Byron）、英國議員、阿比西尼亞的皇太子、義大利畫家卡拉瓦喬（Caravaggio）等人。拜倫當時出於無聊（或傲慢），在檢疫所的牆壁寫下自己的名字。他的塗鴉後來用玻璃封住保存，即使那面牆的兩邊都倒塌了，但塗鴉目前應該還在。（一八一一年五月，在一首名為〈再會了，馬爾他〉〔Farewell to Malta〕的詩中，拜倫滔滔不絕地述說他被醫療監禁的時光：「再會了，那該死的隔離／使我發燒，令我憤懣！」）

我們的進入許可，是由當地一位建築師兼遺產顧問愛德華·薩依德（Edward Said）安排。我們見面時，他在名為馬諾埃爾堡（Fort Manoel）的檢疫所旁的一座十八世紀星形要塞擔任負責人，多年來更致力於復原馬諾埃爾島。當他準備為我們打開三扇大門中的第一扇時，他提到了自己的一個理論，可以將我們近期的旅行聯繫起來。薩依德猜測：馬爾他檢疫站的建築師一定去過杜布羅夫尼克，因為兩者內部房間的安排太相似了，不可能是巧合，而且馬爾他檢疫站的台階設計靈感似乎是來自普洛查檢疫所。儘管缺乏正式的準則，但是一套共有的隔離設計原則依然逐漸成形，跨越海洋和世紀不斷重複。

我們走進第一扇大門，向薩依德詢問馬諾埃爾島再開發計畫的情況。薩依德首先給出了一個與英國建築師諾曼・福斯特男爵（Lord Norman Foster）有關的答案，然後停了下來。我們抵達第二道柵欄，這時出現了問題。不知道是他拿錯鑰匙，或是掛鎖年久失修生鏽了，我們無法再前進。我們和檢疫所之間還有兩道鐵絲網柵欄。我們被鎖在外面了。

我們大老遠來到馬爾他，此時卻可能失去進入島上傳奇檢疫所的唯一機會。太陽緩緩落下。我們內心深處想到了約翰・霍華德，當時法國人也拒絕讓他進入馬賽的檢疫所，理由是他們備受重視的檢疫程序是商業機密，於是他假扮成醫生混進去，順利取得建築內部運作的機密紀錄。

我們果斷做了決定。薩依德堅持要留在後面，確保警衛不會拖吊他的車或把我們鎖在裡面，而我們兩人則跳上柵欄爬過去，然後再爬過另一道柵欄。裡面只有我們兩個人。在馬諾埃爾島上極具傳奇色彩的檢疫所內，我們是唯一的人類，而我們可以待在裡面的時間不僅受限於逐漸西沉的太陽，也受限於薩依德的耐心。

我們知道這座建築的結構已經不是很穩固。事實上，我們曾被警告不能進入建築群的特定部分，以免建築在我們腳下崩塌。後來，我們小跑步登上毀損的階梯，沿著搖搖晃晃的陽台行走，此時我們才發覺，沒人告訴我們不能進入的是**哪些區域**。入侵的藤蔓、侵蝕、第二次世界大戰的炸彈，顯然都造成了某些破壞。蜂蜜黃的石灰岩磚塊依然堆疊成巨大又有壓迫感的牆壁，但它們的接縫處不再齊平。一切都在衰敗。雜草已經開始在角落和裂縫叢生。在某個轉角，我們走進一處內部庭院，看見一座宏偉的階梯，叢生的雜草覆蓋了台階，而在我們之前到來的隔離旅客或城市探險家的足跡，則清出了一條穿過雜草的對角線路徑。

早在隔離時代之前，馬爾他的歷史就與住院密切關聯。聖約翰騎士團（Order of St. John）是一個軍事宗教騎士團兼中世紀天主教騎士兄弟會，曾統治馬爾他數百年之久，又稱為醫院騎士團（Knights Hospitaller）。醫院騎士團在聖地扮演了早期醫治者的角色，就像紅十字會（Red Cross）一樣，這一使命始於十一世紀耶路撒冷的第一次十字軍東征期間。十字軍的失利（或者從不同角度來看，也是穆斯林擊退野蠻歐洲人的成功）迫使醫院騎士團前往羅德島（Rhodes），然後再去馬爾他。

回頭想想，馬爾他經歷數代轉型，成為歐洲隔離檢疫的發源地，似乎也是命中註定。幾世紀以來，醫院騎士團一直把自己定位為戰士兼醫生，負責照料離家遠行的遊

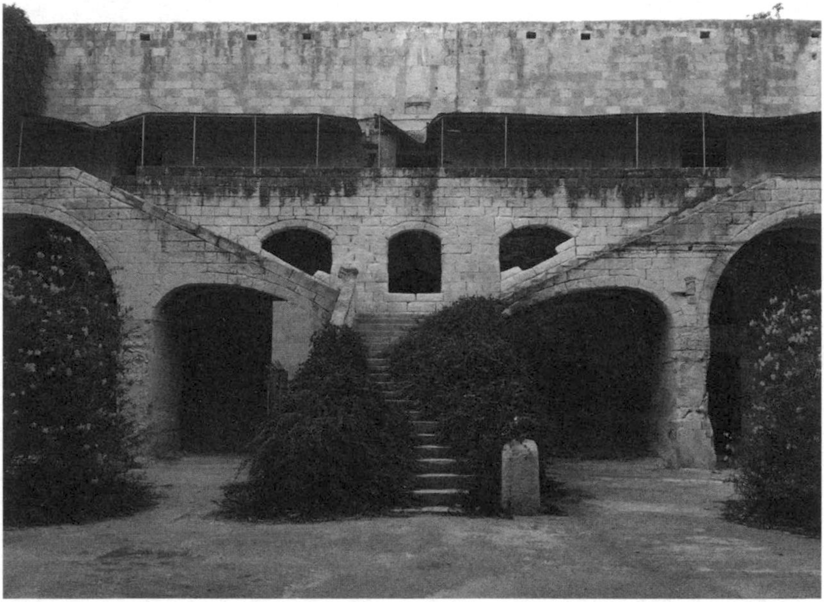

一條滿布雜草的小徑，顯露出城市探險家的足跡，植物緩慢吞沒了馬諾埃爾島檢疫所的舊台階。（傑夫・馬納夫攝）

子。在十九世紀，輪船的發明使貿易和旅行轉型，傳染病因而比以往更快地從中東及北非傳到西歐。英國人當時正在尋找方法，讓他們既能阻擋這類異國災難，又不需要固定成本與維護措施來營運永久檢疫站。馬諾埃爾島正是這兩者的交集，到了一八三〇年代，馬諾埃爾島已經成為歐洲最繁忙的檢疫站。

幾世紀以來，檢疫站都會在鼠疫爆發期間收容當地人口，並在其餘時間收容商人、軍人、水手。

不過到了一七八〇年代，當約翰・霍華德抵達馬爾他時，檢疫的人口學正在改變。歷史學家亞歷克斯・切斯—萊文森（Alex Chase-Levenson）引用了馬爾他檢疫主管艾曼紐爾・博納維亞（Emanuele Bonavia）在一八三七年申請經費修繕及翻修檢疫站時說的話：「愈來愈多人來此進行隔離，『許多人是女士，而且一般都是有權有勢的人』。」

這些旅客會支付他們的住宿費。切斯—萊文森列出長長的費用清單，包括碇泊所、醫生、食物、家具、燻蒸等等。而且他們的隔離體驗愈來愈常根據預算調整。一幅一八四二年的畫作中，兩名匈牙利貴族在馬爾他檢疫站的私人房間裡，坐在壁爐旁的扶手椅上休息，壁爐架上放著盆栽，房間也很寬敞。船員不可能負擔這種等級的隔離，他們會留在自己的船上。切斯—萊文森在他的著作《黃色旗幟：檢疫與英國的地中海世界，一七八〇至一八六〇年》（*The Yellow Flag: Quarantine and the British Mediterranean World, 1780–1860*）中寫道：「在這個時期，船上的擁擠環境是眾所皆知的，而在航程結束（以及看到海岸時）依然記得的惱人經歷，只能由我們自行猜測了。」

由於出現在檢疫站的英國人愈來愈多，所以馬諾埃爾島為他們提供了一種在其他地方施行隔離的方式。在約翰・霍華德於一七八九年發表的報告中，英國缺乏國家檢疫設施這一點，是他最主要的不滿之一。這篇報告以「歐洲主要檢疫站之記述」（An Account of the Principal Lazarettos in Europe）為題。「我的調查結果之一，」他寫道，「就是徹底證實了建立檢疫站對英國非常重要，而我要承認，出於商業原因，我以前並不知道這件事。」令霍華德沮喪的是，英國當局堅持將隔離檢疫視為其他國家的責任，而這實際上就是把英國的衛生邊界外包給別國。馬爾他坐落在西西里島與北非之間，算是地中海東半部及西半部的分界線，集前哨、邊界、交會處為一體，位置再好不過了。

當天稍早，我們在廢墟爬上爬下之前，我們與妮可麗娜．法魯吉亞（Nicolina Farrugia）進行了短暫交談。法魯吉亞從事護理工作，一九七〇年她開始在馬諾埃爾島上工作時，只有二十二歲，那是檢疫站運作的最後幾年，早已不再是做為英國前哨的全盛時期。她告訴我們許多她在那裡經歷的故事，她曾跑過如今已經傾塌的屋頂，以便從一間病房趕到另一間病房，她也曾在一九七〇年十二月三十一日那晚獨自工作，那時有一整架飛機的利比亞旅客剛降落，需要接受隔離。「我可以寫一整本書記錄這些事。」她笑著說，「即使到了現在，這些事還是會讓我起雞皮疙瘩！」

法魯吉亞說，儘管馬諾埃爾島位於法勒他港口的中心，但直到一九七〇年代，這座島依然有種孤立又偏遠的氣氛。當時她必須走過橋去馬諾埃爾島，然後沿著臨海區到達檢疫站，她的朋友覺得這很可怕。「但我從未害怕過。」她說：「我熱愛我的工作。」

法魯吉亞和檢疫站的最後一位醫療主任赫伯特．藍尼科（Herbert Lenicker）醫生，都把在那裡的時光形容成漸漸衰落的過程，隨著檢疫漸漸不受重視，收容的病患也漸漸減少。藍尼科認為關閉檢疫站是個錯誤。「第一，我們仍然會染上需要適當隔離的傳染病。」他說，「第二，我相信現在仍然需要檢疫所，需要有個地方安置人員並觀察會發生什麼事。現代人的移動方式有很大的風險。」

我們一邊探索廢棄的檢疫站，一邊想像法魯吉亞獨自在這座由房屋、台階、庭院組成的廣大建築群裡上晚班（即使在她上班的年代，這座建築群也已經處於腐朽狀態）。我們也猜測約翰·霍華德是否曾走過某些走廊，或者曾佇立在某個陽台上。我們知道，當霍華德在馬爾他時，檢疫站的情況並不是讓他很有信心。他寫道，檢疫站「陰鬱」的內部空間「實在骯髒又討厭，還得動用薰香……我一直認為，使用香水是忽視清潔與通風的證據之一。」

更糟的是，檢疫站的員工似乎對病患的福祉漠不關心。霍華德寫道，拘留在那裡的人「是由我見過最骯髒、最衣衫襤褸、冷漠又**毫無人性**的人服務的。有一次，我發現八九個員工開心地拿一位精神混亂的**垂死**病人取樂。」隔離的經驗始終不只關乎建築。霍華德的旅行顯示，就算是設計最好、專門打造來處理可能感染的商品與延長的人類醫療監禁的設施，如果沒有仔細經營，也可能如同煉獄。

霍華德試圖在他自己設計的理想檢疫站中總結他在隔離上學到的一切。霍華德提議，檢疫站應該要坐落在一片俯瞰大海的海岬上，吹拂著乾淨的側風，裡頭分隔成有許多獨立建物和花園的房間。這些設施都會散布在寬敞的中央綠地周圍。「檢疫站的外觀應該要賞心悅目。」他寫道，「特別是要有寬敞又舒適的花園，既便利又有益。」霍華德還添加了牧師的房子、檢疫站督察的住處、擺放淨化中物品的小屋，以及各種特別用途的空間。他把一片墓地放在檢疫站的牆外，靠近「放置骯髒物品的區域」。如果有人站在那裡，從墳墓與汙染的貨物之間俯瞰港口，他們會看到「骯髒船隻的登陸處」與「安全船隻的泊位」是分開的，還會有一條長鐵鍊從港口一邊拉到另一邊，以防止人員分散抵達，或是逃跑。

儘管霍華德的構想從未真正實際建造，但仍賦予了隔離經驗一種空間形式，為將來的拘留者和疑似感染的旅客提供乾淨環境、個人空間及共同休閒區域，它們是霍華德經歷歐洲醫療拘留時渴望的東西。由於他非常注重細節，這項計畫也努力透過有序且精心規劃的循環，來避免疾病侵襲。

霍華德對於監獄改革的想法，後來被其他人發揚光大，對監獄設計和營運都產生了切實貢獻。但他在隔離檢疫方面的影響比較小。霍華德的報告並未讓英國讀者對英國監獄糟糕的環境感到害怕，反而化解了他們對於歐陸隔離設施的懷疑。英國政客與商人依然相信，無論英國仰賴馬爾他或停泊在近海的廢棄船隻會帶來多少不便，馬爾他的隔離量能都比可以節省多少成本及靈活性更重要。

儘管霍華德冒了大險、花了大錢、經歷種種不適完成這趟旅行，他的長篇報告及議會發言也非常詳細，但他最終並沒有成功建造一座英國國家檢疫所。這或許顯示出

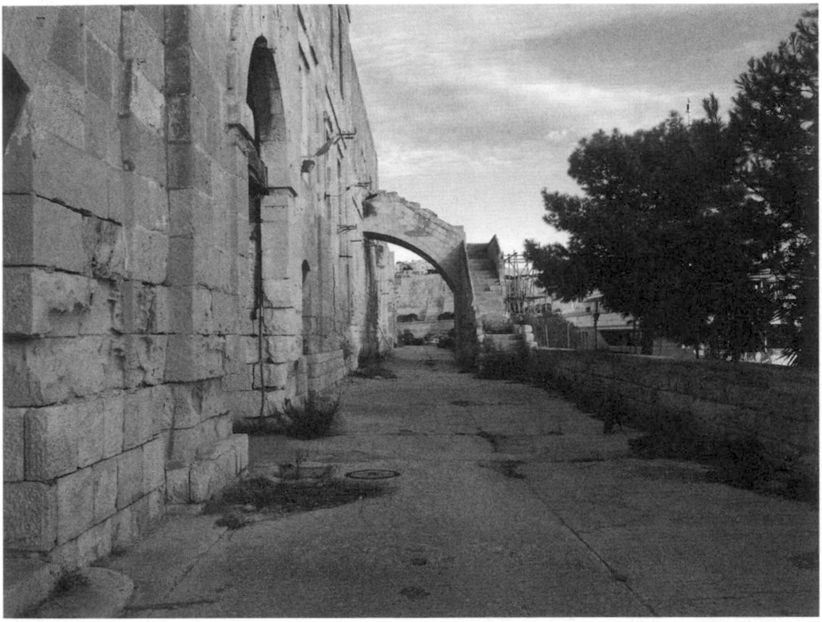

在馬爾他，因為嚮導的鑰匙無法使用，我們爬過兩道柵欄。獎賞是可以在日落時分獨自探索馬諾埃爾島上的舊檢疫站。（傑夫．馬納夫攝）

隔離檢疫對英國當局有多麼缺乏吸引力，後來一度獲准在查特寧丘（Chetney Hill）（泰晤士河口的一座濕地島嶼）上建造的檢疫站也廢棄了，還得虧本出售材料，而它的殘垣斷壁則沉入了沼澤。「自那時起，」一九六四年發表的一份歷史報告解釋，「這座島就恢復放牧業，而英國預防醫學史上這一獨特又昂貴的建物，如今就只剩下殘垣斷壁的地基線了。」

儘管如此，在霍華

德的觀察下，他指出一間良好的檢疫設施的必要元素，包括了充足的通風、仔細規劃的循環，到共同的宗教儀式和富有同情心的照護。可悲的是，規劃者、工程師、衛生官員直到現在，還是會弄錯這些細節。如果隔離旅客想更瞭解隔離檢疫這種強大、常被誤解的公衛工具，霍華德的行程能為我們提供非常豐富的資訊。

***

一七八九年七月，霍華德踏上了他的最後旅程，希望經由陸路深入東歐、進入俄國。他的首要動機是想要進一步瞭解鼠疫的起源，而根據他的朋友與經常合作的約翰・艾金（John Aikin）醫生的說法，霍華德的第二個動機是「收集關於鼠疫的資訊，或許可以從中發現阻礙鼠疫傳播的知識」。在一七八九年九月，霍華德寄了最後一封信回家，當時他身處於俄國與鄂圖曼軍隊的軍事衝突之中。他的信中寫道：「我的精神並不委靡；事實上，我並不後悔，我心甘情願承受任何艱苦、面對任何危險，以我的基督徒志業為榮。」

當霍華德停留在聶伯河（Dnieper River）岸邊一處稱為赫爾松（Kherson）的烏克蘭小鎮時，一群俄國士兵找上了他。他們得知霍華德視察醫院及檢疫所的長久經驗，所以來找他尋求醫療建議。有一名年輕婦女住在二十四英里外的小鎮，她在參加當地的耶誕慶典之後染上了某種疾病。雖然霍華德不是醫生，但他同意幫忙；他騎著馬，由俄國軍隊的一名上將陪同前去。

霍華德發現那名婦女罹患了斑疹傷寒，也就是可怕的監獄熱。雖然無法確認，但霍華德相信，在他與疾病接觸的數千次之中，就是這一次最終穿透了他的防禦。他很快就出現症狀，並在日記裡寫道，他懷疑自己在幫助那名婦女時染上了斑疹傷寒。霍華德臥床將近一個月，發燒、疼痛、頻頻乾咳，最後在一七九〇年一月二十日過世。

雖然約翰．霍華德在許多地方，只是做為監獄改革家而受到紀念，但在赫爾松，他與隔離的關係卻是密不可分。有一個故事如今依然在赫爾松流傳，聲稱霍華德建議所有疑似感染斑疹傷寒的居民，都必須在聶伯河的島上接受隔離，這座島因此被稱為隔離島（Quarantine Island）。據說霍華德的建議挽救了數百條人命，也讓這個小鎮得以存活下來。一九四五年，一篇刊登在《蘇聯新聞》（*Soviet News*）的文章寫道：「一代又一代的人都曾聽說過，有一位英國人在鎮民面臨危難之際，從遠方來到這裡拯救了他們。」

第三章

來自邊界的郵戳

身為一名在閃電戰（Blitz）期間撤離倫敦的小男孩，丹尼斯・凡德維爾德（Denis Vandervelde）發覺自己如果要在集郵領域有所成就，會面臨兩大阻礙：一是他身無分文，二更糟的是他有色盲。「集郵的很多專業經驗都取決於印刷的色調和細微變化。」他告訴我們，「所以我選擇這個嗜好是自找麻煩。」

因此，凡德維爾德轉而收集郵戳，並很快發現自己陷進一個截然不同的大坑之中。收集郵戳是一種尋寶行動，同時也記錄了管理世界各地郵件的複雜官僚體制。集郵家很重視那些印刷錯誤及稀有的藏品，全世界最珍貴的郵票包括一枚原本該是粉色的綠色郵票、一張印刷時意外沒有打孔的全張，以及「倒置的珍妮」（Inverted Jenny）（一架雙翼飛機印成上下顛倒的二十四美分郵票）。同樣地，郵政歷史學家也特別鍾愛那些因應特殊環境的標記：經過審查的郵件、被困住的郵件、從火車或飛機事故中取回的「殘骸郵件」等等。

凡德維爾德將近五十年的收藏裡，有三千份經過消毒的郵件。這些疑似帶有病原的郵件被穿孔、薰香或淨化來預防疾病傳播。它們描繪了當時發生的疫情大流行的基本輪廓。在許多時候，這種輪廓也固化成護照、邊界以及現在依然控制全球動向的機構。藉由研究消毒痕跡（包括焦痕、汙漬、切口）以及標記已處理郵件的獨特蓋銷郵戳，凡德維爾德與他在「已消毒郵件研究圈」（Disinfected Mail Study Circle，一個由業餘愛好者和收藏家組成的國際組織）的同事透過檢疫郵票記號，完成了檢疫的法醫考古學調查。這些信件提供了證據，讓他們重建疫情及當時的恐懼情況。另一方面，郵件也是人員和物品跨國流動的代表。郵件處理的方式，建立了永久與短期傳染控制體系的文書證據。

我們在倫敦伊斯靈頓（Islington）的英國郵展（Stampex）見面，這場一年兩次的集郵展覽是歐洲最大的同類型展覽。八十幾歲的凡德維爾德精力充沛，他一邊在展覽中心的咖啡館享用希哈葡萄酒及披薩充電，一邊邀請我們早上逛完攤位之後一起吃頓飯。他在午餐時解釋，就如人類的隔離檢疫，郵件消毒工作最早也是在亞得里亞海形成固定體系，不過沒人知道確切時間。只能確定到了一四九〇年代，威尼斯已經有一個世紀的時間，每十年都會經歷一次新的鼠疫疫情，因此衛生當局決定將預防措施擴展到來自感染或疑似感染區域的信件，而不只是人員。而正如設立檢疫站等措施一樣，其他港口城市也很快追隨威尼斯的腳步。

「要記得，當時的普遍觀念是所有傳染病都是瘴氣，也就是一種可以附著在各種東西上的雲霧。」凡德維爾德解釋說，「因此，任何東西都可能被感染。」能夠攜帶並傳遞傳染的東西稱為傳染媒（fomite），這個字在拉丁文有火種的意思，因為它們能「點燃」疾病。並非所有物質都被視為會傳遞瘴氣：布料、毛線，甚至水果、植物等軟質材料，被認為容易感染，而木材、金屬、龜殼等硬質物品則不受影響。

紙位於這兩種極端之間，它理論上會受影響，卻不是特別容易傳遞疾病。凡德維爾德告訴我們，信件的風險程度有非常精細的分類。「比如在威尼斯，如果郵件用亞麻線捆綁——這是常常發生的事——它就絕對很危險。」他說：「但如果郵件用鐵絲捆紮——後來愈來愈常這麼做——它往往不用處理就能獲准通過。」

十八世紀之前，官方的醫療紀錄很稀少，消毒郵件在無意間提供了具有時間戳記、地理標籤等情報檔案庫。就算偶爾缺失了確切日期或地點，凡德維爾德也能夠利用燻蒸技術的地區差異或新消毒技術來推論。

「在早期，郵件只會被放進一具木棺，裡面裝著甜香氣息的藥草及香料。」凡德維爾德解釋，「郵件必須放在棺裡至少一週，而且如果沒有在六週內認領，就會被銷毀。」後來，地中海檢疫站採用了一種稱為「淨化」（spurgo）的流程，「這種處理手段更劇烈，會使用醋和煙霧。」這種淨化流程的邏輯是：任何帶有疾病的壞空氣都可能會在擴散時浸染紙張，而強烈的氣味能取代這類壞空氣。信件會被灑上或滴上醋，留下獨特的潑灑痕跡，接著信件會被放到線柵上炙烤，或用火鉗放在火上烘烤，發黃信封上的白線至今依然可見，就是火鉗產生的隱約壓痕。某些地區的衛生官員特別熱衷消毒，比如途經馬賽的郵件往往模糊到無法閱讀。

這些信件變脆、變色、沾染汙跡，上面往往有官方標誌或蠟封。經過處理的信件使收件人感到放心，至少對信封很安心。事實上，許多義大利衛生當局都注意到消毒流程的限制，因此會蓋上一個寫著「外面乾淨，裡面骯髒」（netta fuori e sporca dentro）的戳記。「你可能會問，收到這樣的信到底該怎麼辦？」凡德維爾德笑著說：「要打開嗎？」他告訴我們一個發生年代要晚得多的疫情故事。一九〇四年，一名來自印度的馬戲團員將天花帶到了塔斯馬尼亞的朗瑟斯頓（Launceston）。為了應對，澳洲郵政消毒了郵件三個月，將數以千計的信件標記為「已處理」。「但百分之九十九的收件人直接把信扔進火裡。」凡德維爾德說，「那些標記很罕見，目前大約只有十五枚存世。」

我們一起前往凡德維爾德位於倫敦北部格德斯綠地（Golders Green）的住宅，花了一個下午欣賞他最出色的藏品。他給我們欣賞現存最早的內部消毒郵件之一。「來自那不勒斯，當地的措施非常嚴厲。」他說，「就我所知是第一個開始拆信消毒的地方。」這封信是一名駐紮在保加利亞的傳教士寫的，他向羅馬的上級回報當地情況。根據凡德維爾德翻譯的信件內容，傳教士的任務並不成功。「很少人知道《天主經》（*Paternoster*）或《聖母頌》（*Ave Maria*）」傳教士用帶有回環的草寫體寫道：「而且他們不想接受教誨。我還必須賄賂兒童。願我能得到救贖。」

儘管這封信的內容很迷人，但凡德維爾德真正感興趣的是信封外面，它的每個角落都被用鑿子切開，好讓燻蒸劑能散進去。雖然這封信上沒有標註日期，但因為那不勒斯衛生當局經常更換郵戳，所以能將日期範圍縮小到一七五五年七月至一七五六年九月之間。根據這條線索，這封信有六個可能的日期。「我剛撿到這封信時還以為是

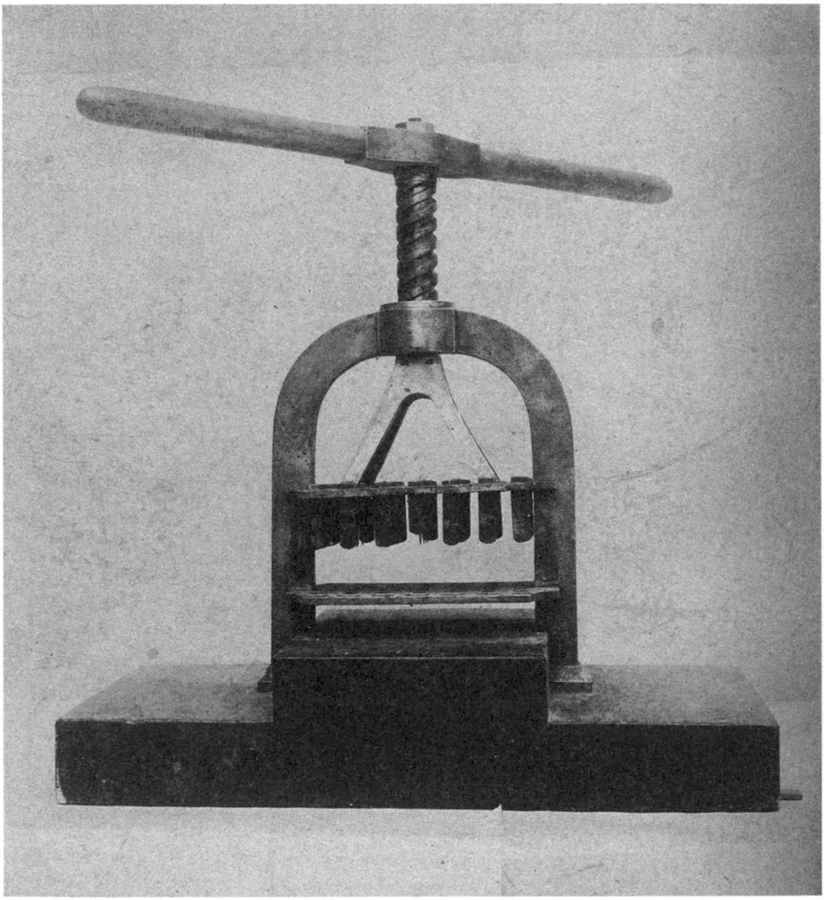

來自威尼斯一間檢疫站的「瘟疫儀器」，用於消毒郵件和其他紙類。（由惠康博物館〔Wellcome Collection〕提供）

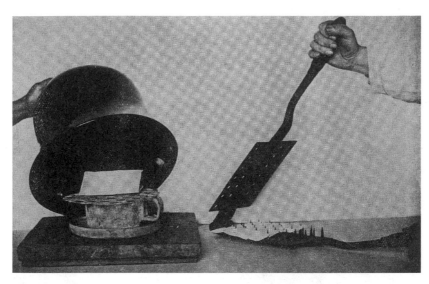

郵件消毒設備；右方展示的裝置是一把耙。（由惠康博物館提供）

垃圾。」凡德維爾德驕傲地說，「結果其實是個大驚喜。」

到了一七八七年，一名化學家上書給路易十六（那時他很快就要上斷頭台了），秉告他那不勒斯王國搶先一步採用了新式內部消毒技術，接著法國也採用了這種技術。凡德維爾德有一封來自那年的信，上面有「相當明顯」的鑿痕。因為用鑿子和錐子劈砍，往往會讓信件變成一堆碎片，後來這種做法被一種稱為「耙」（rastel）的裝置（源自拉丁文的 *rastellus*，英文又稱 rake）取代。耙就像是鬆餅烤盤跟中世紀刑具的私生子，信件被放在布滿尖刺的活動式板子之間，在燻蒸之前先被刺穿，穿過紙張的孔洞會形成特定圖樣，包括德國漢堡的偏斜網格式，到梅諾卡島馬翁（Mahón）的獨特環狀放射紋式等等，這些圖樣能為已消毒郵件收藏家提供另一種線索。「我得到的證據顯示，的里雅斯特（Trieste）至少用了四種機器。」凡德維爾德說，「總會有一行裂縫是某個方向，一行裂縫是另一個方向。」但每封郵件都有自己獨特的印記或痕跡。

***

已消毒郵件的研究始於一九五〇年代。在里雅斯特，一名義大利泌尿科醫師卡羅．拉瓦西尼（Carlo Ravasini）開始收集來自義大利城邦的已消毒信件，並發表著作。大約同一時間，舊金山一名叫做卡爾．梅耶（Karl F. Meyer）的瑞士裔美國籍科學家利用他在肉毒桿菌中毒（botulism）的研究拯救了加州罐頭工業，後來他又成為世衛的鼠疫權威。梅耶的成就之一，是建構微型模擬的「老鼠鎮」（Mouse Town）來研究動物如何傳播疾病，老鼠鎮周圍環繞著一條充滿DDT晶體的白色壕溝，以防止攜帶黑死病的跳蚤逃到舊金山。某天，「在一段暫時倦怠期」，他偶然發現了一封一八九八年的信，上面蓋著「經福馬林消毒」（MIT FORMALIN DESINFICIERT）的字樣。這引起了他的興趣。就像他後來寫的，「這個副業逐漸變成我的主要嗜好」，他幾乎每個月「都因為在拍賣中找到罕見的新玩意而振奮喜悅」，他的集郵冊愈來愈飽滿，也使他在一九六二年出版《已消毒郵件》（*Disinfected Mail*），此書至今仍是該主題唯一一本詳盡的專書。

而凡德維爾德在年輕時得到他的第一批已消毒信件，則完全是個意外。當時拍賣商讓女兒負責宣布喊價，而她戲弄了害羞的凡德維爾德，使他花掉六英鎊的全部預算，買下兩封上面有記號的義大利已消毒郵件。於是凡德維爾德開始閱讀梅耶的書來研究這個主題，然後寫了一封充滿興趣的信給梅耶。「他回了一封五十九頁的信。」凡德維爾德說：「當我正在吃力地讀信時，我收到他的電報說：『我已經八十八歲了，沒空一直等回信了。』」

凡德維爾德趕快道了歉，而在梅耶再度抵達倫敦，準備前往日內瓦參加世衛的會議時，兩人共進了晚餐，迅速成為朋友，不過梅耶在凡德維爾德於一九七三年成立已消毒郵件研究圈之前就過世了。「他寫給我一封信，說如果你招到六個會員以上就很走運了。」凡德維爾德說，「但我們現在有一百五十名會員，來自二十五個國家，而且還在繼續成長。」他估計，至少有三分之一的會員是醫學歷史學家或醫生，三分之一是收藏家，還有三分之一是郵票交易商或撰寫相關主題的作家。（我們在二〇〇九年加入這個研究圈，使作家會員增加了兩人。）

直到最近凡德維爾德第二次「退休」前，成為會員的好處，包括訂閱這個組織的電子報《檢疫合格入港證》（*Pratique*）。這個名稱源自允許船隻停泊和做生意的許可證，你可以藉由隔離、或遞交有效的健康證書，只要證明自己沒有傳染就能獲得。雖然因為一些技術困難（往往跟凡德維爾德過時的美國線上〔AOL〕帳戶有關），電子報偶爾會延遲好幾個月，但每一期都充滿各種故事，傳達了儘管衛生規定管理雄心勃勃、但仍帶有瑕疵的檢疫實際狀況。

舉例來說，有一封信上印了一個來自雷恩斯福德島（Rainsford Island）波士頓檢疫站的簡單藍色郵戳，還附有一段摘錄自《波士頓年鑑》（*Boston Almanac*）的不祥片段：「一八三六年二月五日，內港結凍，一名領航員在冰上從隔離島步行到該市。」凡德維爾德也指出，來自愛奧尼亞群島（Ionian Islands）且噴灑了醋的信封「總是非常可疑」。而且可以做為某個故事的背景，在這個故事中，一場在凱法利尼亞島（**Cephalonia**）上爆發的鼠疫，是來自當地神父過世的私生子，他在海外當移工收割小麥時，從一名土耳其軍官的屍體上偷走了沾染跳蚤的衣服。在戲劇性的情節中，負責檢疫的英國軍官命令神父挖開地板，露出匆匆下葬的屍體，身上正穿著那件華麗卻致命的衣服。

這些信件就像拼圖的一部分，凡德維爾德與他的同事則著迷於補足拼圖的空隙。他們收集地圖、追蹤當代衛生公告，這些公告能讓人窺見隔離工作最細微的變化。我們在陳列著書籍和鋪著厚厚地毯的客廳享用咖啡及餅乾，凡德維爾德向我們介紹他在三十年前取得的一系列船舶文件，當時有個會員告訴他，瑞士某個洞穴的入口最近被重新發現了。這個洞穴因為可以自然調控溫度，塞滿了保存完好的古老文件，而擁有該土地的家族正在大批販售它們。「三分之二的文件是徹頭徹尾的垃圾。」凡德維爾德說，「基本上只是一大串清單。」但令人驚訝的是，那堆垃圾中居然有一系列航海健康證書，有助於解釋他收藏的數十封已消毒信件的遞送路線。無獨有偶，凡德維爾德某些最珍貴的藏品，是來自一名英格蘭斯文敦（Swindon）的古董家具商，這名商人在清理陌生人的閣樓時，發現一些家具裡面塞了一大堆已消毒郵件。

經由一封封書信，凡德維爾德辛苦又仔細地拼湊檢疫在前現代世界的運作方式、地點和原因。那是由檢疫站、耙信站、商船、殖民檢查站、健康護照、邊境通道組成的地理學，大半已經被人遺忘了。有時，他的研究會揭露原本失落在歷史長河中的疫情：一八九七年，印度曾爆發一場鼠疫，促使俄國南部採取消毒措施，也促使紐約市採取了僅僅一天的消毒措施。（當地一名疑神疑鬼的郵政局長決定——似乎是他自己主張的——燻蒸一袋由不列顛號〔*Britannic*〕輪船從印度運來的郵件。他用一個環形標誌標記每封信：紐約衛生署，已消毒，一八九七年一月三十日。）

更常見的情況是，郵件會反映出伴隨傳染病而來的恐懼。凡德維爾德向我們展示一六六〇年代的十五封信，全都由私人的圖恩與塔克西斯（Thurn and Taxis）郵政服務遞送，而且備受湯瑪斯．品瓊（Thomas Pynchon）的小說《第49號拍賣物》（*The Crying of Lot 49*）書迷喜愛。將這些信件拼湊起來，就能描繪出一六六五年至一六六六年倫敦大瘟疫的消息傳遍歐洲城市時，預防性消毒的興衰情形。

凡德維爾德收藏中的某些信件其實是從檢疫站寄出的，甚至有一封信的寄件地址就是「鐵鍊」（La Chaîne）——這條鐵鍊懸掛在馬賽港，是用來防止沒有合格入港證的船隻偷溜進港。

凡德維爾德最珍視的藏品之一，是目前最早寄給英國檢疫站或從英國檢疫站寄出的信。雖然歐陸的港口和邊境通道早已用檢疫站、防疫封鎖線、消毒站來保衛自己，但英格蘭卻遲遲不採取檢疫策略，這讓約翰・霍華德很失望。在十四至十五世紀，英格蘭一再受到黑死病的毀滅性侵襲，最嚴重的一次估計奪走了百分之四十五的人命。儘管如此，英國此時還遠遠不是日後的航海與殖民帝國。而因為無法掌握確切的疾病進入點，英國政府不願意像威尼斯、安科納、杜布羅夫尼克和馬賽一樣，花錢建造巨大又昂貴的公衛設施。直到一七一〇年秋季，波羅的海港口開始出現瘟疫的謠言，使著名諷刺小說《格列佛遊記》（*Gulliver's Travels*）作者強納森・斯威夫特（Jonathan Swift）寫信給英國財政大臣，請求：「看在上帝的份上，花點心思處理這件事吧，否則我們都要完蛋了。」數天後，議會終於通過了英格蘭第一部隔離檢疫法案。

英格蘭港口指揮可疑船隻在泰晤士河口停靠，把物品放在甲板上通風，乘客則在棚屋或廢棄軍艦的擱淺船體中隔離。凡德維爾德收藏的信件日期是一七六五年四月十日，而且是寄給「獎勵號」（Reward），當時這艘船「正在史坦蓋特灣（Stangate Creek）接受檢疫隔離」。這是一封兄弟之間的家書，顯然是一封回信，隔離中的兄弟從土耳其伊斯肯德隆（İskenderun，敘利亞邊界附近的一座濱海城鎮）返回途中被隔離延遲，因此寫信向對方道歉。

雖然這封信提供了英格蘭隔離地點的紀實證據，但凡德維爾德一直無法辨認它的寄出地點，寄件地址只寫著利鎮（Leigh），而英格蘭有十五個小鎮都叫這個名字。直到幾年前，他在濱海城鎮紹森（Southend）發表演講，展示了這封信。「觀眾席中有一名年長女士非常興奮。」凡德維爾德告訴我們，「我覺得她大概知道信的來歷。」

原來，這名女士當時正在撰寫其中一座利鎮的歷史，一座位於內陸的古老利鎮，旁邊就是旅遊勝地紹森鎮，而且她也知道這對兄弟是誰。凡德維爾德說：「故事是這樣的，當時的利鎮實在太窮，連一名教區牧師都請不起。」作為替代，一名農民讓自己的四個兒子輪流擔任牧師。而留滯在史坦蓋特灣的這名兄弟因為被隔離，無法準時趕回來接手牧師工作，照料數百名貧困的蛾螺、玉黍螺和鳥蛤採收者的精神需求。（二〇一八年，利鎮獲選為英國最快樂的地方，顯然這裡已經時來運轉。）

***

有一種轄區是透過官僚程序建立起來的，比如發行貨幣與郵票往往是一個新國家的首要任務。（事實上，許多偏遠的太平洋小型島國如紐埃〔Niue〕、吉里巴斯〔Kiribati〕、吐瓦魯〔Tuvalu〕，稅收的一大部分就是來自銷售郵票。）同樣地，一個國家周圍假想且無形的線——也就是國界——往往是透過檢疫與其他健康篩查工作勾勒出來：這些疾病管制措施試圖將微生物阻擋在**外**，並由此定義了邊界之**內**。

因此，當尼德蘭的南方省份於一八三〇年脫離並獨立為比利時之後，就立即發行自己的貨幣及郵票，也推行了檢疫管控措施。有趣的是，這個新國家的邊界早已有醫療隔離的痕跡。在比利時、尼德蘭、德國交會點以南數千英尺處，有一小塊幾乎是長方形的德國領土延伸到理論上應該是比利時的領土內，面積大約是兩個美式足球場大。這塊領土的不尋常之處從名稱就能看得出來，這塊長滿草的土地叫做「梅拉騰維瑟」（Melatenwiese），就是「痲瘋草地」（Leper Meadow）的意思。在中世紀時期，鄰近的城市亞琛（Aachen）會將痲瘋病患驅逐到城牆外的這一頭。雖然嚴格說來，這塊土地屬於比利時列日省（Liège）的領土，但對於感染揮之不去的恐懼，導致即使在痲瘋營消失許久之後，仍無人行使這項主權，放任這片空地被德國佔據，最終正式成為德國領土。

當然，新比利時國制定的衛生措施也包括了郵件消毒。凡德維爾德說：「他們想跟尼德蘭人和法國人採取不同做法，他們決定，處理郵件的方式是打開每封信件、燻蒸信件，然後貼上一張法文寫的道歉標籤來重新密封信件。」這種標籤由三乘二英寸的長方形厚圖紙做成，色調是獨特的灰色，是凡德維爾德心心念念的夢幻逸品。「我真希望能拿到一張完整的標籤。」他說。但這種標籤通常黏在摺疊處，所以人們幾乎都會把它撕成兩半以便取信。「據我所知，全世界只有三張標籤是完整的，其中兩張幾乎肯定是印刷商的範本。」他想要的那張標籤貼在一封從未打開過的信件背面。他在一份拍賣型錄上見到這張標籤，但當時拍賣已經結束了，他不知道標籤最後賣給了誰。

這種比利時消毒標籤之所以重要，除了很稀有之外，也因為一八三〇年標誌著歐洲第一次霍亂疫情爆發。這種疾病當時已在恆河三角洲（Ganges Delta）流行數百年了，但在歐洲第一次疫情爆發的四年前，大多數人從未聽說過霍亂。詹姆斯．米克（James Meek）在一篇為《倫敦書評》（*London Review of Books*）寫的文章裡，提到俄國作家亞歷山大．普希金（Alexander Pushkin）與朋友下西洋棋（普希金描述這位朋友「很瞭解他們在大學裡要研究什麼，與此同時我們卻在學跳舞」。）他一邊將死普希金一邊警告：「霍亂已經抵達邊境，而且它在五年內就會來到這裡。」

當時是一八二六年。到了一八三〇年九月，普希金從莫斯科前往鄉下，準備待幾個禮拜訪視家族產業，最終卻在足足在那裡避難了三個月。他起初很煩躁，還寫信給沒有與他同行的未婚妻發洩不滿。「有人告訴我，從這裡到莫斯科設立了五個隔離區，我必須在每個隔離區度過十四天。」他抱怨道，「你算一下就能想像我的心情有多糟！」儘管如此，他還是很快就適應了封鎖生活，嘴唇上方和下巴的鬍鬚都留長了，以馬鈴薯和蕎麥粥果腹，還創作了一些極為優秀的作品。同時，他周遭的工人及佃農都開始驚慌、暴動、將自己浸在焦油冷浸劑（tar-water）裡消毒、議論有關毒藥和波蘭人的陰謀論，還有些人被管理檢疫線的武裝士兵射殺。

到了一八三一年，霍亂傳到了芬蘭、波蘭與奧地利，擴散到波羅的海港口，於一八三一年十二月抵達英格蘭的桑德蘭（Sunderland），一年後到達紐約市及費城，很快又傳到墨西哥與古巴。光是俄國，就有超過二十五萬人死於霍亂，或者更準確地說，他們是死於大量水性腹瀉——霍亂的主要症狀——引發的嚴重脫水。在接下來的六十年內，又有四次更致命的霍亂大流行席捲歐洲及全世界，比十九世紀的所有流行病都更快奪走更多人命。與此同時，歐洲與美洲試圖防止霍亂傳播的舉措，最終也形塑了持續至今的全球治理體系。

自從亞得里亞海首次形成檢疫的固定體系之後，很多事情都變了。成為討論焦點的疾病和以往有很大的不同：霍亂是藉由病患糞便汙染的食物或飲水來傳播的，而不是透過跳蚤（腺鼠疫）或人與人的接觸，也不是透過呼吸（肺鼠疫〔pneumonic plague〕）來傳播。儘管如此，許多人依然相信這三種疾病都是由瘴氣或有毒空氣傳播的，直到羅伯・柯霍於一八八〇年代發現霍亂弧菌（cholera bacillus），以及保羅－路易・席蒙（Paul-Louis Simond）在十年後證明鼠疫桿菌是由跳蚤傳播之後，這種觀念才得到改變。

更重要的是，科技進步也使十九世紀的人員與貨物流動呈指數加速。地中海地區的大型檢疫站是為了航海時代建造的。一八一九年，人類首次以輪船成功橫渡大西洋，到了十九世紀中期，原本需要四到六週的帆船旅程也縮減到九天。當蘇伊士運河（Suez Canal）於一八六九年啟用時，它提供了一條捷徑，使亞洲與歐洲之間的航程縮減了將近四千英里。在陸地上，鐵路在各大洲縱橫交錯：到了一八八〇年代，東方快車（Orient Express）能氣派地將旅客從巴黎迅速送到君士坦丁堡，不到三天就能抵達。

艾莉森．巴什福德（Alison Bashford）是一名澳洲歷史學家，她的研究關注乾淨與汙穢的身體、空間與國家之間的轉換線。她在雪梨長大，後來因為工作關係搬到曼力（Manly）檢疫站旁的港口。她向我們解釋，歐洲對霍亂的恐懼逐漸聚焦到一種疑似超級傳播的活動——朝聖（hajj）。自中世紀開始，每年都有成千上萬中東與亞洲的穆斯林向麥加聖城前進，他們透過駱駝商隊與帆船行進，很容易受到不可捉摸的季風變化所影響，也因為旅程實在太漫長，所以他們感染的任何疾病都會在途中顯現出來，然後爆發疫情。

巴什福德說，到了十九世紀中期，因為鐵路連接了波斯、紅海與地中海，所以「歐洲人擔心鄰近地區的人口大量移動，會把霍亂引進歐洲」。霍亂就跟之前的鼠疫一樣，原本被視為東方異教徒的疾病，如今卻威脅到基督教的西方世界。巴什福德指出，兩者之間的界線「並不是真實的領土邊界，而是歐洲對照東方這個最接近的鄰居來定義自己的重要工具」，這條界線成為防堵霍亂的邊界，透過嚴格監督穆斯林的衛生行動來控制。巴什福德告訴我們，東方與西方之間的隱喻性邊界「被具體、實際的檢查工作而賦予了意義，這些檢查工作包括將民眾安置在隔離營，以及監督或限制他們的行動」。

其中一座隔離營位於西奈半島（Sinai Peninsula）尖端的小港口圖爾（El Tor），蘇伊士運河就是在那裡通向紅海。這座隔離營由埃及人在歐洲勢力的指揮下營運，歐洲勢力組織了一個衛生與檢疫委員會，它具有廣大的權限，來確保抵達亞歷山卓（Alexandria）（位於蘇伊士運河與地中海的交界處）的船隻沒有攜帶傳染病。（埃及起初只想讓駐紮的外國領事提供公衛建議，並不期待，或者應該說不歡迎國際勢力接管他們的檢疫系統，但並未如願。）

丹尼斯·凡德維爾德的收藏中，有一張來自這座隔離營的明信片，根據他的說法，圖爾的環境「超級原始」。他向我們展示《圖畫報》（*The Graphic*）雜誌的插圖，圖中是一些建在海灘上的木造棚屋、幾乎沒什麼裝潢的女士隔離棚屋，而給病患居住的霍亂帳篷又更加簡陋。當然，一旦有人出現症狀，隔離時間就會拉長，這代表朝聖者很可能要花上幾個月在海灘上等待，忍受酷熱的白天和寒冷的夜晚，還有不斷呼嘯的北風把沙子吹進每個岩縫。（結膜炎和其他「潰爛」的眼睛問題在這裡很常見。）那裡有兩座蓄水槽，每天只能使用五小時，卻要供應超過三百人的用水，一名朝聖者曾形容：「每天晚上都必須在口渴的折磨中度過。」正如歷史學家派翠克·澤爾伯曼

（Patrick Zylberman）所言，朝聖者被視為攜帶「雙重傳染」的人，他們除了是疾病的媒介，也是穆斯林，是威脅歐洲殖民統治的泛伊斯蘭主義份子。

這種以朝聖為中心，且標誌出歐洲邊界的檢疫設施，其實建立在一條存在已久的陸地衛生封鎖線上：自一七七〇年起的一個世紀以來，奧匈帝國當局就沿著帝國邊界維持一條長達一千英里的檢疫封鎖線，一路從亞得里亞海岸延伸到外西凡尼亞山脈。這條流行病學的邊界不只是一條線，更是一個緩衝區，在許多地方都有三十英里寬，切出一塊廣闊的區域，穿越如今的塞爾維亞、波士尼亞、克羅埃西亞。在這個區塊內，佃農同時也是士兵，每八週至少要有一週負責看守防疫封鎖線，疫情爆發時則要更頻繁地值班，每年高達六個月。區域裡建造了兩千個瞭望崗位，每個崗位相距不超過滑膛槍（musket）的射擊距離，士兵有權向任何未獲許可的車輛開火。此外還有十九個過境崗位提供消毒服務、用於分界線兩邊遠距交談的露天會客室，以及針對旅客的監督檢疫。沒有疑似疫情爆發時，旅客需要隔離二十一天，鼠疫出現時則要隔離四十八天。這條封鎖線同時提供了軍事與公衛的防禦作用，保護歐洲不受到來自東方的侵襲。

雖然這條檢疫封鎖線在一八七一年廢除了，但它仍在地理上持續造成迴響。歐洲在概念上及制度上，都與前鄂圖曼帝國的東方鄰居持續分離，這種現象的證據就是歐洲對於土耳其數十年來申請加入歐盟的請求始終興趣缺缺。同時，在長達一世紀的限制行動、強迫移民與經濟封鎖之後，巴爾幹緩衝區依然是軍事化與邊緣化的地區，當地激烈的族裔認同問題始終無法解決，也助長了近期的流血衝突。

在一項二〇一九年的研究中，一群研究人員發現，這片前防疫封鎖線地區的居民依然比封鎖線兩邊的鄰居更貧窮，人際信任的程度明顯較低，跟公共機構打交道時也習慣行賄。正如記者潔西卡．瓦普納（Jessica Wapner）寫的，「牆壁病」（Mauerkrankenheit）的症狀包括「被封鎖、以及跟親朋好友隔絕的感覺」。這種病起初是生活在柏林圍牆陰影下的東德人命名的，但就像研究人員後來發現的，牆壁病能套用在任何生活在「邊緣地帶」的人身上，病狀包括容易憂鬱、多疑、貧困。「牆壁困住我們。」瓦普納寫道，「這種限制會對我們的心理健康造成毀滅性的影響。」

更可怕的是，這片邊緣地帶據說也是目擊吸血鬼的地方，進而引發了歐洲的文學狂熱。這道檢疫地區充滿懷疑與不確定，當地居民既不健康也沒生病，既非公民亦非士兵，而且持續處於真實瘟疫與假想瘟疫的威脅之下，也難怪格外適合介於生死之間的活死人。根據文學歷史學家湯瑪斯．理查茲（Thomas Richards）的說法，在布朗姆．史托克（Bram Stoker）的《德古拉》（*Dracula*）這個最膾炙人口的吸血鬼故事中，這些怪誕的生物是「發生在世界邊緣的突變，帶著新形態、新生物、新疾病，回到世界的中心大肆侵擾」。在這個故事中，世界的中心是倫敦，德古拉伯爵是按照跟黑死病差不多的路線抵達倫敦的：他在黑海登上一艘俄國船隻，揚帆橫渡地中海、經過馬爾他，最後到達英國。事實上，理查茲的看法和凡德維爾德與已消毒郵件研究圈不謀而合，他指出「因為德古拉必須雇用中介把他從一個地方運到另一個地方，所以他的行動可以透過發貨單、備忘錄或其他文件來追蹤。」隔離檢疫已經染上歐洲人的想像，激發出最可怕的恐怖故事，不論它是虛構或現實。

＊＊＊

回到伊斯靈頓，當我們在等待午餐帳單時，凡德維爾德眉開眼笑，手中抓著皺巴巴的餐巾紙，與他的最新戰利品得意地拍了照，那是一座當天早上英國郵展的獎盃。得獎的是在一八〇一年從西班牙馬拉加（Málaga）寄到現今的比利時根特（Ghent）的消毒信件，是歐洲黃熱病大恐慌最早的郵政證據。

黃熱病又被西班牙征服者稱為「毀滅性的黑色嘔吐物疾病」，當時流行於非洲，那裡的人已經獲得一定程度的免疫。黃熱病可能是經由輸送奴隸的船隻散播到新大陸的。對美洲原住民而言，黃熱病只是歐洲人輸入的新疾病之一，這一系列疾病摧毀了當地人，我們永遠不會知道當時的死亡人數是多少。據估計，前哥倫布時期的北美洲人口是兩百萬到八百萬，到了十九世紀末只剩五十萬人。

對於歐洲人來說，黃熱病是一種可怕的新疾病，「會任意且恐怖地奪走生命，」古巴歷史學家佩德羅．諾蓋拉（Pedro Nogueira）在一九五五年這麼寫道：「顯而易見，幾世紀以來，熱帶地區的寶藏似乎受到一頭怪獸的守護。」英國軍隊派出兩萬七千名士兵試圖佔領哥倫比亞的卡塔赫納（Cartagena），卻有兩萬人在一七四一年死於黃熱病。費城大約百分之十的人口也在一七九三年病死，因此催生了費城檢疫站（Philadelphia Lazaretto），這是美洲第一座隔離建築。當拿破崙在一八〇一年派六萬名法國士兵去海地鎮壓一場奴隸叛亂時，百分之八十的士兵在兩年內病死，病徵包括黃疸、發燒，以及嘔吐類似咖啡渣的有毒物質。

戰敗的拿破崙在路易斯安那購地案（Louisiana Purchase）將他在北美洲的剩餘財產賣給了美國。與此同時，剩下的帝國艦隊在一八〇四年回到法國和義大利港口，黃熱病也隨之而來。不過，凡德維爾德的信封提供了郵政方面的證據，顯示有一場遠遠更早的疫情發生在西班牙南部港口；這是黃熱病恐慌的第一絲火花，引發了遠至莫斯科的消毒與隔離措施。

凡德維爾德說：「醫生竟然從未發現，住在離濱海區半英里以外的人都沒有病死。」這段距離剛巧是蚊子的飛行範圍。「他們當時不知道病媒是蚊子。」他補充說：「但他們真該要把兩件事聯想在一起的。」

直到將近一世紀之後，美國軍醫華特．里德（Walter Reed）才確認了由古巴醫生卡洛斯．芬萊（Carlos Finlay）提出的假說，即黃熱病是由蚊子傳播的。艾莉森．巴什福德說，當時如何遏止黃熱病的問題，已經從檢疫及跨國行動管制問題轉變成殖民的特洛伊木馬。「雖然保持衛生與抵禦疾病的迫切性確立了國家的領土邊界，」她解釋，

「但它也給予殖民國家一張幾乎算是人道主義的許可證，使其能夠踏出邊界，進入另一個國家的領土。」

實際上，這代表在二十世紀初期，美國實現殖民野心的主要方式之一，就是透過疾病控制，藉由對黃熱病重返美國海岸的擔憂為藉口來干預、影響，甚至在某些情況下接管南方鄰國。「在古巴、巴拿馬、波多黎各甚至關島等地方，美國最先發動的入侵都跟檢疫和傳染病有關。」巴什福德告訴我們，「不出所料，他們緊接著就收購那些地方的領土，或擴展跨國協議與其他影響。」在檢疫提供的掩護下，美國得以用另一種方式實行擴張主義的外交政策。後來，美國總統甘迺迪（John F. Kennedy）也利用檢疫的模糊性，下令對古巴進行海上封鎖，卻從未對擁有核武的蘇聯發動決定性戰爭。

關於檢疫的殖民足跡，巴什福德有一個更生動的例子。在非洲，當地的歐洲強權擔心傳染病會影響對人力資本（即當地人口）的經濟效益，所以實施了檢疫警戒線。自此之後，檢疫警戒線就形成國際邊界。在十九世紀最後幾十年的歐洲「瓜分非洲」（Scramble for Africa）期間，英國、法國、比利時、義大利、葡萄牙、西班牙、德國在地圖上繪製他們自己的國界，取代了非洲在被殖民之前較模糊的部落邊界。「我們互相贈送山川湖泊，」英國首相薩爾斯伯里侯爵（Lord Salisbury）於一八九〇年寫道，「只有一些小小阻礙，就是我們根本不知道那些山川湖泊在哪裡。」一如往常，檢疫是讓那些任意線條成為真實的好方法。

以埃及與蘇丹的國界為例，那是英國人最初在一八九九年沿著二十二度緯線畫下的一條直線，當時他們有效掌控了這兩個國家。如今，英國當局調整的結果跟完美的直線只有三處偏差。其中一處是瓦迪哈勒法尖角（Wadi Halfa salient），那是一塊從蘇丹向北沿著尼羅河戳進埃及的手指狀小面積區域，也是一座前檢疫站的所在地。這座設施被戰略性設置在喀土穆（Khartoum）鐵路線的終點站，貨物與人員會在那裡轉移到尼羅河上的輪船，繼續旅程。

瓦迪哈勒法邊界之所以會被扭曲，背後的故事始於一九一九年，當時英國人開始在喀土穆以南建設一項重大的灌溉計畫，就是在藍尼羅河（Blue Nile）上築壩蓄水，以便在稱為哲吉拉（Gezira）地區種植棉花。為了完成這項工作，他們以六個月的合約從血吸蟲病（schistosomiasis）流行的地區輸入了超過四萬五千名埃及勞工。血吸蟲病是一種寄生蟲感染，又稱為住血吸蟲病（bilharzia），哲吉拉當時沒有這種疾病。正如皇家陸軍醫療部隊的史賓斯少校（Major B. H. H. Spence）在一九二四年十一月所寫的，當局「意識到一群患病的工人無法帶來完整的經濟價值，也無法擺脫把工人從家鄉輸入哲吉拉的風險，所以他們決定在瓦迪哈勒法設立一座隔離站」。

每週會有兩批、數百名埃及勞工搭乘輪船抵達瓦迪哈勒法，他們會先接受隔離四天，再搭乘火車前往喀土穆。為了在每個人通過如迷宮般的設施時追蹤他們，官員用一種硝酸銀溶液在他們的前臂塗上數字，這種溶液會在陽光下變暗，而且要好幾天才會消除。不健康的人會被隔離然後遣返，其餘的人則會被仔細清潔。包括在驅蟲前挨餓二十四小時，然後被插入導管，將他們的糞便收集到有編號的碗裡，以便檢查排泄物中是否有感染的證據。接著，他們要成群結隊脫光衣服、剃光全身毛髮、接受蒸氣燻蒸，並接種天花疫苗。「如果這傢伙瞭解自己國家的神話，他或許可以比較一下誰恐怖，是他通過檢疫所，還是他祖先的靈魂通過冥界。」史賓斯有點同情地總結道：「不過，或許他關心的是更迫切的問題：什麼時候能吃到下一頓飯。」

在往南兩千英里的地方，比利時人也在施行他們自己的檢疫防線，這是為了保護維勒（Uele）地區，那裡是如今剛果民主共和國（Democratic Republic of the Congo）東北角「未汙染的三角地帶」，沒有受到昏睡病（sleeping sickness）侵襲。這塊由比利時統治的省份與如今的剛果共和國（Republic of the Congo，當時是法國屬地）以及英屬烏干達保護國（Ugandan Protectorate）接壤，當時英屬烏干達保護國正盛行昏睡病，一九〇〇年至一九二〇年之間，有二十五萬烏干達人因此而死。正如歷史學家瑪麗涅茲．萊昂斯（Maryinez Lyons）指出的，那些殖民邊界或許在倫敦、巴黎、布魯塞爾的地圖上看起來很明確，但其實整片地區都被社經網路聯繫在一起，包括捕魚及隨後的鹽漬、貿易路線、親族紐帶。無疑地，當地居民也都熱衷於維持這種社經網路。

相對而言，比利時人則是在維勒省周圍設置了一條警戒線，而昏睡病檢查站與隔離醫院則使這片殖民地的邊界得以顯現。整個村莊都跟他們的漁場或貿易夥伴斷絕了聯繫，如果沒有醫療護照就無法穿越檢疫線。所有有腫脹淋巴結（該疾病的典型症狀之一）的非洲人都被關押在檢疫站——當地人將之稱為「死亡集中營」——或重新安置在剛果的其他感染地區。在如此偏遠的地點維持嚴格的警戒線是一種投資，但就像瓦迪哈勒法的情況一樣，殖民者這麼做幾乎與恩惠無關：相反地，正如一名比利時行政人員在一九一一年寫的，「從簡單的經濟觀點來看，維勒的人口代表了龐大的資本，拯救他們並不會造成任何犧牲。」

因此，透過社會工程與醫療基礎設施的實地結合，比屬剛果（Belgian Congo）建立了自己的東北邊界。艾莉森・巴什福德解釋，後來當烏干達、剛果民主共和國、剛果共和國在一九六〇年代成為獨立國家時，這些檢疫線為它們的新國際邊界「提供了明確且具有政治意義的界線」。另一方面，瓦迪哈勒法周圍的檢疫線仍然存在爭議，儘管埃及幾乎使這場爭論變得懸而未決，因為整個尖角在亞斯文水壩（Aswan dam）建造後都被淹沒了。即使如此，在這兩種情況下，殖民時代對行動的公衛限制依然創造出它們本身的地緣政治現實，直至今日，這項遺產依然讓非洲人的生活錯綜複雜。

＊＊＊

隨著進入十九世紀，儘管霍亂的週期性重返歐陸與黃熱病使大眾感到恐慌，但隔離檢疫卻開始失寵了。批評者宣稱這種做法過於武斷，在大多數情況下都沒有用，而且它在時間與貿易方面也耗掉了龐大的經濟成本。無可否認的是，奧地利建立自己的衛生警戒線之後，國內再也沒有爆發過鼠疫疫情，但一如公衛歷史學家如今仍在爭辯的，到了十八世紀末期，鼠疫大都已經從歐陸消失了。與此同時，正如皇帝約瑟夫二世（Emperor Joseph II）抱怨的，奧地利將太多貿易都拱手讓給了達爾馬提亞（Dalmatian）海岸，因為威尼斯在當地的控制沒有那麼嚴格。

英國原本與東方的貿易非常少，所以沒有費心建造檢疫站，但到了十九世紀初，英國成為全世界的海上與商業霸權，殖民財產擴增，並由皇家海軍監督。當時大多數英國政治人物都瞭解，英國的繁榮建立在全球貨物與人員不受檢疫阻礙的自由流動上。同時，他們也意識到，許多國家並不認同他們的觀點或經濟模式，而假使英國的衛生預防措施不足，他們很樂意對英國船隻進行報復性隔離。流動性及其帶來的繁榮取決於互相信任。丹尼斯．凡德維爾德告訴我們，在前兩次歐洲霍亂疫情爆發後，英國的暫時解決方案是將檢疫外包給馬爾他。「大約十年左右，馬爾他都是世界上最繁忙的檢疫站。」他說，「從一八三七年末之後，馬爾他的消毒標記變成最常見的標記，二十美元就能買到一件狀況不錯的收藏品。」

凡德維爾德提醒我們，馬爾他當時是英國的財產。英國人與法國人（當時法國人以馬賽的模範檢疫設施而聞名）共同經營一個很快就以地中海最高效著稱的檢疫站。在馬爾他檢疫隔離的船隻會獲得英國或法國的免費檢疫合格入港證，類似現在的邊境預先清關設施，使旅客能順利通過美國海關以及愛爾蘭香農機場（Shannon Airport）等地的移民檢查站，以國內旅客的身分入境。

這樣的捷徑受到熱烈歡迎。因為商人、旅客、朝聖者都很清楚，隔離不僅不便，而且往往既殘忍又腐敗。在蘇伊士運河上的圖爾，武裝警衛騎著駱駝在營地巡邏，射殺逃跑的人，但富有的朝聖者經常花錢找人代替接受消毒，或利用豐厚的賄賂來縮短隔離時間。與此同時，在國際層面上，檢疫往往被濫用來謀取政治利益。正如醫學歷史學家馬克・哈里森指出的，在一七七〇年的一場鼠疫疫情期間，普魯士（Prussia）出於戰略考量，修建了一條侵犯波蘭領土的衛生警戒線，「其表面上的防禦性質掩蓋了掠奪的意圖」。各地的檢疫官員假借消毒名義，無恥地拆開公文閱讀。一名英國外交官曾抱怨說，俄國人「以公衛名義引進了一套滿是警察及間諜活動的系統」。一八二三年，法國軍隊於西班牙邊境集結，建立一條防疫封鎖線來阻止黃熱病與西班牙自由主義的擴散；隔年，他們越過了自己的封鎖線，入侵西班牙來幫助波旁王朝奪回王位。

有些檢疫的失敗帶來了致命後果：凡德維爾德向我們展示了一艘熱那亞船隻的偽造文件，這艘船將羊毛、亞麻布、菸草從鼠疫肆虐的伯羅奔尼撒（Peloponnese）運送到西西里島。船長隱瞞整件事，並將一名感染鼠疫的船員死因解釋為落海而亡，藉此獲准卸貨。數個月後，大約一萬六千名西西里人死於黑死病。然而，隔離確實會導致延誤，也帶來難以忍受的沮喪以及經濟損失。舉例來說，有一封燒焦的信，出自一名拘留在利弗諾（Livorno）檢疫站的船長，日期是一七八八年五月二十三日，信中寫道：「自從可疑船隻抵達，已經過了四十天……太糟糕了！我的文件上完全沒寫這次隔離將會持續多久。」信件內容是凡德維爾德翻譯的。「我的情況愈來愈不利，因為沒有其他船隻為熱那亞或馬賽載貨，我原本可以填滿船艙，但現在其他船隻正在陸續抵達。」

到了十九世紀中期，人們普遍認為隔離措施需要改革，至少在歐洲是如此。在一八二〇年代與一八三〇年代，歐洲開始大量制定郵政條約，規範國際郵件遞送。那麼，何不將隔離也標準化呢？隨著一八四〇年代四處蔓延的革命結束，法國召集了十二個歐洲強權，舉行第一屆國際衛生會議（International Sanitary Conference），其宗旨是「最大程度的保護，最小程度的限制」。

會議代表無法達成具有約束力的協議，只有薩丁尼亞島（Sardinia）批准了會議公約，但接下來五十年內，又召開了十次國際衛生會議。各國從一開始就承認彼此的依存關係，這為數十項世界組織的協議打下基礎，包括國際電報聯盟（International Telegraphic Union）（一八六五年）、萬國郵政聯盟（Universal Postal Union）（一八七四年）、國際度量衡局（International Bureau of Weights and Measures）（一八七五年）。更直接地說，國際衛生會議就是如今世界衛生組織的前身。

「傳染病與檢疫總會公開討論國際合作治理，而且往往將通訊、運輸、移動的路線納入討論。」艾莉森·巴什福德告訴我們：「探討如何處理傳染病，並召開國際衛生會議，這是國聯衛生組織（League of Nations Health Organization）的基礎，後來也成為世衛組織的基礎。」隔離檢疫的邏輯最初用於管理國界，接著用來定義原本虛幻的文化區域，而現在已經演變成全球治理的基礎架構。在二十一世紀，這套架構仍然被用來管理貿易、商業及人類健康。我們逐漸明白，隔離限制是大多數全球機構和框架的根源，就像一隻保存在官僚體制琥珀裡的蒼蠅一樣。

***

國際衛生會議的基本目標，是找到更靈活保衛邊界的辦法。如果有一套系統可以讓貿易暢通無阻，同時又能阻擋討厭的疾病及帶原者，這套系統是否可以取代僵化不便的檢疫呢？

一八五一年舉行第一次會議時，大多數歐洲國家都認為檢疫儘管有缺陷，卻是必不可少的。然而，由於英國在經濟上與自由貿易緊密相連，使其開始構思除了檢疫之外的措施來預防傳染病輸入。在一八五〇年代和一八六〇年代，英國直接將檢疫外包給馬爾他的解決方法，後來又被「英國預防系統」的一系列措施取代，這套系統是一種多面向的方法，涵蓋流行病學研究與公共衛生投資，目的是在病人抵達時或抵達後，把他們抓起來隔離，而不是在邊界拘留所有人。

一八六六年後，英格蘭就再也沒有霍亂疫情了，結核病死亡率也顯著下降。歐洲其餘地區也逐漸發現這件事。歷史學家安妮．哈迪（Anne Hardy）寫道，在一八九〇年代，法國和芬蘭專家都宣稱這套英國系統是「文明世界中最完整也最精密的系統」。到了十九世紀末，歸功於全球貿易的興起以及對疾病傳播科學的日益理解，歐洲其餘地區也採用了這樣的系統。

這種新型檢疫由英國首創，最終被全世界採用，成為全球衛生的基礎。它仍然是透過控制（人員及其病菌的）流動性來運作。這套系統只是將檢疫站與防疫封鎖線的物理屏障替換成以監測為基礎的選擇性屏障，它依賴的是資料而非建築。正如歷史學家約翰．托佩（John C. Torpey）寫的，這是從利用建築將人員固定在某一空間，轉變成追蹤人們的行動與接觸者，這樣的轉變需要「一場識別革命」，也就是普遍施行「獨特且明確的識別技術，來辨識每個人的面孔，不管他們是死是活」，以及建立「審查人員與文件」的體制來驗證身分。

如今，我們知道這些包羅萬象的技術與官僚體制就是「護照」及「護照查驗」，但最早的類似文件是所謂的「健康護照」，這項創新跟檢疫一樣，能追溯至瘟疫時代的義大利。自十六世紀開始，地方當局就會發給那些不想在目的地隔離的旅客這類正式印刷文件，義大利文稱為「fedi di sanitá」。丹尼斯．凡德維爾德除了向我們展示他

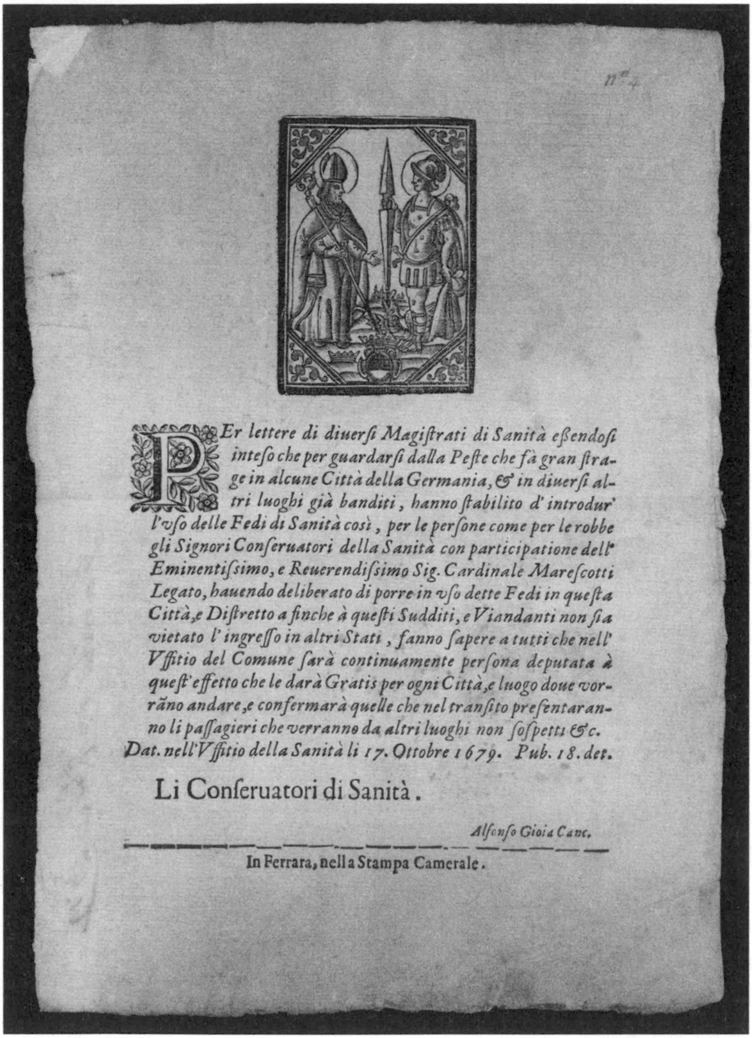

PEr lettere di diuersi Magistrati di Sanità essendosi inteso che per guardarsi dalla Peste che fà gran strage in alcune Città della Germania, & in diuersi altri luoghi già banditi, hanno stabilito d' introdur' l'vso delle Fedi di Sanità così, per le persone come per le robbe gli Signori Conseruatori della Sanità con participatione dell' Eminentissimo, e Reuerendissimo Sig. Cardinale Marescotti Legato, hauendo deliberato di porre in vso dette Fedi in questa Città, e Distretto afinche à questi Sudditi, e Viandanti non sia vietato l' ingresso in altri Stati, fanno sapere a tutti che nell' Vffitio del Comune sarà continuamente persona deputata à quest'effetto che le darà Gratis per ogni Città, e luogo doue vorrãno andare, e confermarà quelle che nel transito presentaranno li passagieri che verranno da altri luoghi non sospetti &c.

Dat. nell'Vffitio della Sanità li 17. Ottobre 1679. Pub. 18. det.

Li Conseruatori di Sanità.

Alfonso Gioia Canc.

In Ferrara, nella Stampa Camerale.

於一六七九年義大利費拉拉（Ferrara）印製的海報，宣布所有旅客以後都必須持有健康護照。（由惠康博物館提供）

收藏的檢疫信件與已消毒郵件之外，也讓我們看了他收藏中一些最早的健康護照。「我選擇收藏這些，因為在大約一七〇〇年前，紙都很昂貴，因此他們使用的紙非常小張。」他說：「隨著時間推移，紙愈來愈便宜，護照也愈來愈大，最後變得超大，這些健康護照比較容易展示。」

自十六世紀開始，歐洲大部分地區都要求旅客攜帶健康護照，健康護照通常是免費發放。而就像現在的護照一樣，目的是讓持照人能自由移動，儘管不一定會獲得批准。一六三六年，以研究血液循環聞名的英國醫生威廉・哈維（William Harvey）儘管出示了有效的健康護照，卻依然在倫敦到威尼斯的途中被拘留在特雷維索（Treviso）檢疫站。他寫信給邀請他去威尼斯的東道主：「我在這裡受到了不公正的冒犯。」他抱怨他被誤關在「一個可憎的房間」，只得到「惡劣的飲食」。他抱怨這使他的坐骨神經痛發作，「我很沮喪，而且還跛腳了。」

後來人們開發出針對天花等特定疾病的疫苗，紙質健康護照就被身體檢查取代了。艾莉森・巴什福德告訴我們：「你身上必須有疫苗接種的疤痕，才能從感染區轉移到健康區。」她舉例，在一八八一年澳洲雪梨的一場天花疫情期間，旅客搭乘開往墨爾本的火車時，會在州界被攔截並遣返，除非出示上臂的一塊獨特圓形瘢痕才能通行。「在持續發展、日益全球化且受政府管制的監控與識別證件系統中，疫苗疤痕就是一種重要的身分證。」

＊＊＊

丹尼斯・凡德維爾德告訴我們，就跟檢疫一樣，在一九五〇年代之後，「已消毒文件也或多或少消失了」。在他的收藏裡，最近期的藏品來自一九七二年，當時世衛組織正準備宣布天花已被消滅，但德國漢諾威（Hanover）有一名南斯拉夫外籍勞工被送至醫院並馬上遭到隔離，他罹患了當地醫生所謂的「猛爆性天花」。他在德國只待了兩週，但天花的傳染力很強，當局必須追蹤他的所有接觸者，因為其中許多人可能也感染了。唯一的問題是「他是一個非常英俊的年輕人，」凡德維爾德說，「當他們把他的照片刊登在報紙上，要求見過這名男子的人主動出面時，有兩百八十三名女孩聲稱曾經見過他。」

當局盡責地聚集了這兩百八十三名年輕女性，將她們安置在村莊大廳和童子軍小屋隔離。「其中一些人的父母沒有電話。」凡德維爾德解釋，「所以當局必須允許她們寄信。」無巧不巧，天花是極少數能透過郵件傳播的病原之一。凡德維爾德告訴我們，在美國南北戰爭（American Civil War）期間，有六個病例證實是妻子或女友接到在前線染上天花的愛人寄來的信而感染，「她們親吻信或把信放進懷裡，然後就感染天花了」。由於德國當局曾經使用的老舊耙子及鉗子已經放進博物館，所以他們決定用細布包裹那些信件，並以熨斗的最高溫度熨燙信件三次，藉此消毒。

凡德維爾德繼續說：「這就是故事開始變得撲朔迷離的地方。」他雙手合十，顯然非常興奮。那些信件蓋了印章，表示它們已經接受過抗天花的處理，但印章是藍色或紫色墨水，而非更常見的黑色，這立即引起凡德維爾德的懷疑。他經過一番研究之後得出結論：當地一名醫生也是集郵愛好者，並將這次疫情視為自己創造郵政歷史的機會。他設計並製作了這個特殊印章，然後提供給郵局。根據凡德維爾德的說法，這使蓋銷郵戳變成只是「半官方」的。他擁有少量的這種蓋銷郵戳。他解釋說：「它們算是官方的，因為當局接受了，但它們不是中央發行的。」在郵政歷史競賽中，裁判對於「人為」的材料會抱持懷疑態度，所以凡德維爾德從未展示過自己的德國天花消毒收藏，以免別人將這些藏品看成精巧的騙局。

到了最近，美國郵政在二〇〇一年的炭疽攻擊之後決定，寄到郵遞區號二〇二、二〇三、二〇四、二〇五開頭（華盛頓特區政府機構所在地的郵遞區號）的信件或包裹應該特別處理。一間利用輻射照射食品來延長保存期限的公司贏得了合約，雖然美國郵政拒絕發表評論，但這間公司的網站寫道：待處理的郵件會轉寄到紐澤西州，放在輸送帶上照射強烈游離輻射束來殺死細菌和病毒。接著，信件和包裹會「通風」一段時間再轉寄到目的地。雖然紙張會稍微褪色、有點脆化，但保證是無菌的，而且會蓋上無菌戳章，至少有時是如此。「這些戳章信件大約值二十五美元。」凡德維爾德說，「以這麼晚近的信件來說，價格實在太高了。」

在COVID-19大流行初期，公衛當局採取了中世紀的檢疫技術，同時也考慮是否應該恢復郵件消毒措施。初期研究表明，病毒可以在厚紙板表面存活二十四小時，或許在紙上的存活時間更長。二〇二〇年二月，中國的中央銀行開始對現金進行檢疫，他們從疫情最嚴重的湖北省收集鈔票，然後高溫烘烤或以紫外線照射。接著，清潔過的現金會隔離七到十四天才重新釋出。數週後，美國聯邦準備系統（Federal Reserve）也開始隔離從亞洲回到美國的美元鈔票，將這些鈔票扣留七到十天之後才允許進入國內的金融系統。隨著美洲感染人數激增，數十個國家拒絕接受來自美國的郵件。我們在四月寄了一份生日禮物給住在百慕達的姪子，結果禮物被退回來了，上面貼著一張「郵件服務暫停」的標籤。

正如過去幾世紀一樣，在這種時期，就會有新的衛生邊界劃定，新的疾病監測與控制形式也會逐漸成形。在二〇二〇年，所謂的「旅遊泡泡」或「冠狀病毒走廊」（舉例來說，前往西班牙度假的英國人可以透過這種方式迴避隔離）為無國界的歐洲奠定了新型地緣政治聯盟基礎。機場的熱感篩檢成為新的檢疫疤痕檢查，也就是身體許可證。衛生官員甚至提議使用「COVID護照」，以辨識那些已從病毒康復、或接種疫苗而具備免疫力的人。

在中國，為了應對新型冠狀病毒，全國的城市推行了一套新系統，稱為「支付寶健康碼」，機制是使用一個與熱門行動支付系統相連的QR code，它會根據感染狀態來分類。這就像是現代的健康護照，會向政府通報你的位置、資料與身分，並即時定義你的行動限制。手機上的方形綠色點陣圖能打開地鐵旋轉柵門、升起高速公路收費站柵欄，並允許用戶進入公共市場、餐廳、商店及銀行。如果在感染率較高的地區租用共享單車，就可能觸發黃色健康碼，導致進入城市的權限關閉，要求用戶進行七天的隔離。如果你在檢查站的健康碼是紅色，代表你已確診感染，或者你跟已知的COVID-19病患有密切接觸，此時警方就會接獲通知。不難想像的是，政府發現這種工具在大流行結束之後依然很有用。這套系統推出之後，馬上就有人開始駭入系統，在健康碼變成黃色以後展示綠色健康碼的截圖，或是借用朋友的手機四處移動，就像是在黑死病期間說謊以躲避西西里隔離的熱內亞船長，或付錢找替身在圖爾接受消毒的有錢人一樣。

我們走出凡德維爾德的客廳，在傍晚陽光的琥珀色霧靄中眨眼，一排排整齊的仿都鐸風格半獨立式住宅在街道投下長長的陰影。前往附近的地鐵站時，我們想起了西北方的土地曾是醫院騎士團的財產。醫院騎士團首先在馬爾他島上修建了蜜色砂岩的檢疫站，後繼的馬爾他騎士團（Order of Malta）則在COVID-19疫情期間再度迅速行動，為德國的難民建造隔離設施，並在義大利封鎖期間為苦苦掙扎的民眾設置心理健康熱線。

正如吸血鬼神話與從未消失的非洲邊界爭端，大流行期間的臨時基礎設施和行動管控，往往會形成永久邊界及官僚體制，而且經常帶來不平等。這就是所謂的「新常態」。現在的世界是由過去的檢疫幽靈構成的，而未來的世界也正因為權宜之計與恐懼，在我們周遭逐漸成形。

第四章

不尋常的力量

在伊波拉疫情中，有九成的感染者會死亡。而當一個人死於伊波拉病毒，他的臉往往像個古怪的、令人難以忘懷的空白石膏像，眼睛凹陷，表情凝固。這種殭屍般的死亡面具是伊波拉可怕的典型特徵，無論在猴子或人類身上都是如此。這一部分是因為病毒會攻擊中樞神經系統，破壞控制面部表情的大腦部位，還會導致混淆、癲癇，甚至精神病。伊波拉病毒也會優先消耗結締組織，使皮膚上層漂浮在一層液化的膠原蛋白上。在最嚴重的病例中，因為病毒會在細胞內呈指數級複製，使人體四處發炎、壞死，所以屍體會在死後數小時內液化，器官也一一變成果凍狀。

不幸染病的個體會在一週多的時間內從發燒、疼痛、疲勞等「乾性」症狀發展到疾病的「濕性」階段。在濕性階段，腹瀉與嘔吐等典型症狀有時會伴隨孔洞和黏膜不受控的出血：如玻璃般的發紅眼球會流血，發炎的牙齦和先前癒合的疤痕，以及鼻子、肛門、陰道都會滲出血來。

目前普遍認為伊波拉病毒是於一九七六年首次在人類身上出現，所以愛倫．坡在一八四二年撰寫《紅死病的面具》時，絕不可能知道這種疾病。儘管如此，醫生仍提議將其中一種病毒株命名為伊波拉—坡（Ebola-Poe），「以紀念這位富有創意的天才，他早在這種病被發現之前就想像到出血熱的恐怖」。愛倫．坡寫道：「血的猩紅與恐怖是它的化身，也是它的印記。」他描述了伊波拉病毒所引發的那種恐懼。「受害者身上，尤其臉上的猩紅色汙跡，就是有害生物的禁令，使他無法獲得援助與同情。」

截至二〇一九年為止，我們還沒有伊波拉病毒的疫苗，也沒有支持性照護之外的治療。對於這種疾病，恐懼是普遍且合理的反應，而且不幸的是，伊波拉患者及其家屬往往就是愛倫．坡筆下的賤民。二〇一四年，迄今為止最大規模的疫情在獅子山、幾內亞、賴比瑞亞四處蔓延，至少一萬一千三百人死亡。許多人畏懼自己可能會染病、害怕鮮少有人能出來的伊波拉治療病房（Ebola Treatment Unit，ETU）、懷疑自己的鄰居，也對伊波拉倖存者充滿警惕。

在那場疫情最嚴峻的時刻，獅子山有七分之一的人口都在接受隔離。在隔壁的賴比瑞亞，當局隔離了整個村莊，還一度用刮刀刺網與刨花板建了一條臨時警戒線，將西點（West Point）圍起來，西點是首都蒙羅維亞（Monrovia）人口最稠密的貧民窟之一。在建造警戒線的數天前，手持彎刀和彈弓的青少年突襲了西點伊波拉治療病房，「解放」二十名感染者，那些病患很快就消失在附近地區。

在美國疾病管制與預防中心醫學人類學家彙整的一系列採訪中，蒙羅維亞人承認：他們寧願把生病的家人藏起來，也不願冒險將他們轉移到伊波拉治療病房。有人解釋：「病人進去醫院之後就不會回來了。」一名社區領袖說：在一般情況下，鄰居生病時會互相支援；但在伊波拉疫情時，他們不會接近感染者的房屋，更糟的是，他們可能會將病例通報給政府，因而確保患者會被送進可怕的伊波拉病房。有時連家人也會拋棄生病的親戚，匆匆逃離城鎮中的感染與惡名。「有個叔叔原本有家人，但他們全都逃走了。」西點的一名居民告訴美國疾病管制與預防中心：「沒有人幫他送食物，也沒有水。我們能聽到他的哀號，但大家都很害怕。」

那些倖存下來的人也飽受迴避。有一名幾內亞醫生是從伊波拉康復的少數三十人之一，他告訴無國界醫生，這種汙名化「比發燒更糟糕」。沒有人願意跟他握手、吃飯，甚至不願和他待在同一個房間裡。「如今，住在我家附近的每個人都把我看成瘟疫。」疫情結束時，數以千計因為伊波拉病毒而成為孤兒的兒童，也被親戚拒之門外。有一名志願護理師說，她曾見過從伊波拉倖存下來的兒童被自己的父母拋棄。

事實證明，恐懼比病毒更容易傳播。美國人透過螢幕看到報紙文章宣稱伊波拉疫情「完全失控」，電視則播放屍體在街頭腐爛的畫面，有如末日來臨。共和黨很快在歐巴馬政府拒絕禁止西非國家旅客入境一事看到了政治機會。「你不希望我們恐慌？」福斯新聞（Fox News）的主持人珍妮・皮羅（Jeanine Pirro）在直播中說：「但我不希望我們死掉！」賓夕法尼亞州的共和黨議員麥克・凱利（Mike Kelly）告訴新聞極限電視台（Newsmax TV）的觀眾：「民眾害怕一種會液化內臟的病毒，政府覺得這種恐懼很荒謬？」唐納・川普當時還只是電視真人秀的老面孔及快要破產的房地產開發商，他在最喜愛的發洩管道推特上分享他的觀點，宣稱：「美國必須立即停止所有來自伊波拉染疫國家的班機，否則這場瘟疫會開始在我們的『國界』內蔓延。」

伊波拉在二〇一四年九月，透過賴比瑞亞男子湯瑪斯・艾瑞克・鄧肯（Thomas

Eric Duncan）首次抵達美國，鄧肯當時前往達拉斯探親。他在八天後於德州衛生長老教會醫院（Texas Health Presbyterian Hospital）的隔離病房過世，但他死前還感染了兩名護理師——其中一人在那段期間曾飛往克里夫蘭參加婚禮——這使數十名接觸過他們的美國人都必須接受隔離。

隨著伊波拉恐慌席捲美國各地，數百人被要求留在家中，不得上班或上學，他們犯的錯只不過是跟染疫者待在同一個城市，甚至是同一片大陸而已。緬因州鄉間的一名小學老師被迫休了二十一天假，因為她擔憂的父母聽說她曾去達拉斯參加一場會議，那裡離鄧肯住的醫院足足有十英里遠。在密西西比州，一所中學的全部學生被迫待在家裡，原因是有消息稱校長剛從尚比亞參加家族葬禮歸來，葬禮舉辦的地點離疫情爆發中心有三千英里遠。有一名特別倒楣的女士在搭乘美國航空（American Airlines）的班機從達拉斯—沃斯堡起飛時嘔吐，以防萬一，機上組員很快將她鎖在廁所裡，直到航程結束才放她出來。

幾週後，紐約市一名剛從幾內亞治療病患歸來的醫生克雷格．史賓瑟（Craig Spencer）檢測出伊波拉陽性，被安置在貝爾維尤醫院（Bellevue Hospital）隔離。但在那之前，他曾搭乘地鐵旅行、沿著紐約空中鐵道公園（High Line）漫步、造訪一間保齡球館，還乘坐一輛優步計程車。媒體非常憤怒，網路評論一面倒譴責他的自私、魯莽與危險致命。在福斯新聞上，梅根．凱利（Megyn Kelly）將史賓瑟貼上「不負責任」

的標籤，素未謀面的評論者認為他應該為過失殺人負責，川普當然也在推特上積極發表意見：「美國不能容許伊波拉感染者回來。去遙遠的地方幫助他人是很偉大，但必須承擔後果！」包括紐澤西州的克里斯．克里斯蒂（Chris Christie）、紐約州的安德魯．古莫（Andrew Cuomo）在內的幾位州長，馬上宣布對所有來自西非的人施行二十一天的強制隔離。

你可以在網路上搜尋「伊波拉護理師」凱西．希克斯（Kaci Hickox）。希克斯於二〇一四年十月二十四日降落在紐華克自由國際機場（Newark Liberty International Airport），她在過去一個月內擔任無國界醫生在獅子山博城的醫療團隊負責人，博城是獅子山的第二大城市。在她抵達博城的幾週前，當地一座設有四十個床位的伊波拉治療病房剛開幕，而且立刻就人滿為患；希克斯與其他志工長時間工作，努力應對源源不絕的新病患。

為了保護自己不要接觸到充滿病毒的血液和其他體液，希克斯必須在治療病患時穿戴多層個人防護裝備：穿在刷手服外的防滲透泰維克化學防護服，搭配橡膠靴、兩層的耐用手套、口罩、護目鏡、頭巾，最後還有用來遮蓋化學防護服拉鍊的圍裙。正如路易奇．貝爾蒂納托在威尼斯向我們示範的，即使是經驗豐富的專業人員，正確穿戴這套服裝也需要花費至少十分鐘。服裝內部炎熱潮濕，汗水會立刻浸透希克斯的口罩，並在她的靴子裡累積。無國界醫生的指導方針允許工作人員穿著全套個人防護裝備時，一次只工作四十分鐘，結束時，希克斯每走一步都會發出汗水造成的噗吱聲。

當地的環境很艱苦，但情緒上的傷害更令人筋疲力盡。希克斯剛到病房的頭幾天，一名出現伊波拉症狀的少女入住病房；在接收這名病患的過程中，他們發現這名少女有十七個家人在過去三個月內死於伊波拉。在希克斯要飛回家的前一晚，她在午夜接到呼叫，因為一名十歲女孩癲癇發作。在痙攣間歇時，希克斯細心地哄勸這名女孩吞下輾碎的解熱鎮痛劑泰諾（Tylenol）和抗癲癇藥物。這名小女孩在幾小時後過世，身邊只有希克斯陪伴。

十月二十二日週三，希克斯踏上返回緬因州的漫長旅程。她先乘坐短程航班飛往獅子山首都自由城（Freetown），接著搭乘七小時的班機飛往布魯塞爾，在那裡接受無國界醫生營運團隊的詳細詢問。她從布魯塞爾飛往美國，於週五的午餐時間抵達紐華克自由機場的海關與移民檢查站。當希克斯告知海關官員自己是從西非出發時，對方戴上手套，並根據美國疾病管制與預防中心的進階篩查程序，押送她穿過一道鋼門到檢疫站，將她安置在一間狹小、沒有窗戶的檢查室，裡面配有一張病床及兩張輪凳。

在接下來數小時內，好幾位穿著不同等級防護裝備（從面罩與口罩到泰維克防護服下的槍腰帶）的人向希克斯詢問她在獅子山的工作。有個人使用紅外線額溫計測量她的體溫。最後，在大約晚上七點的時候，希克斯被送到紐華克的大學醫院（University Hospital），由八輛警車押送，警笛聲響個不停。她被安置在醫院最新的大樓裡，一層未完工樓層中央的隔離帳篷內。

儘管沒有無線網路，而且手機訊號有限，但希克斯還是設法傳了簡訊給自己的伴侶、家人及朋友。她伴侶的叔叔立即建議她找律師，而她在約翰霍普金斯大學求學時的室友的男友，也傳給她美國公民自由聯盟（American Civil Liberties Union，ACLU）紐約分會前主任諾曼・西格爾（Norman Siegel）律師的電話號碼。她還有一名曾在美國疾病管制與預防中心任職的同事，後來從事新聞工作，這名同事在隔天的《達拉斯晨報》（*The Dallas Morning News*）寫了一篇專欄文章，指出她的隔離是非法的，美國應該「以有尊嚴且有人性的方式對待回國的醫療工作者」，而不是讓他們「覺得自己像個罪犯」。希克斯的母親告訴《紐約時報》：「她覺得一隻狗的待遇都比她好。」

那個週末，希克斯為解除隔離而發聲的努力，在每個新聞頻道上都成為頭條。少數同情的聲音附和她，批評她的隔離不必要也沒有幫助，這其中也包括美國國家過敏與傳染病研究所（National Institute of Allergy and Infectious Disease）的所長安東尼・佛奇（Anthony Fauci）。然而整體而言，大多數美國人似乎都認為隔離是個好主意，正如幾名政治人物及記者說的「安全總比後悔好」，而且希克斯從熱區返回之後不願隔離三週的行為即使沒有惡意，至少也很自私。「當她在非洲看到那些狀況之後，卻不願意遵循建議流程來確保他人的安全，我覺得這是極其惡劣。」一名評論者說，「跟一輩子相比，幾週時間很長嗎？」

在當時的美國期中選舉競選活動中，州長克里斯·克里斯蒂似乎很享受這場紛爭。「我相信願意當志工的人也清楚，如果他們曾經直接接觸過感染病毒的人，那麼在接觸之後進行二十一天的隔離，是為了他們自己和公衛的利益著想。」他告訴記者：「我將採取一切必要措施來保護紐澤西州人民的公共衛生，如果有人想因此起訴我，他們當然可以這麼做。」

***

「關於隔離這個工具的誤會及誤解，我有**很多**意見。」馬丁·賽特隆（Martin Cetron）博士在我們第一次談話時警告：「我對檢疫隔離非常熟悉，也很感興趣。」今年六十一歲的賽特隆朝氣蓬勃，有一張喜氣洋洋的圓臉，熱愛格言警句。他既是醫生，也是美國公共衛生局（U.S. Public Health Service）的退休上校。美國公共衛生局在兩百多年前成立，原名美國海事醫務署（Marine Hospital Service），負責防止水手及移民將疾病輸入這個新國度。我們在他位於喬治亞州亞特蘭大疾病管制與預防中心園區的辦公室見面，這是一棟閃閃發光的綠色玻璃帷幕大樓，他在那裡有另一個頭銜：全球移民與檢疫署（Division of Global Migration and Quarantine）署長。

「我在一九九六年來到這個部門時，提議取另一個名字。」賽特隆承認，「我想擺脫**檢疫**這個詞。」不過多年來，隨著他的提議緩慢沿著指揮系統向上傳遞，賽特隆卻改變了心意：**檢疫**可以保留，也應該保留，只是它亟需改革與重新包裝。「這個詞包含了**太多**東西，」他說，「大部分源於它在歷史上的誤用與濫用。」

如今，賽特隆是隔離檢疫的代表人物。在我們發表這本書的內容時，賽特隆經常出現，包括在探討減少傳染病之機場傳播的會議上演講、參與用大數據遏止大流行之潛力的小組討論，他也在工作坊結束後的招待會被團團圍住，詢問有關檢疫的問題。「每一次發生全球重大疾病流行之後，都會出現恐懼與汙名的流行。」他每次都會這麼說，敦促科學家及美國運輸安全管理局（Transportation Security Administration）的篩檢人員展現同情心，並適度行事。

賽特隆也是幾個世衛組織專家委員會的成員，他曾領導美國的疾病遏制工作來應對二十一世紀的大部分重大疫情，包括二〇〇一年的炭疽攻擊、二〇〇三年的SARS、豬流感、MERS，當然還有二〇一四的伊波拉疫情。正是根據他的建議，歐巴馬政府才沒有批准對西非航班關閉國門；賽特隆反而與賴比瑞亞、幾內亞、獅子山當局合作，在這些國家的機場與港口設立出境篩檢，在大部分情況下，這都成功在接觸者與感染者登機之前抓住了他們。（湯瑪斯．鄧肯是一個不幸的意外。賽特隆圓滑地說：「病人否認了自己的病情。」）二〇一五年，應世界衛生組織前總幹事陳馮富珍的請求，賽特隆指出舉辦奧運增加茲卡病毒傳播的風險其實微乎其微，藉此說服驚慌的運動員、科學家、生物倫理學家取消呼籲停辦里約熱內盧奧運的大型活動。

因此，賽特隆非常明白，公眾對疾病威脅的看法經常與事實不符，而且人類天生對伴隨大流行而來的死亡和干擾深懷恐懼，能輕易升級為歇斯底里的衝動，促使我們做某件事——任何事都有可能！——來保護自己。「問題是，隔離檢疫被用來當作對恐懼反應過度的政治工具。」賽特隆說，「這使它聲名狼藉。」

更糟的是，美國的檢疫當局擁有強大的權力，它完全推翻無罪推定原則，這本來應該是盎格魯薩克遜法律思想的基礎。正如澳洲國會議員所說的，這塊新統一的大陸在一八八四年制定衛生政策時，檢疫「與刑警的衡量標準不同，它假定每個人都有能力傳播疾病，直到事實證明他無法傳播為止，而法律則是假定當事人在道德上無罪，直到事實證明他有罪為止」。

澳洲醫學歷史學家克莉絲塔．麥格倫（Krista Maglen）解釋，這種顛倒的現象使檢疫成為當今自由民主政權中的特例之一，國家能拘留某個人，卻不需要證明他有罪，只需要證明他未來可能造成傷害即可。根據定義，檢疫者並不是某種特定的危險。相反地，他們是被懷疑會造成風險。這種評估結果很容易受到有意無意的偏見影響。「風險的觀念很容易被操縱。」麥格倫說，「這是一個鬆散又危險的術語。」

眾所周知，人類即使在最好的情況下，都很不擅長估測風險，但致命、陌生的傳染病疫情引發了一種現象，法律學者凱斯．桑思坦（Cass Sunstein）將之稱為「機率忽略」（probability neglect）。當一項可能的結果——不論是贏得樂透或染上伊波拉——

掌控了人類的情緒，使他們的想法只聚焦在結果本身的恐怖（或快樂）上，而沒有考量到實際發生的機率時，這種認知盲點就會出現。

這類受情緒驅使的風險評估，通常是出於本能且瞬間發生的，這是一種由既有假設所支配的直覺反應，而且許多假設都是以歧視性的刻板印象為基礎。科學性風險是透過考量相關病原的細微變化、個體的個人接觸、易感性、行為、環境條件才得出結論的。但感知性風險則可能只依賴一種信念（往往出於種族主義的動機）就得出結論，這種信念就是某個人來自可能骯髒或充斥疾病的地方。

麥格倫的祖國澳洲提供了一個清楚的例子，顯示出這種受偏見驅使的檢疫濫用。當這塊英國殖民地在十九世紀晚期走向獨立時，它開始將其地理上的亞洲鄰居稱為「黃禍」（Yellow Peril），一種汙染帶來的生存威脅，而澳洲這個孤立島國必須不惜一切代價對抗它，以捍衛自己的純潔。澳洲衛生部的首任總幹事約翰・坎普斯頓（John Cumpston）用明確的術語詳細闡釋了國家檢疫政策的目標：創造一個屬於白人的澳洲。他寫道，檢疫的目的是「讓我們的大陸不受致命疾病的侵襲」，另外同樣重要的是「嚴格禁止特定種族的外國人進入我們的國家，他們有不潔的習俗，而且完全缺乏衛生觀念，會對所有社區的健康構成長期威脅」。（有一張地圖描繪了一九一二年關於檢疫的政府報告，圖中真的將澳洲畫成一塊白色大陸，周遭圍繞著天花橫行的深色國家。）

像澳洲一樣，美國也是由移民建立的國家，一旦這些移民的膚色與宗教開始轉變，他們就不再歡迎外來者。不出所料的是，美國也犯了將對疾病的恐懼和排外情結混為一談的罪行。馬丁・賽特隆告訴我們，他開始新工作時讀的第一本書是醫學歷史學家霍華德・馬克爾（Howard Markel）的《隔離！》（*Quarantine!*）。該書記述了一八九二年紐約市斑疹傷寒疫情期間發生的種族獵巫現象。馬克爾表示，在十九世紀後半葉與二十世紀初期，不受歡迎的人口統計資料會依入境關口而異。以紐約市為例，隔離政策首先針對愛爾蘭移民，後來是東歐猶太人及俄國猶太人。當時的公衛原則是某些人可能帶有霍亂或斑疹傷寒。斑疹傷寒是一種傳染性極強、且令人恐懼的蝨媒介性疾病，受害者可能包括英國檢疫改革家約翰・霍華德，而且病患通常會散發出「令人厭惡的腐爛稻草味」。

事實上，霍亂和斑疹傷寒都與貧窮息息相關，人們染病是因為居住環境過度擁擠及衛生不佳，而非國籍或宗教。土生土長的紐約市民、斯堪地那維亞和德國出生的移民也有斑疹傷寒病例。東歐猶太人及愛爾蘭人感染斑疹傷寒，往往是在他們定居於下東區擁擠的出租住宅**之後**，或者令人心碎的是，是在他們處於骯髒的隔離環境等待進入美國的時候。數以百計滿懷希望的移民在這種環境中死去，未曾留下任何紀錄就被埋進亂葬崗。

在十月一個灰濛濛的早晨，我們從曼哈頓末端搭乘渡輪，經過自由女神像，到達史泰登島（Staten Island）上的聖彼得羅馬天主教堂。我們要去參加一場葬禮，紀念在檢疫期間過世的不知名死者。當我們在教堂外等待時，身旁是組織這場典禮的史泰登島廢棄公墓之友（Friends of Abandoned Cemeteries of Staten Island）的代表、穿著麻花針織艾倫毛衣的古代希伯尼亞教團（Ancient Order of Hibernians）成員，以及當地記者。天色逐漸變暗，開始下起毛毛雨。〈念故鄉〉（Going Home）的風笛哀樂在街上飄盪，與此同時，六名穿著蘇格蘭短裙、流蘇襪、貝雷帽的男女緩緩跟隨一輛裝有兩具棺材的靈車前進。棺材內是三十七名移民的部分遺骸，成人裝在一具棺材，九名十二歲以下的兒童裝在另一具棺材。

在葬禮期間，我們得知他們的故事是多麼罕為人知。他們可能是愛爾蘭人。在一八四五年至一八五五年間，有一百五十萬名愛爾蘭人因為另一種類似真菌的馬鈴薯疫病（potato blight）而窮困潦倒，因此決定移民到美國。他們的第一站——對於這三十七名不幸的人而言，也是唯一一站——是紐約海軍醫院（New York Marine Hospital）。這座醫院建於一七九九年，當時簡稱為「檢疫所」，它占地三十英畝，周圍環繞著六英尺高的磚牆，位於如今的史泰登島渡輪碼頭以南僅僅幾碼。到了一八四〇年代後期，它可容納多達一千五百人，而且有大量工作人員觀察看似健康的大多數人、治療病患、埋葬死者。根據帳目紀錄，在繁忙的一年裡，這間檢疫所消耗了十萬零八千一十磅麵包、一千三百三十四磅咖啡、二十三加侖白蘭地、一千三百隻水蛭、五百六十六具棺材。

該院並沒有保存日誌來記錄健康或生病的人。死者（包括我們當天聚集在一起紀

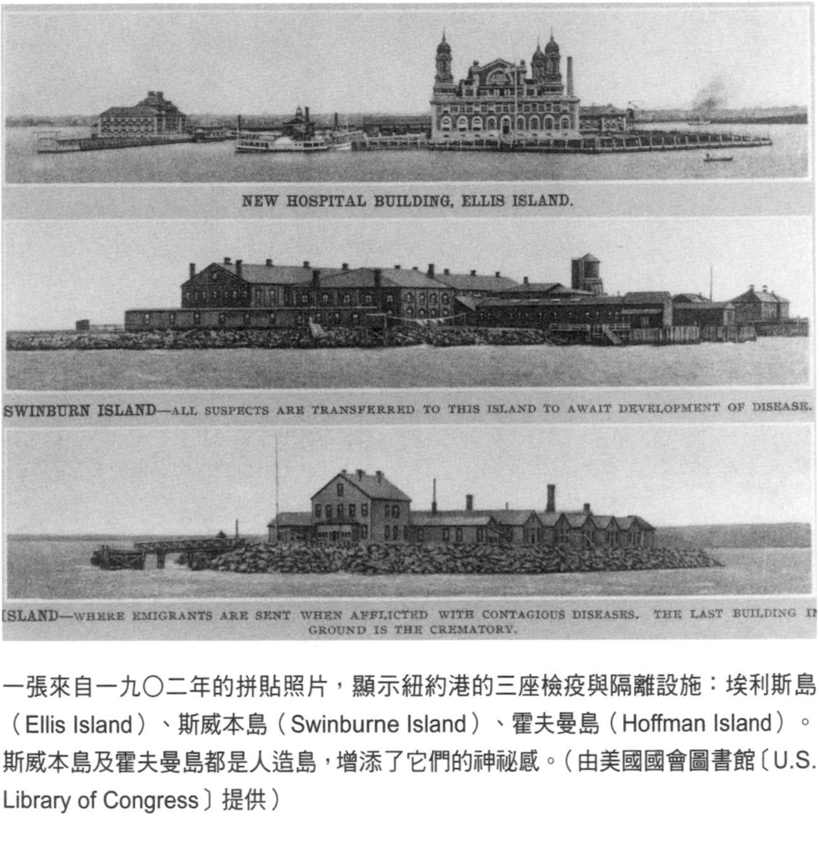
NEW HOSPITAL BUILDING, ELLIS ISLAND.
SWINBURN ISLAND—ALL SUSPECTS ARE TRANSFERRED TO THIS ISLAND TO AWAIT DEVELOPMENT OF DISEASE.
ISLAND—WHERE EMIGRANTS ARE SENT WHEN AFFLICTED WITH CONTAGIOUS DISEASES. THE LAST BUILDING
GROUND IS THE CREMATORY.

一張來自一九〇二年的拼貼照片，顯示紐約港的三座檢疫與隔離設施：埃利斯島（Ellis Island）、斯威本島（Swinburne Island）、霍夫曼島（Hoffman Island）。斯威本島及霍夫曼島都是人造島，增添了它們的神祕感。（由美國國會圖書館〔U.S. Library of Congress〕提供）

念的那三十七人）會被剝掉衣服跟所有物（這些東西之後會被燒毀以預防傳染），並放進粗糙的松木棺材埋葬，棺材堆積在壕溝墳墓裡，沒有任何記號。

一八五八年，檢疫所被一群史泰登島民焚燒殆盡，這群島民不想要生活在數百名一貧如洗又可能罹患傳染病的外國人隔壁。他們數十年來不斷向州政府請願關閉檢疫所，抱怨疫情及其對房地產價值的影響，最後決定自己解決這件事。政府最初用一支檢疫艦隊來做為替代，但他們發現維持艦隊的成本太昂貴時，檢疫就改變了紐約港的形狀。當時市府官員在淺灘上堆放垃圾掩埋場，建造了兩座新的島嶼：霍夫曼島用於觀察與消毒，斯威本島則用於治療明顯生病的人。如今，這兩座島都已經廢棄且禁止進入，我們搭船看到斯威本島上有海鳥、曬太陽的海豹、看起來像是火葬場煙囪的遺跡。諷刺的是，鑒於歐洲疾病對美洲原住民的衝擊，現在仍然坐落在曼哈頓哥倫布圓環（Columbus Circle）中央柱子上的哥倫布大理石雕像也曾到過霍夫曼島，跟陪伴它從義大利到紐約的移民一起接受短期隔離。

史泰登島上的人們曾在檢疫所公墓上建造房屋，這些房屋在一九五〇年代被拆除，改成一座停車場。二〇〇六年，紐約市在建造新的法院大樓之前，於該址進行了考古調查。大多數埋葬在這座公墓的死者都留在原地，但那三十七人的雜亂遺骸在考古過程中被挖掘出來，並送去法醫考古學家湯姆・艾莫洛希（Tom Amorosi）的實驗室。艾莫洛希確認了他們的性別、年齡範圍，並從他們的複雜性骨折和關節炎判斷「這些人曾被當作騾子使喚」。

關於他們的細節就只有這些了。我們喃喃唸誦禱詞，低頭接受灑聖水的儀式，並在風笛的悠揚樂聲中，向這些無名的檢疫受害者道別。在入境失敗的一百五十年後，他們終於被葬入新法院大樓底下的地窖。

當然，史泰登島檢疫所的不人道環境，甚至是紐約港的荒涼隔離島上的暫時拘留，都只能延遲，而無法阻止成千上萬的移民進入紐約市。不過，族裔檢疫更加持久的影響，就是它為既有偏見提供了看似科學的背書。麥格倫告訴我們：「隔離檢疫在很大程度上，會在社群內加強刻板印象，藉此創造一種感覺，就是『來自某個國家或地區的人很危險，因為正如大家所見，政府必須隔離來自那裡的人』。」令人難以置信的是，即使是協助紐約市新移民的慈善機構，都把他們稱為「人類蛆蟲」。

在美國西岸，反移民偏見的主要目標是華人。在加州淘金熱期間，舊金山成為成千上萬名華人的入境關口，其中有一萬五千人擠進十幾個方形街區的破舊住宅，就位於聯合廣場（Union Square）以北，而如果沒有這些移民，聯合廣場原本該是一處黃金地段。一八八二年的《排華法案》（Chinese Exclusion Act）阻止了更多華人移民進入美國，但當時的舊金山人很想清除唐人街這個「疫病」，最好把那些街區夷為平地並重新開發。他們試圖利用檢疫來達成目的：當一名叫做黃初景（Wong Chut King）的華裔木材商於一九〇〇年三月被發現死於鼠疫時，當局的馬上用繩索、圍籬柱、帶刺鐵絲網封鎖整個區域。警察二十四小時站崗，防止人員或貨物穿越封鎖線，電車通過時也不會開門。

舊金山的華裔居民被困在裡面，不僅飢腸轆轆，還要擔心會不會被住在其他地區的白人雇主解雇，害怕政府的下一步是監禁他們或燒毀他們的房屋，並氣憤這一切的不公。數千人因此暴動，但很快就被手持警棍的警察鎮壓了。一名住在市德頓街（Stockton Street）的華裔雜貨商何鑄（Jew Ho）生氣地發現，檢疫封鎖線為了不納入他隔壁的白人商店而故意曲折設置，所以他將舊金山衛生局（San Francisco Board of Health）告上法院，意外阻擋了隔離措施。威廉·莫羅法官在判決中指出，這場隔離是以「邪惡的眼與不公的手」施行的，因為它「擅自針對亞洲或蒙古種族，將其當作一個階級，卻未考慮個人的先前環境、習慣、接觸疾病的情形或居住地」，這與《憲法》保障的平等保護相悖。

不過，美國的檢疫濫用不僅是企圖在國界阻止不受歡迎的移民入境，以及汙名化已經入境的移民而已。美國歷史上鮮為人知的隔離之一，是歐威爾式的「美國計畫」（American Plan）。在這個計畫中，數以千計的低收入婦女因涉嫌傳播性病而被拘留。耶魯大學法學院學生史考特·斯特恩（Scott Stern）花了數年時間挖掘資料，寫出關於這個計畫的第一本記述，並於二〇一八年以《妮娜·麥考爾的試煉》（*The Trials of Nina McCall*）為題出版。

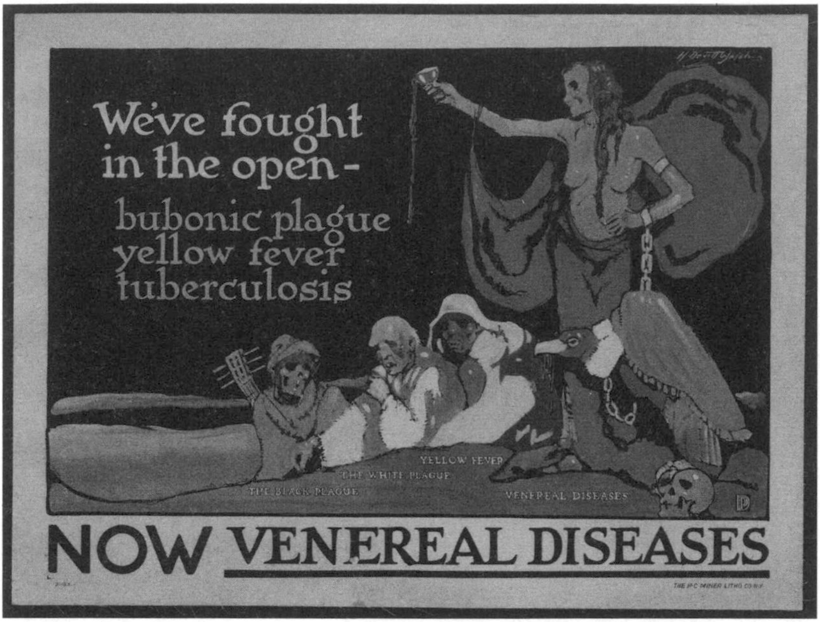

藝術家德維特・威爾士（Dewitt Welsh）於一九一八年左右畫的海報，警告大眾注意性病在醫療和道德上的危害。（由美國國會圖書館提供）

「美國計畫」於一九一七年美國加入第一次世界大戰時開始實施，目的是保護美國年輕男性戰鬥力不受性傳染病侵害，方法是授予官員權力，可以對「合理懷疑」罹患梅毒或淋病的婦女進行檢疫或醫學檢查。斯坦恩指出，這其實是當權者對新獨立的都會女性階層的厭女、父權主義式反應。因為在一九〇〇年至一九一〇年之間，出外工作的婦女人數增加了百分之五十。許多女性搬到城市（城市中的女性有五分之一獨居），擔任百貨公司的女店員或工廠的生產線員工，以極低的薪水來養活自己，政治人物與記者經常將她們稱為「漂泊女子」（women adrift）。

不同於她們的母親與祖母，這一代女性並不仰賴父親或丈夫吃住。她們不僅迷戀自己的新社經自由，也要求政治權力（賦予婦女選舉權的美國憲法第十九條修正案〔Nineteenth Amendment〕在一九二〇年成為美國憲法的一部分）以及一點點的性解放。斯坦恩寫道「婚前性行為的發生率急遽升高」，而到了一九二〇年，據報導顯示，男性擁有的性伴侶數量是一九一〇年的兩倍。

對於許多人而言，這些女性引發了迫在眉睫的危機，不只對於不知情又不幸的美國男性是如此，對於這些男性會隨後感染的無辜妻子與母親、他們未出生的孩子也是如此。紐約衛生局宣稱，所謂的放蕩女人有百分之九十五都帶有性傳染病。美國海軍拆除了戰艦上的門把，以防梅毒透過接觸四處傳播，這確實很有幫助，但似乎沒有人認真考慮過男性可以使用一八四四年就取得專利的保險套來保護自己。更重要的是，大眾在潛意識中害怕社會結構會被這些女性威脅。斯坦恩寫道，這些女性似乎決心遵從「自己的渴望、夢想和選擇」。

斯坦恩根據堪薩斯州的法庭紀錄彙整出一份清單，顯示隔離的理由能有多薄弱。「有一名婦女無法付給一名前任郡治安官房租，因此她就以涉嫌傳染性病的名義被移送警局。」她寫道，「另一名婦女在換工作之後被捕，因為她的前任老闆出於報復而向衛生官員檢舉她。」A小姐是一名服務生，她在一間餐廳獨自用餐之後，因為遭到懷疑而被拘留。如果有婦女是眾所周知會喝酒的人，就會成為風紀小隊的目標：第三七九八號被拘留者就是在警方發現她持有威士忌之後被移送警局的，儘管威士忌只是她的醫生為了治療結核病而開立的處方。有些婦女甚至被自己的丈夫告發，作為夫妻爭執之後的報復手段。在堪薩斯州，因為美國計畫而被拘禁的婦女有三分之一是黑人，而當時該州只有百分之三的人口是非裔美國人。

女性因為美國計畫而被隔離，卻沒有保釋或正當程序。嚴格說來，這條法律也適用於男性，但是當密西根州的衛生官員加德納．拜因頓（Gardener M. Byington）被問及這是否有所歧視，他並不理會，解釋說：「本部門認為，女性傳播性病的速度遠遠更快，而且讓女性住院通常比男性容易，因為男人要負責賺錢養家。」

與唐人街鼠疫的狀況不同的是，法律並不願意幫助這些婦女。當一名叫做比莉．史密斯（Billie Smith）的女性控告政府因懷疑她罹患梅毒就拘禁她時，阿肯色州最高法院裁定：「被告的私人權利必須為了公眾安全而讓步。」就像現在一樣，公眾對女性身體的管轄權在當時被視為合理，即使是堅決反對其他歧視的人也這麼認為。正如斯坦恩指出的，羅斯福（Franklin Roosevelt）、撰寫布朗訴教育局案（Brown v. Board of Education）判決的厄爾．華倫（Earl Warren）、美國公民自由聯盟等自由主義代表人物，都公開支持美國計畫。

* * *

隔離檢疫根據懷疑來界定，因而不可避免地受偏見影響，且容易被濫用。它有一串糟糕的歧視黑歷史。鑒於隔離會帶給隔離者持久不退的汙名，還會讓大眾不信任負責實施隔離的醫療人員，這個方法真的正當嗎？

「你不會找到任何支持隔離的人。」馬丁・賽特隆承認，「但事實是，最緊急的現代生物威脅使我們必須重新使用十四世紀的方式。」到了一九五〇年代，隔離檢疫已經顯得過時，甚至這個術語都從世衛組織消失，直到過去幾十年才復興，而且經過了一定的改造。隔離檢疫之所以回歸，涉及了一名愛滋病社運人士出身的公衛官員、一項一九一八年流感大流行的統計分析，還有凱西・希克斯。不過，這個故事始於在第二次世界大戰結束的幾年後，隔離檢疫的過早退休。

抗生素直到戰爭後才變得普及，使許多過去最可怕的疾病能迅速又輕鬆地治療。從腺鼠疫到斑疹傷寒，從結核病到梅毒，有效的治療使檢疫無用武之地。另外也歸功於有毒卻極為有效的滴滴涕病媒防治、快速診斷工具的推行，還有安全有效的疫苗來預防麻疹和小兒麻痺症等疾病，到了一九七〇年代，傳染病似乎已經解決。與此同時，從一九五〇年代和一九六〇年代的民權運動開始，美國經歷了法律學者所謂的「權利革命」（the rights revolution），也就是一系列將美國司法體系對個人自由的保障顯著提高的標誌性決定。

到了一九七〇年代，最高法院的裁決支持一系列合乎憲法的新主張，建立重要的先例來反對以種族、性別、性取向為基礎的歧視。這些保障涵蓋了強化的正當程序權，在刑法及民法都是如此。

這些變化組合在一起產生了很大的影響：大眾擔憂的議題從傳染病轉移到慢性病，使健康能根據個人選擇的生活方式來重新建構，與此同時，反文化的時代精神也將個人自由凌駕於社會束縛之上。檢疫作為衛生國家警察權的一種中世紀工具，似乎是來自另一個時代的遺跡。

接著，在一九八一年六月五日，美國疾病管制與預防中心針對後來命名為愛滋病的新疾病發布了第一份官方報告：在洛杉磯，有五個罕見的肺感染病例發生在原本健康的年輕同性戀男子身上。不到一個月後，這種神祕、新型、似乎致命的疾病就被稱為「同性戀癌症」（the gay cancer）。到了一九八二年，媒體將被視為愛滋病風險族群的人貼上「4H集團」（4-H club）的標籤，也就是同性戀（homosexuals）、海洛因使用者（heroin users）、海地人（Haitians）、血友病患者（hemophiliacs）。

雖然愛滋病似乎明顯只透過特定體液的交換來傳播，但科學家起初無法排除唾液和黏液的傳染性。一九八五年進行的一項民調顯示，將近半數的美國人相信共用一個酒杯會感染愛滋病，百分之二十八的美國人認為愛滋病可能透過馬桶座傳播，這一切都使超過三分之一的美國人下了結論：與罹患愛滋病的人「來往」是不安全的，就算沒有身體接觸也一樣。在印第安納州，一名罹患愛滋病的十三歲男孩遭到學校禁止進入；在加州，房地產經紀人協會堅持，如果房屋的屋主曾是愛滋病患者，該協會成員必須告知潛在買家；而在一個悲慘案例中，消防員拒絕為一名他們認為可能是同性戀的男子施行心肺復甦術。

因此，對早已邊緣化的族群油然而生的恐懼和歧視從疫情發源地廣泛散播，隨之而來的是呼籲好好施行傳統檢疫的浪潮。在十年內，有二十五州都推行措施來拘留涉嫌患有愛滋病的人，其中許多措施都是依據美國計畫的法規制定的。

聯邦政府也加入行列，訂立了一項旅遊禁令，拒絕感染人類免疫缺陷病毒或愛滋病的非美國公民入境。這項禁令一直持續到二〇一〇年，也使美國在一九九一年建立了世界上第一個也是唯一一個「人類免疫缺陷病毒集中營」，由老布希（George H. W. Bush）和司法部長威廉·巴爾（William Barr）設置。（巴爾也在川普政府擔任司法部長，他在二〇二〇年十月可能接觸到冠狀病毒之後，拒絕接受隔離。）它的建造目的是容納二百七十四名海地難民，他們在關塔那摩灣（Guantánamo Bay）的軍事基地檢測出人類免疫缺陷病毒陽性，這座基地是法律上的灰色地帶，由美國運作卻不在美國境內。這種境外狀態使原本應該違法的公衛拘留得以進行；該基地後來還住進了另一群特別的拘留者，就是在小布希（George W. Bush）的反恐戰爭中拘留的非法敵軍戰鬥員。

與此同時，美國司法部也裁定，聯邦的承包商可以開除感染愛滋病的員工，這項決定與美國疾病管制與預防中心的建議相悖，而且立即引發了廣泛批評。正如查爾斯·柯漢默（Charles Krauthammer）在《華盛頓郵報》寫的：「我們不該在意人們是否覺得你會在影印室染上愛滋病。因為你不能這樣。無知是歧視的原因，而不是歧視的正當理由。」不過，就像克莉絲塔·麥格倫向我們指出的，愛滋病疫情提供了一個清晰的例子，顯示隔離的又一種非凡力量：它能操縱公眾對疾病的理解。她說：「某種疾病或許不會人傳人，或者不是高傳染性，但施行隔離自然而然地暗示：如果我生病，而且我跟你在同一個房間裡，在你面前呼吸，你就會染病。」

在加州，有人倡議將愛滋病分類為可隔離的疾病，但當地的投票否決了這項競爭激烈的倡議，於是該州的傳染病負責人建議改為在感染者的住家張貼標示。保守派的評論家小威廉·巴克利（William F. Buckley Jr.）在《紐約時報》寫了一篇文章，呼籲所有人類免疫缺陷病毒陽性的人都將自己的狀態刺青在前臂和臀部上，以警告可能想要跟他們共用針頭或發生性關係的人。

律師馬克·巴恩斯（Mark Barnes）於一九八三年在耶魯大學修習法律，他還記得課堂上曾經辯論這個議題。當時康乃狄克州紐哈芬（New Haven）的一名性工作者檢測出愛滋病陽性，卻繼續拉客。巴恩斯告訴我們，警察偶爾會因為賣淫逮捕她，或者她會待在醫院一段時間，但每次她獲釋或出院之後，最終還是會回到街上。那門課的授課老師是維吉尼亞・羅迪（Virginia Roddy）和安吉拉・霍德（Angela Holder），羅迪是耶魯紐哈芬醫院的法律顧問，而霍德則被巴恩斯形容為當時最偉大的研究倫理學家之一。「辯論問題是：隔離這名女性的理由是否存在。」巴恩斯說：「我記得維吉尼亞和安吉拉對這件事非常煩惱，因為她們也不知道究竟要怎麼辦。」

根據家族傳說，巴恩斯是丹尼爾・布恩（Daniel Boone）的直系後代。他後來在哥倫比亞大學創立了愛滋病法律診所（AIDS Law Clinic），以便在反歧視案件中代表愛滋病患者。他成為紐約市主要的愛滋病倡議人士——「事實上也是最後倖存的倡議人士之一，因為我是少數幾個沒有感染人類免疫缺陷病毒的人。」他告訴我們：「我當時認識的大多數人都過世了。」

巴恩斯在一九九〇年代初期成為紐約市的衛生官員，他加入的部門擁有要求檢疫與隔離的權力。他與同事很快發現他們需要這些危險的措施，因為有一種古老的傳染病出現了新型且難以治療的菌株，而且開始四處蔓延，那就是多重抗藥性結核菌（multidrug-resistant tuberculosis; MDR-TB）。當醫生為病患開立抗生素的處方，病患服用數週後體內的結核菌被壓制（所以病患覺得好多了）但卻在確實清除感染之前就停藥，此時抗藥性就會出現。病患的症狀往往在幾個月後捲土重來，而細菌已經演化出對抗同一種抗生素的防禦。最後，因為數以千計的人沒有按照處方服用完整個療程的抗生素，所以有些結核菌株最終將能抵抗所有可用抗生素的影響，而一種可治癒的傳染病也再度變得不可治癒。

在一九七八年至一九九二年間的紐約市，結核病病例增加了將近百分之三百。（結核病是愛滋病患者最嚴重的感染之一。）將近三分之一的病例都有抗藥性。巴恩斯說：「大多數公衛專家認為，當族群到達那種程度的感染人數時，至少在結核病的疫情中，最後整個體系可能迅速失控。」高達百分之八十的人在罹患廣泛抗藥性結核菌（extensively drug-resistant tuberculosis; XDR-TB）之後會死亡，而且他們會透過咳嗽和打噴嚏傳染給別人。

有一項已證實有效的預防策略稱為直接觀察治療（directly observed therapy），是讓公衛人員每天監督病患服用藥物，以確保他們完成療程，而且不會發展出抗藥性。紐約市使用了這項策略，而公衛部門也發展出一系列獎勵措施，包括餐點、交通費、轉介服務，藉此來留住更多病患。儘管如此，該市至少有百分之十的新結核病患者「不遵從醫囑」，這些人往往因為成癮、心理疾病、居無定所等問題而沒有穩定的生活，使他們難以完成療程。

巴恩斯說：「所以當時的問題是：你要怎麼處理那些人？」紐約當然有把隔離管轄權寫進衛生法規裡，但自權利革命之後就沒有再更新過，也沒有納入一套決定拘留是否適當的標準或拘留者的程序保護。對巴恩斯而言，這似乎並不妥當。他轉而參考關於心理病患民事安置的法規。這些法規在權利革命期間受到嚴厲的指控，現在又納入一系列對於政府權力的限制，例如要求衛生官員必須根據個人與公眾的最佳利益來做決定，並保障拘留者的權利，包括提供免費諮詢及司法審查。

在接下來六個月內，巴恩斯與同事合作起草了一份新的隔離法規，過程中還考量到心理健康模型。「每週一次大約一小時，我會邀請最大聲發表觀點的民權倡議人士到我衛生部門的辦公室。」他告訴我們，「我每週跟他們坐在一起審查草案，徵求他們的意見、告訴他們什麼有可能做及什麼不可能做、傾聽他們的發言。」最終的結果是：州政府必須盡一切所能來讓病患自願遵守規定。儘管如此，強制拘留仍然是一個可容許的選項。衛生部門在羅斯福島（Roosevelt Island）如今廢棄的高華德紀念醫院（Goldwater Memorial Hospital）側翼設置了一間配有二十五張床位的安全病房。正如巴恩斯說的，病患在那裡可以「被隔離」，同時接受一日三餐、住宿、心理健康與復健服務，當然還有他們的結核病治療。

「所有負面思考者都說，你不能把三千人關起來，你不知道自己在做什麼。」巴恩斯回憶道：「我說，確實不能，但如果我們有可信賴的隔離民事拘留替代方案，就能讓整體情況恢復秩序，病患也會開始服藥。後來結果也確實如此。」他告訴我們，在兩年內，紐約市就解決了絕大部分的多重抗藥性結核菌疫情。

＊＊＊

在一九九〇年代早期，馬克．巴恩斯改革隔離的努力是例外而非規則。然而，在九一一之後的恐慌中，加上隨後發生的郵件炭疽攻擊、二〇〇三年的SARS，以及布希政府錯誤指控海珊（Saddam Hussein）集結充滿生物武器的無人機，這一切都使更新州與聯邦檢疫權力的需求有了新的急迫性。美國在檢視公衛拘留法規之後發覺，正如馬克．巴恩斯和馬丁．賽特隆已經發覺的，這些法規有嚴重缺陷：過時、不一致、廣泛到危險的程度，而且有時完全沒有道理，比如紐澤西州有一條法律禁止運輸業運送被汙染的被褥。

賽特隆與同事在一九九〇年代晚期就開始修改立法草案，他們想要建立一個模板來讓各州採用。二〇〇一年九月，在美國疾病管制與預防中心的命令下，公衛法律教授拉里．戈斯汀（Larry Gostin）花了整整四週修訂這份草案，因此誕生了州緊急衛生權力模範法（Model State Emergency Health Powers Act）。巴恩斯指出，這份法案的絕大部分都深受紐約市先例的影響。

接下來數年內，有三十三州開始推動將部分或全部規定納入衛生法規的立法程序。與此同時，在亞特蘭大，賽特隆也沉浸在隔離研究中，決心把這項新流行的中世紀工具轉型成現代的公衛措施。他需要回答的第一個問題是：隔離真的有用嗎？如果真的有用，又是在哪種情況下呢？

賽特隆與作家霍華德．馬克爾合作，將最尖端的統計分析應用到一九一八年的西班牙流感大流行，進而重新建構各種介入措施（包括隔離病患、檢疫接觸者、關閉學校、取消大型集會等等）在流行病學曲線的不同時期，對流感病毒在四十三個不同城市的傳播所產生的影響。

「大多數人不知道檢疫原則和實務工作不是同一件事。」賽特隆告訴我們：「檢疫是一個全方位光譜，而且會往許多方向延伸。」對賽特隆而言，學校關閉或口罩條例都位於跟檢疫與隔離相同的軸線上，它們或多或少都只是具有限制作用的保持社交距離措施而已。同樣地，這些介入措施也涵蓋從自願到強制的範圍，兩者之間有不同程度的獎勵措施和強制措施，或者涵蓋從針對個人的限制到大規模族群的限制。他解釋：「這些措施都是同一種工具的不同層面。」

賽特隆與馬克爾發現，不同措施的時機、時長、層次，會造成很大的差異。不只會降低整體死亡人數，也會減輕流感蔓延的速度和高峰。早期就積極採取行動的城市在同一時間關閉學校和禁止公眾聚會，並將那些限制維持得最久，這些城市在疫情時的狀況最好——如果用一個在 COVID-19 期間變成主流的術語來表達，那就是這些城市「拉平確診人數曲線」（flatten the curve）。馬克爾說這個術語是賽特隆在二〇〇七年吃著「糟糕的泰式料理」時創造的；雖然賽特隆承認了這件事，但他特地提及馬克爾的趣聞，來強調另一項重要的公衛原則：「這是一個『不是考慮我，而是考慮我們』的時刻。」他如此說道。

賽特隆利用風險分析的瑞士乳酪理論（Swiss cheese model）來解釋他的隔離光譜上的各種介入措施如何一起運作：單獨來看，每一種措施都跟一片艾曼塔乳酪（Emmental）一樣布滿孔洞，但如果你將足夠多的措施堆疊起來，病毒就很難穿過去。儘管如此，他的分析也反駁了隔離需要做得完整才有效的迷思。他告訴我們：「取決於疫情狀況，你或許可以漏掉百分之五十的病毒卻依然撲滅掉疫情。」他解釋說，儘管自願隔離本來就可能出現遺漏，但比起可能使病例地下化的嚴格措施，自願隔離或許能更快遏制病毒。

歷史分析與模型研究提供的證據，似乎足以合理化隔離在特定情況下的使用。賽特隆的下一個問題是：強制隔離是一種十四世紀的方法，使個人自由為他人利益而犧牲，這種方法能否與重視人權和平等的二十一世紀觀念相容呢？他和耶魯大學的朱利葉斯．蘭德沃斯（Julius Landwirth）一同回顧了在倫理上容許限制個人自由與行動自由時的既有指導方針，然後為他們所謂的「現代隔離」建立一套框架。

賽特隆總結了他們的結論，這已經成為他的隔離口頭禪，他一有機會就會複述這三個問題：**我有權嗎**（我有法定權力來採取這一步嗎？）、**我能夠嗎**（我有資源來施行及維持這些措施嗎？）、**我應該嗎**（我確定這是在挽救生命或延緩疾病蔓延方面，達成我的公衛目標所需的最低限制方法嗎？）。賽特隆繼續說：「如果你的答案是肯定的——你有權、你能夠、你應該——那麼這件事最重要的層面就是**怎麼做**。」他與蘭德沃斯認為，任何公衛限制與強制執行都應該與後果成比例，並以公平透明的方式來進行，既不能有偏見，也要尊重個人隱私。此外，正如巴恩斯的紐約多重抗藥性結核菌法規所寫的，隔離者在法庭上質疑自己為何遭到拘留的權利和方法必須獲得保障。

賽特隆告訴我們，最重要的是，對於任何被要求為了保護公眾而暫時放棄自身權力的人，公眾都有義務照顧他，並由納稅人資助的美國疾病管制與預防中心來提供照顧。賽特隆說：「包括基本的人類需求——食物、水、住所。」但也應該包括更實質性的支持：通訊方式、免費醫療與心理健康治療，還有能夠及早獲得相關疾病的診斷、治療和疫苗。「沒有照顧就沒有控制。」賽特隆解釋：「這不是衛生安全與人權的對立，而是兩者之間經過仔細協調的平衡。」

賽特隆將他在保持社交距離措施的時機、時長、層次方面的發現，納入美國疾病管制與預防中心關於減輕流感的策略指導方針，這些指導方針於二〇〇七年發布，並於二〇一七年更新。他在二〇〇五年將自己改造的「現代隔離」納入美國疾病管制與預防中心的政策，並推動修改聯邦法規，使新的規定和防護措施能以白紙黑字——這項官僚程序一直持續到二〇一七年一月才完成。在這套新規範成為法律之後，他看起來如釋重負。「如果我除了自己的個人良知之外，沒有其他管控措施，而我又在這個領域擁有不受控的權力，那我會睡不好覺的。」他說：「這種特權並不是件好事。」

然而，美國大部分的隔離權力都屬於州級，而州長有時會忽視賽特隆的隔離教義問答中的最後一個問題：**我應該嗎？**「當有人開始覺得『我有權威，所以我可以，我也有能力，所以我能夠，因此我應該』的時候，就會出錯，因為要做一件事會承擔很大壓力。」賽特隆說：「而且會讓克里斯．克里斯蒂和凱西．希克斯在紐澤西州對簿公堂。」

***

緬因州地方法院的退休首席法官查理．拉維迪爾（Charlie LaVerdiere）說：「那天早上我在開車去上班的途中，又胖又蠢又快樂。」二〇一九年五月，拉維迪爾在內布拉斯加州奧馬哈舉辦的州立法院首席法官全國會議上發言，討論如何將各州的檢疫權力最適當地更新及現代化。當他開始發言時，原本聚集在咖啡桶周圍的一眾法院官員迅速回到座位上，拉維迪爾得到了全場關注。他繼續說：「我剛要開始工作時，就接到一通電話說：『我們有麻煩了。』」

那個麻煩就是凱西．希克斯。她最後在紐澤西州的隔離帳篷度過三個晚上。希克斯在七年後回憶當時的經歷，告訴我們：「我記得那裡很冷。」那頂帳篷裡只裝了一個行動廁所，而且沒有淋浴設備，但這不是希克斯不滿的地方。她說：「當你在野外跟無國界醫生一起工作時，你連睡在地板上都行。」

希克斯主要的不滿，是政府沒有給出讓她接受隔離的真正理由。儘管伊波拉病毒非常可怕——希克斯證實說：「這是一種**恐怖**的疾病。」——但除非你真的染病，否則它是沒有傳染性的。希克斯沒有任何症狀，儘管有一台紅外線溫度計測出她的體溫較高，但使用一台遠遠更準確的口溫計測量時，她的體溫是正常的。此外，她的血液檢查結果是陰性。

拉維迪爾說：「新聞媒體已經把她塑造成一名去過西非、接觸過伊波拉病毒，然後將病毒帶回美國的護理師。」他是一個穩重、務實的人，蓄著精心修剪的白色山羊鬍，故作嚴肅地發言。「其中一部分是真的。」希克斯確實是護理師，但就像馬丁・賽特隆一樣，她也結業於美國疾病管制與預防中心的精英流行病情報調查（Epidemic Intelligence Service）計畫，而且曾在拉斯維加斯照顧過多重抗藥性結核菌病患。希克斯瞭解伊波拉病毒的傳播方式，也知道隔離應該如何進行。「遊民經常染上多重抗藥性結核菌，我們會幫助他們找到住處，並對他們進行直接觀察治療。」她告訴我們：「隔離會是最後才使用的手段。」

希克斯跟從古到今許多善心的人一樣，都高估了大眾根據科學證據做出理性決斷的能力，也低估了流行病引發的恐懼及歇斯底里。她承認：「我當時很天真。」當她在布魯塞爾跟無國界醫生團隊匯報工作時，她的母親確實有傳訊息給她，詢問她是否覺得她飛回國時會有麻煩。希克斯當時的回答是：「哈哈，那是不可能的。」

事實上，當希克斯在週日晚間（也是她在隔離帳篷的第三晚）上一個網路新聞節目發言時，她呼籲應該要實證決策，使很多人都疏遠她。傳統基金會（Heritage Foundation）資助的網站 Townhall.com 嗤之以鼻地說：「希克斯女士要求未受良好教育的美國在她祈求的『科學』祭壇上敬拜，以便能夠立即釋放她。」比起一名膽敢知道自己在說什麼且違抗主流意見的女人所提出的「目中無人」又「傲慢無禮」的評論，美國人「應該得到更好的選擇」。

到了週一，希克斯的律師諾曼．西格爾已經說服克里斯．克里斯蒂釋放她——只要她離開紐澤西州就行。然而，即使是她的交通方式都淪為爭吵的題材：西格爾自願接她，但官員堅持她必須搭乘救護車度過十小時的路程，希克斯拒絕了。「只要你進入一輛救護車，看起來就會像是你生病了。」她指出：「那不正是克里斯蒂州長想帶給大眾的看法嗎？」

最後，希克斯搭乘了一輛沒有標誌的黑色運動休旅車返回位於緬因州肯特堡（Fort Kent）的家。她在那年夏季搬到這個位於美加邊界的小鎮，就在她前往獅子山的一個月前；她的伴侶泰德（Ted）在當地的緬因大學校區就讀護理學程。「我當時在找工作，然後無國界醫生寄了一封電子郵件說：我們真的很需要擁有應對疫情經驗的人，請加入我們。」希克斯說：「泰德和我那時正在划獨木舟旅行，我說：『我覺得我應該去。』

而他說：『對啊，妳當然應該去。』」

在希克斯從紐澤西州返家的途中，緬因州州長保羅．勒佩吉（Paul LePage）也處於勢均力敵的連任競選中，他決定希克斯應該在家接受隔離，度過伊波拉病毒二十一天潛伏期的剩餘時間。最初幾天，勒佩吉州長曾派出州騎警監視希克斯的住家，還有衛生人員每天看著她量體溫。

接著，在週四早晨，希克斯與泰德離家騎腳踏車。

「我想許多人會想，噢，那個護理師，她居然出門騎腳踏車，實在太傲慢又愛炫耀了。」希克斯說：「但其實離家出門是我強迫他們啟動程序的唯一方法，這樣我才能得到正當處置。」希克斯透過她的律師要求，如果緬因州政府要她留在家裡，他們應該發布一條正式的隔離令，這樣她就能在法庭上質疑這條命令。不過，直到她離開家，查理．拉維迪爾才接到緊急來電。

拉維迪爾告訴我們：「在一個美好的十月早晨，樹葉都開始變色了，突然一大堆事情從天而降，落到我頭上。」他進退兩難：如果他不作出裁定，那麼希克斯說她就要進城吃披薩了。拉維迪爾發覺：「沒有決定是真正的決定。」這代表他需要馬上召開一場臨時聽證會。這在後勤上出現了一系列障礙。肯特堡離緬因州首府奧古斯塔（Augusta）有五小時車程，而且那裡的狹小法院只雇用了一名兼職法官及兩名書記官。

「我們開始明白，哇，我們麻煩大了。」拉維迪爾說：「我們必須記錄所有聽證會，我們必須給她機會作證，她家裡沒有網路。天啊，這一定會變得很複雜。」與此同時，那兩名書記官開始接到世界各地的記者打來的數千通電話。「媒體當時根本瘋了。」拉維迪爾說：「突然就有書記官和法院警察來跟我們說，不要選我，我不要去那棟法院參加那場聽證會——我有家人。」

更大的挑戰是法律架構本身，或是其中的缺失。拉維迪爾與他的下屬尋找先例和實體法來執行他們的程序。「我們做了大量研究才發現，緬因州的法規令人困惑又相互矛盾，而且我們檢視的國內案例都既古老又不適宜。」拉維迪爾說：「我們甚至還疑惑到底是誰對問題負有舉證責任。」

由於聽證會的日子逐漸逼近，所以拉維迪爾拖延了時間。他透過電話與參與該案的幾位律師一起舉行了一次臨時聽證會，然後發布一項暫時狀態命令，這樣一來，希克斯就有二十四小時的時間不得離開家。他試圖搞懂相關的法律和科學。他承認：「我那天晚上幾乎沒怎麼睡。」

隔天早上，拉維迪爾再次召集律師並告訴他們：在他看來，州政府並沒有盡到責任，因此他不能允許州政府的隔離請求。在拉維迪爾的判決中，他決定加上幾段評論，指出希克斯善良且富有同情心地照顧伊波拉病患，卻沒有獲得應有的感激，而且法庭完全理解最初迫使她進行隔離的歇斯底里不一定合理。「然而，不論這種恐懼是否理性，它的確存在，也是真實的。」拉維迪爾寫道：「被告身為醫療專業人員，現在需要展現出她對人性有完全的理解。她應該根據這種理解來引導自己正確行事。」

「呃，我的做法或許有點超出職權範圍了。」拉維迪爾讀了他的評論之後說：「但我這麼做是希望凱西．希克斯會得到兩個訊息：是的，妳贏了，而且妳可以離開家。但如果妳夠聰明的話，就待在家裡吧。」拉維迪爾停頓了一下，然後說出結局：「她待在家裡了。」

「我覺得他的判決非常有說服力又考慮周到。」希克斯說：「我很感激，因為我知道他當時承受了很大的壓力。我想對他而言，要做出他認為依法是正確的事，是需要勇氣的。」

時至今日，希克斯和拉維迪爾都從未見過面，甚至沒交談過。「當時完全是我的律師、緬因州衛生部門在和他對話，我從未聽過他的聲音。」希克斯說：「也從來沒有機會當面感謝他。」

希克斯一直很健康且沒有症狀，但對牽涉其中的人來說，這整個事件帶來了長久的代價。「我作出裁定的幾個月後，依然會收到死亡威脅。」拉維迪爾說：「也受到很多政治上的不良影響。」勒佩吉州長曾將保護緬因州民不受凱西．希克斯的傷害當作他競選連任的口號，他特別不高興。「我們不知道我們對伊波拉病毒有什麼不了解的地方。」他說：「但麻煩是落在〔法官的〕頭上，不是我的頭上。」

希克斯也收到了恐嚇信。「我收到過一封信，信紙是正常紙張的四倍大，上面寫著：『妳這個自大的婊子，妳讓護理蒙上惡名。』」她回憶說：「還有一封信寫著：『我希望妳染上伊波拉死掉。』」她說，當地很多人都支持她，有陌生人在他們家門前放日用品，泰德在護理學程認識的一些同學也會帶零食過來。「比如我說我只需要一罐啤酒。」希克斯說：「他們就會帶給我六罐。」

儘管如此，她和泰德還是在之後不久搬離了緬因州。希克斯說：「那間房子對我們來說已經充滿太多負面回憶。」而且泰德也退出了護理學程，當學校屈服於不科學的歇斯底里，堅持要他遠離校園時，他感到很失望。學生生活與發展副院長雷・芬尼（Ray Phinney）一年後告訴緬因州公共電台（Maine Public Radio）：「我真希望自己當時能以更冷靜的態度溝通。」

除了凱西・希克斯的檢疫對個人生活的衝擊之外，這項政策還造成了無國界醫生所說的「寒蟬效應」，使該組織難以招募到他們亟需的志工去幫忙照料西非的伊波拉病患。為期一個月的志工合約會因為二十一天的隔離規定而需要延長將近兩倍，醫生與護理師也不願意相關汙名加諸在家人身上。

希克斯的初衷是，她能夠透過質疑自己的隔離來避免這種結果。「我的個性就是必要時會堅持自己的主張。」她向我們解釋：「我當時想到我的某些同事可能沒那麼果斷，如果別的醫護人員來當志工，卻必須經歷這種事，那就太可怕了。」

然而，以長期來看，希克斯或許達成了她的目標。一年後，在紐澤西州美國公民自由聯盟的支援下，她控告克里斯．克里斯蒂非法監禁。這個案子以和解告終，但希克斯並沒有爭取金錢賠償，而是以實施紐澤西州檢疫者的新「權利法案」作為協議的條件：這項權利法案是一套詳細的流程，說明各種相關資訊，從如何取得溫度讀數到隔離者在法庭上質疑拘留合理性的權利都涵蓋在內。隨之產生的文件類似於馬丁．賽特隆更新的聯邦檢疫法規，但更明確說明了公衛官員在做出醫學上適當的決定、告知個人權利、顯示較低限制的方法已經失敗或不合適等狀況時，應該遵循什麼步驟。

「我是公衛護理師，所以我知道有時隔離是必要的。」希克斯說：「但當我們進行檢疫時，我們必須做得很好，也必須把隔離者當成一個擁有家庭、生活和其他事物的人。」她告訴我們，如果那些原則不是以書面形式訂立，政治人物就會濫用他們的檢疫和隔離權力，無論是出於無知、惡意，或純粹是為了看起來對疾病抱持強硬態度而已。「我們很容易相信自己的直覺，覺得就待在家三週吧，別抱怨了。」希克斯說：「但爛政策的負面後果是很嚴重的。」

第五章

在一起孤獨

美國第一座建造超過一世紀的聯邦隔離設施是內布拉斯加州奧馬哈的一間改裝停車庫。「大家很不高興，」美國國家檢疫中心（National Quarantine Unit）的醫學主任泰德·西斯拉克（Ted Cieslak）說：「因為很難找停車位。」我們在二〇一九年五月的一個陰雨天造訪時，主要工事已經結束，但牆上的紫外線反射漆依然在風乾中，那是一片舒緩的淺灰色及藍綠色。我們必須戴上安全帽，因為電工、水管工、暖通空調工程師還在處理最後的細節。這二十個房間都各自配備書桌、衣櫃，還有裝設洗手台與淋浴間的配套浴室。如果不是因為有沿著牆壁往上延伸兩英寸的乙烯樹脂地板（這是為了更有效的消毒）以及每個房間外的獨立控制箱（螢幕上顯示「負壓已解除」），我們根本就像在伊克諾旅店一樣。

西斯拉克贊同地說：「這裡更像是飯店而不是醫院。」他是一位直率又風趣的流行病學家，時常哈哈大笑。西斯拉克在軍隊服務三十年後來到內布拉斯加大學醫學中心，他原本任職於馬里蘭州迪特里克堡（Fort Detrick）的美國陸軍傳染病醫學研究院（U.S. Army Medical Research Institute of Infectious Diseases）。他在那裡負責美國首批生物防護病房之一：「牢房」（the Slammer），其英文名稱的由來是病房的鋼門在關閉時會發出「砰」的不祥聲響。「幸運的是，我們從來不需要將它當作隔離設施來使用，」西斯拉克說：「不過多年來，我們的確接收過二十一個隔離者。」這些不幸的人不知何故接觸到病原——可能是在一隻感染伊波拉病毒的猴子設法將他們的防護服

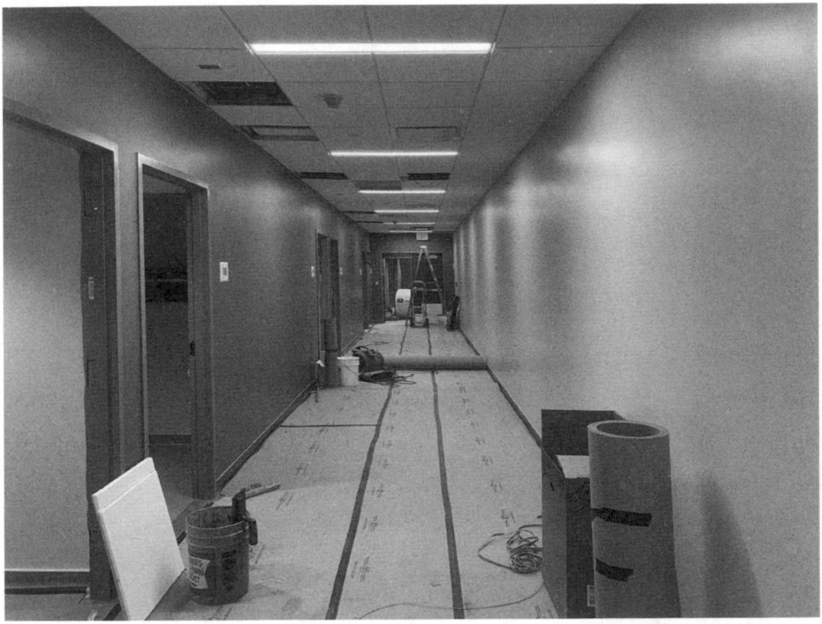

當時正在內布拉斯加州奧馬哈建設的美國國家檢疫中心內的一條走廊。牆上的白色控制箱會調節每間隔離室的內部氣壓。（傑夫・馬納夫攝）

撕開一個洞時——但還不確定是否感染。

「你可以想像那種心理焦慮。」西斯拉克說：「這些人才剛接觸到可怕的病毒，接著馬上就被送進『牢房』隔離，他們不知道自己是否能再見到家人，因為如果他們真的生病了，就會一直關在裡面。」他解釋，這就是過去針對這類高等級病原的隔離範例，也是在理查・普雷斯頓（Richard Preston）的《伊波拉浩劫》（*The Hot Zone*）裡臭名昭彰的經歷。普雷斯頓寫道，在「牢房」裡的人「從第二週開始就會逐漸退縮，出現臨床憂鬱狀況」，有些人「變得焦躁怕人」，有些人憤怒又疑神疑鬼，以致於「必須一直在手臂上吊點滴施打抗焦慮藥物煩寧（Valium），好阻止他們捶打牆壁」。

「最終一切往往會被無聊取代。」西斯拉克告訴我們：「接受隔離是非常無聊的，因為你覺得自己很健康，卻沒辦法出去呼吸新鮮空氣、喝杯啤酒或是做任何你想做的事。」

遺憾的是，在這座新落成的美國國家檢疫中心，啤酒依然不會是可供選擇的項目，整個園區都是禁酒的。除此之外，正如西斯拉克所說的，他們已經很努力「改善環境」了。病房配備無線網路、平板電視、小冰箱，甚至還有健身腳踏車。然而，病房的窗戶無法打開，門也沒有鎖。如果隔離者出現症狀，穿戴個人防護裝備的工作人員必須能進入房間，將病患移送到大學醫院及其高級生物防護病房，而且高級生物防護病房就在街道對面，十分便利。

在美國國家檢疫中心於二〇二〇年一月開張之前，美國疾病管制與預防中心在機場和陸上邊境通道設有檢疫站，以便篩檢入境旅客的傳染病風險。該中心也擁有命令這些人接受隔離的法定權力。它缺的是安置這些人的地方。自一九五〇年代開始，隨著航空旅遊逐漸興起，經由海上抵達的國際旅客數量銳減，傳染病的威脅似乎也消退了，所以維持日益老舊的檢疫站似乎是一項不必要的開支。美國政府保留了隔離的權力，卻將大部分的行使權留給州和地方當局。

自那時起，某些前聯邦檢疫站就成為熱門的觀光景點，例如紐約港的埃利斯島及舊金山灣的天使島，這些地方能讓遊客體驗移民先祖在即將抵達應許之地時，被短暫延遲的期待與樂觀心情。其他檢疫站則沒有那麼出名：巴爾的摩的檢疫站如今是檢疫路衛生掩埋場（Quarantine Road Sanitary Landfill）的所在地，那是一個超級基金（Superfund）站點；而在南卡羅來納州查爾斯頓的沙利文島（Sullivan's Island）上，曾用於隔離非洲奴隸的四座建築早已消失無蹤。西半球現存最古老的檢疫站位於費城。歷史學家大衛．巴恩斯（David Barnes）是爭取保存該檢疫站的領軍人物，當我們跟他一起參觀傾頹瓦解卻仍然優雅的柱廊正面時，他解釋說，這間檢疫站在一八九五年關閉之後，曾被重新用來當作郵局、安養院、費城運動家棒球隊（現在是奧克蘭運動家隊）的訓練場、航空學校。

在世界各地，同樣的故事不斷上演。「寬敞」的馬賽檢疫站曾讓約翰．霍華德留下深刻的印象，但在一八五〇年代，為了建造具有更深碼頭的新商業港口，它被悄無聲息地拆除了。宏偉的馬爾他檢疫站於一九四九年成為一間普通醫院，並於一九七〇年代關閉，然後在接下來數十年內，它在充當一間犬收容所的同時，也逐漸淪為如今的廢墟。即使在持續對生物安全保有熱情的澳洲，龐大的雪梨北岬角檢疫站最後也在一九八四年停止營運，然後在二〇〇六年作為水療飯店重新開張。它偏遠的位置使其成為遠離都市的完美地點。

自一九八〇年代起，美國的醫療保健就停止在治療期間為病患提供住宿，這是稱為去機構化（deinstitutionalization）的大範圍轉變的一部分。路易斯安那州卡維爾（Carville）的國家痲瘋病院於一九九九年關閉，它曾將漢生病患者監禁終生；各州建造的數十間結核病療養院曾被認為提供了有益健康的氣候，這些療養院也被重新利用或關閉。醫學的進步代表了這些慢性傳染病已經能夠治癒，而對於注重利潤最大化的醫院管理者而言，門診照護是一種遠遠更具成本效益的選項。在新千禧年開始時，即使是「牢房」的未來也岌岌可危。它當時即將邁入第四十個年頭，卻從未用於隔離這個最初目的。也變得既昂貴又難以維護。西斯拉克說：「為我們製造大部分設備的人是一個人經營商店的，他已經過世了。」有一段時間，美國似乎沒有地方來隔離具有傳染性或可能具有傳染性的人。

然後，隨著接下來幾年的一系列恐慌，包括九一一、炭疽攻擊、SARS，使美國重新將注意力集中在國內容易受到病原侵襲的問題上，過去幾十年對公衛基礎設施的撤資開始看起來像是個錯誤。

「在炭疽攻擊之後，國會做了因應。」西斯拉克告訴我們：「他們撥一大堆錢。」美國大多數州都將意外得到的生物防禦款項用於購買藥物及疫苗，內布拉斯加州則決定建造一間高級生物防護病房。在西斯拉克之前擔任醫學主任的菲爾・史密斯（Phil

Smith）博士發覺，美國缺乏隔離和治療傳染性、高病原性疾病患者的地方，於是他設法說服州立法機關與地方緊急服務機構：奧馬哈就是適合設置生物防護病房的地方。「當時有很多地方的態度是，不准在我的後院建造這種病房，不准把伊波拉帶過來。」西斯拉克說：「但奧馬哈消防局接受了，如今這變成一枚榮譽勳章，他們成為運送高危險性傳染病患者的專家了。」

當第一批伊波拉病患於二〇一四年抵達內布拉斯加州時，史密斯的遠見被證實是正確的。不過，鑒於在獅子山、賴比瑞亞、剛果民主共和國擔任志工的大量美國醫護人員，以及伴隨他們返國而來的軒然大波，美國衛生與公共服務部（Department of Health and Human Services）認為，美國的防疫能力依然不夠強大。他們投入了更多資金，包括二〇一六年十一月撥給內布拉斯加大學醫學中心的一千九百八十萬美元，用來建造美國唯一的聯邦檢疫設施，地點正好就在美國中部。

「我們跟東西兩岸的距離大致相等。」西斯拉克指出：「菲爾・史密斯在他的提案中將這件事當作把檢疫設施設置在奧馬哈的合理理由。」檢疫站的地點以前被限制在邊界及邊緣——理想情況下，應該在離岸位置，跟本土保持安全距離。但二十一世紀的檢疫站已經搬遷到中心地帶。美國國家檢疫中心沒有利用距離來化解逃逸病原的威脅，而是依賴暖通空調、個人防護裝備及數位門禁卡的幫助。

隨著我們繼續參觀這座新建築，我們上升到一層設有視覺化與訓練設施的樓層，裡面還有一個全像投影的泰德・西斯拉克。我們詢問真實版本的西斯拉克，二十張床位是否足以應對整個國家的隔離需求。「在沒有任何聯邦檢疫設施的情況下，我們就已經撐這麼久了，所以如果要說我們需要更多設施，我會有點猶豫。」他在我們於二〇一九年的談話中回答道：「我的直覺是，是的，已經足夠了。」他解釋，世界上沒有那麼多具有傳染性、無法治癒，**而且**在引起症狀前就可能傳播的致命疾病來證明隔離的合理性。

根據他截至當時為止的經驗（即同時管理一兩個可能接觸到伊波拉病毒等病原的人），新的隔離病房是很理想的。「如果超出這個範圍，如果我們有幾百人需要隔離，就太遲了。」西斯拉克說：「到時我們就要面對大流行了。」

＊＊＊

二〇二〇年一月三十一日，就在美國國家檢疫中心被認證為可運作的幾天後，美國疾病管制與預防中心的馬丁・賽特隆簽署了數十年來第一項聯邦檢疫令，授權強制拘留及觀察數百名搭乘國務院的班機，從中國武漢遣返的美國公民。幾週後，又有四百名登上郵輪鑽石公主號（Diamond Princess）的美國人從這艘充滿冠狀病毒的船撤離，接受強制拘留及觀察。

賽特隆在新年假期與家人在新罕布夏州度假時，聽說了這種中國的新病毒。在接下來幾週內，即使中國疾病預防控制中心主任高福向美國疾病管制與預防中心保證，根據武漢衛生官員的報告，並沒有發生人傳人的情況，但賽特隆仍然愈來愈擔憂。他也從自己對過往疫情的研究意識到一種致命的趨勢——以一廂情願為基礎的應對策略。「如果你察覺疫情規模有多大，如果你真的察覺無症狀傳播是一種驅動因子，那麼情況絕對是非常嚴重。」賽特隆在大流行發生幾個月後告訴我們：「一般來說，人們寧願把這種問題題束之高閣，將注意力集中在小事上。」

儘管如此，他還是停下來仔細考慮是否要下令強制隔離。賽特隆說：「這是一百多年來美國聯邦當局最大規模的人口檢疫。」但他判斷，隔離是合理的措施，能夠爭取一些時間。緊急遣返航班幾乎是連夜安排的，公衛人員沒有時間評估每個人的接觸風險或症狀史。作為聯邦法規現代化進程的一份子，賽特隆特地內建了一個安全閥：所有隔離決策都必須在七十二小時後接受強制審查。「最初的計畫是從武漢遣返，在美國花七十二小時評估這些人，然後我們再來看看真正要面對的是什麼。」賽特隆解釋：「或許很多人本來可以回家；或許除了大規模的軍事式隔離之外，還有其他能降低風險的選項。」

到了這時，賽特隆與他的許多同事都相對肯定，大流行已經不可避免了。他告訴我們：「我們不指望能在中國或其他任何國家把這種疾病隔離起來。」一月二十日，美國第一個本土 COVID-19 病例在西雅圖確診，而到了二月下旬，美國證實已經發生社區傳播。儘管如此，在早期不明朗的局勢中，即使是賽特隆也很難克服心理障礙，他們無法放棄使用入境審查與隔離來預防病毒在美國紮根，也無法透過關閉學校、強制配戴口罩、封鎖等策略來著重於減少病毒在社區的傳播。可以理解的是，政治領袖更不願意做出這樣的轉變。

令賽特隆感到相當遺憾的是，在政治壓力下，他仔細考量的隔離計畫連七十二小時都不到就被棄之不用了。「突然之間，」他告訴我們：「我們就深陷一場大規模的聯邦防疫行動中。」在二月初，數千名看似健康的人在賽特隆的簽署下遭到拘留，使他晚上無法安然入眠。「在這種情況下，我們如何遵守我們自己的管制標準，也就是維護公平並使用限制最少的手段來實現公共衛生目標？」他問道：「這些都是非常非常棘手的困境。」

從武漢起飛的第一趟航班載了一百九十五人，使美國國家檢疫中心全新的二十張床位顯得極度不足。那趟航班之後很快又有好幾趟航班。數百名最終從中國撤離的男女老少必須被安置在美國各地的軍事後備基地來度過檢疫期。然而，當搭乘鑽石公主號的十五名美國人檢測出 COVID-19 陽性，需要安置場所時，他們就成為美國國家檢疫中心的第一批住客了。嚴格來說，這不是隔離，因為我們已經知道這些乘客感染了病毒，但在證明安全之前，該中心似乎是最適合隔離他們的場所。

當我們與泰德・西斯拉克及其同事瑞秋・路卡杜（Rachel Lookadoo）交談時，他們表示從各方面來看，這座設施的首次亮相很順利。路卡杜負責內布拉斯加大學醫學中心的法律與公衛整備工作。「接受隔離的人都很棒——他們非常配合，也非常友善。」西斯拉克說：「如果是我，我一天內就發瘋了，但他們都適應得很好。」其中有一對夫婦正值新婚燕爾；西斯拉克告訴我們，他們被允許住在同一間房間，那間房間從此以後就被稱為檢疫中心的蜜月套房。除此之外，這群人彼此之間的唯一互動就是每日一小時的「全員大會」通話，由擔任檢疫中心行為健康顧問的心理學家大衛・凱茲（David Cates）負責進行。「每天他都會為他們提供一種新的應對策略，並與他們討論這種策略。」西斯拉克說：「而且他們可以上亞馬遜網站，所以他們幾乎可以訂購他們想要的任何東西。」

內布拉斯加州的團隊在設計這座隔離設施時沒考慮到的一個問題是，因為該設施位於地面，所以媒體人員能避開警衛，走近大樓，然後透過窗戶窺視裡面。西斯拉克說：「起初，我們擔心這會侵害個人隱私。」結果證明，隔離中心至少有兩位住客都很歡迎這種關注，他們是一對在加州聖塔克拉利塔（Santa Clarita）擁有一家無線電台的已婚夫婦。到了最後，隱私受到侵害的反而是隔離中心的工作人員。「當時我們有一場迷你媒體活動，因為媒體就在這個人的窗邊，而他透過窗戶用 **iPad** 向他自己的無線電台放送廣播。」西斯拉克一邊回憶一邊苦笑著說：「我的書籤裡依然有他們的電台，有時我會在準備工作時收聽。」

整體而言，傑莉．瑟拉堤－戈德曼（Jeri Seratti-Goldman）與她的丈夫卡爾（Carl）這對夫婦給予了該中心大致正面的報導。傑莉在一支從她的隔離室廣播的影片中抱怨缺乏零食、新鮮空氣及人際接觸，並報告說「他們每天只會進入房間三次來提供食物和檢查體溫，我覺得很寂寞」。儘管如此，她仍然告訴觀眾：「我把這件事當作一份禮物。我利用這段時間來反思自己的生活。我甚至開始製作成人著色本，這真是太棒了。」

如果要獲得釋放，接受隔離的人必須連續三次檢測出冠狀病毒陰性。對某些人而言，這需要好幾週時間。與此同時，隨著時序進入三月，美國大部分地區開始就地避難，而重災區紐約市的冠狀病毒感染率也快速接近武漢當地的感染率。「我總覺得我陷入騎虎難下的窘境。」西斯拉克說：「我相信這些人都更願意居家隔離，但只要我們發現他們，就覺得不能讓他們離開。」雖然他們的同胞正在家中集體隔離，但西斯拉克不能從該中心合法釋放潛在感染者，然後將他們送到租車公司。「他們有些怨言。」西斯拉克說：「但我們都在努力邊做邊修正。」

正如路卡杜指出的，美國疾病管制與預防中心當時正在實施剛更新不久（這歸功於賽特隆）卻從未經過測試的法規。西斯拉克不知道如果他照顧的隔離者拒絕進行另一次鼻腔拭子檢查，他該怎麼辦；路卡杜同樣不確定到底該由誰來支付這群人昂貴且非自願的醫療拘留費用。「法規規定美國疾病管制與預防中心**可能**會付錢，但他們不一定會付錢。」路卡杜指出：「我認為有很多領域顯然事先都沒有好好確認，這就是其中之一。」

或許最明顯也最重要的是，美國疾病管制與預防中心更新後的法規以及這座全新的內布拉斯加州隔離中心所設想的是小規模隔離。兩者在設計時顯然都考量到上一場大流行，也就是伊波拉病毒的疫情。待在聯邦隔離設施或許缺乏零食和新鮮空氣，但作為剝奪一些熱愛搭乘郵輪的美國人行動自由的補償，政府也提供了食物、醫療照護、賠償金和工作保障權。隔離是有效的——對十五人而言是如此。

到了三月底，對生活在某種形式的封鎖之下的兩億四千五百萬美國人兌現這些承諾，無疑更加昂貴且在後勤上更具挑戰性——這無疑就是為什麼儘管這些限制的設計宗旨同樣是出於共同利益而剝奪個人的行動自由，政府也沒有在隔離令提出這些限制的原因。由數十名訓練有素的工作人員管理的聯邦隔離精緻體驗，以及由食物銀行、社區團體、鄰居為數十萬無法承擔就地避難的美國人提供的臨時支援，兩者之間的對比是非常懸殊的。

「尤其是我們發現，受 COVID 影響最大的族群往往就是最脆弱的族群。」路卡杜說：「確保他們的權利是很重要的。」西斯拉克還補充說：「如果有人的家裡有其他人可能容易染上病毒，那麼把他送回家隔離是一個很大的問題。」

在田納西州納什維爾（Nashville）與威斯康辛州馬什菲爾德（Marshfield）追蹤家

庭情況的研究人員表示，如果一名家庭成員感染 COVID-19 並在家中隔離，平均有超過一半的同居者會被感染。對於多代家庭一起住在狹小房屋及公寓的群體而言，這種後果是很恐怖的。有個女兒最後埋葬了父母及丈夫，同時還要照顧孩子，而她自己也正在從 COVID-19 康復。有一名男子的父親和兩個兒子都死於 COVID-19，自己也在醫院裡呼吸困難。在採取封鎖措施的國家，家庭傳播估計佔所有 COVID-19 新病例的百分之七十——對病毒的公共控制是以家庭悲劇為代價來達成的。

「我不知道有沒有簡單的答案。」西斯拉克說：「很顯然，我們不能只靠建造大型檢疫設施來應對這一切。」他頓了頓，為這個想法感到震驚。「雖然我想，其實我們是**可以**這麼做的。」

***

當美國的領導人在緊急狀況下需要迅速建造某樣東西時，他們會呼叫美國陸軍工程兵團（Army Corps of Engineers）。二〇二〇年三月，紐約州長安德魯．古莫發覺該州的 COVID-19 病例呈指數級激增，即將在幾週內耗盡醫院病床，於是他向第五十四任總工程師塔德．塞莫尼特中將（Lieutenant General Todd Semonite）尋求協助。

塞莫尼特與他的下屬在從華盛頓特區飛往奧巴尼（Albany）的飛機上想出了一個有五頁篇幅的概念，那是一種標準化設計，能將美國各地的現有建築類型轉變成不完全是醫院但足夠近似醫院的建築。這些「替代性照護設施」有兩種主要形式，塞莫尼特將其稱為「小房間」與「大房間」。

他告訴我們：「小房間會是大學宿舍或高速公路旁的飯店，比如費爾菲爾德旅館（Fairfield Inn）。」在這種情況下，令人麻木且單調到似曾相識的美國建築環境卻顯露出一種意外的好處，使陸軍兵團開發了一種含有八樣成分的配方，能萬無一失地翻修這些千篇一律的飯店。「有個非常簡單的例子是拆除地毯。」塞莫尼特說：「醫護人員討厭地毯，因為它很難清潔和消毒。」稍微複雜的改造涉及了駭入飯店的暖通空調系統，以建立用於控制感染的負壓環境。「我們真的有走進萬豪飯店的一間客房來查看暖通空調系統。」塞莫尼特告訴我們：「事實證明，你其實能欺騙空調來讓氣壓變低，這樣就能把病毒留在房間裡了。」

「大房間」的改造，即會議中心、室內田徑運動場、籃球場，甚至馬場的改造，則需要更多創意。事實上，在改造騎馬設施時，他們需要清除超過三萬三千立方英尺的泥土。「我不太瞭解馬。」塞莫尼特說：「信不信由你，那裡的泥土是一種特殊的泥土，不會傷到牠們的蹄，而且這種泥土顯然非常昂貴，所以我們把一大片塑膠布放在後面，然後把所有泥土倒在塑膠布上。之後就能把泥土放回去。」

在紐約的賈維茨會議中心，塞莫尼特與他的團隊在長長的走道上布置了一排排小隔間，規劃病患、工作人員、材料在設施中的流動，藉此維持清潔與髒汙之間的屏障。

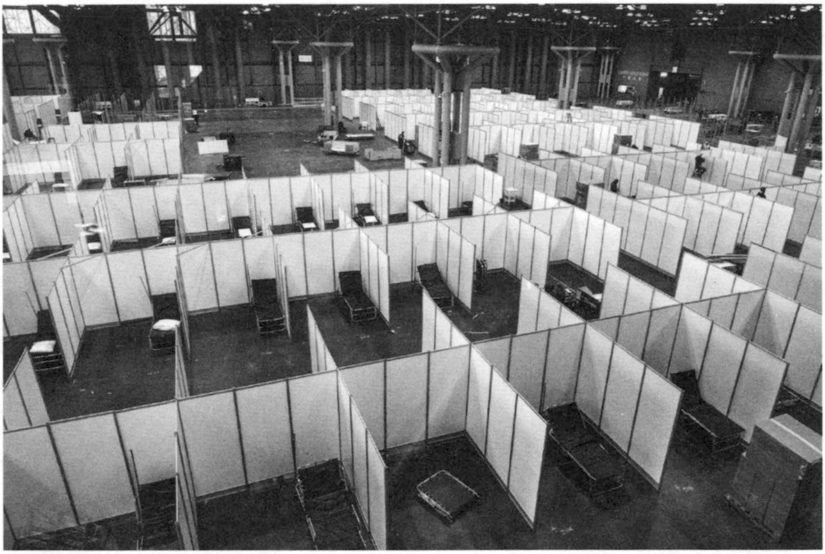

在 COVID-19 大流行期間，紐約市的賈維茨會議中心（Jacob K. Javits Convention Center）被美國陸軍工程兵團改造為替代性照護設施。（照片由聯邦緊急事務管理總署〔Federal Emergency Management Agency〕威爾西〔K. C. Wilsey〕拍攝，由陸軍工程兵團提供）

「我們必須搞清楚：當救護車停下來時，它們要去哪裡？」他說：「我們整理了一本關於垃圾清除、食物和髒衣服的指導手冊。」每座設施都需要一處安全區域來儲存及分配藥物，每個隔間都需要一條氧氣管線來以防萬一。「護理師承受的壓力令人難以置信。他們會拿著電話，讓家屬可以在親朋好友的最後幾分鐘跟他們說話。」塞莫尼特告訴我們：「所以我們建造了一處我覺得相當漂亮的接待區，就像航空公司的貴賓休息室一樣，裡面有又大又鬆軟的椅子和沙發，牆上還有電視，諸如此類的設施。」

在美國爆發COVID-19疫情的最初幾個月，美國陸軍工程兵團對一千一百座設施進行了「現場評估」，其中七十四座建造了一共三萬一千個床位，其中有三十八座是由兵團建造的，還有三十六座是由地方當局利用兵團的模板建造的。其中許多床位都沒投入使用，部分原因是不正當的經濟問題。「很顯然，醫院在病患住院時會賺更多錢。」塞莫尼特解釋：「當時狀況變得很棘手，我不是說有人很貪婪，但如果將他們送到我們的其中一座設施，結果應該會更好。但有些地方卻決定將病患都留在醫院，即使這代表一間病房會塞兩三個人。」

在英國，軍隊也負責將體育館及會議中心改造成所謂的「南丁格爾醫院」，也就是以佛蘿倫絲・南丁格爾（Florence Nightingale）來命名的醫院。這位在維多利亞時代極具開創性的護理師因為將該職業現代化而備受讚譽。因為英國的醫療保健經過國有化，所以避免了這種在美國出現的特殊問題。儘管如此，即使在英國，有些設施內的床位也鮮少使用，有些設施則因為缺乏護理人員而將病患拒之門外，導致批評者指責這些設施華而不實。據估計，設置這些設施的成本不到三億美元，但每個月的營運成本平均約為四百萬美元。有些人說這些錢原本可以用在更好的地方。

這類高速再利用與對其後續費用的不滿，就跟檢疫本身一樣古老。歷史學家珍・史蒂芬斯・克勞肖援引了熱那亞修士安特羅神父（Father Antero）的證詞，這位修士在一六五七年對該市檢疫站的描述顯示，修道院和軍事建築都在鼠疫爆發期間被徵用，以安置病患與接受觀察的人。根據安特羅的說法，臨時建築也建在城牆之外，包括每間可容納一百多人的棚屋和小屋。這些建築是暫時性設施，會在疫情結束之後徹底燒毀，藉此進行消毒。克勞肖寫道：「這個系統是出了名地昂貴。」但在大部分情況下，它又被認為是必要的。正如與安特羅同時代的摩德納公爵（Duke of Modena）圖書館管理員盧多維科・安東尼奧・穆拉托里所說的，瘟疫與戰爭「都是『國家事務』，而國家會投資這兩者的防禦工事。」

「在軍隊裡，我們重視後備資源。」塞莫尼特表示贊同，他說：「我們總是希望確保我們有額外資源，這樣如果最壞的情況發生了，我們也能夠處理。」塞莫尼特提到了陸軍工程兵團在紐約市以北的威徹斯特（Westchester）改造的一座籃球場，它在新冠肺炎之後的命運會是如何呢？那裡的檢疫設備與氧氣管線會被直接保留、儲存，並由納稅人支付每年一次的維修費用，使它能在未來以極小的時間和成本重新啟用嗎？「我們必須從中吸取教訓，並搞清楚什麼樣的儲備能力是一個國家負擔得起的。」他說：「下一次，我們不能再說：老天，我們早該知道這件事會發生。」

事實上，美國公共衛生協會（American Public Health Association）執行長喬治・班傑明（Georges Benjamin）博士告訴我們，這種二次利用應該從一開始就規劃到美國的建築環境裡。「順帶一提，檢疫隔離只是這些需求的其中一種。」班傑明補充說：「作為整體公衛準備工作的一部分，我們必須考慮如何安置因為颶風、洪水或龍捲風——或大規模傳染病疫情——而需要幫助的民眾。」

如果建築師在設計新的體育場館、會議中心、體育設施時考慮到感染控制、廁所設施、電源插座及其他需求，那麼這些建築在緊急情況下就能更便宜、更快速地改造，危機解除之後也更容易恢復原始功能。「我可以告訴你，我們必須做很多工作來修理及清潔紐奧良超級巨蛋（New Orleans Superdome）。」班傑明在描述二〇〇五年卡崔娜颶風留下的問題時說：「但如果你在建造它的時候就讓它在緊急情況下可以發揮更大作用，你受到的損害就會比較少。」

此外，班傑明也告訴我們，這類設施的雙重用途價值應該成為更能吸引公民領袖的投資。根據克勞肖的說法，這就像是在十六世紀的義大利，提供臨時瘟疫醫院也被視為「統治者展現高尚美德的一種機會」。

在中國武漢這個最早出現COVID-19的城市，閻志就扮演了文藝復興王子的角色。閻志被母校武漢大學形容為「企業家中的詩人，詩人中的企業家」，他起初是一名廣告主管，後來創辦了自己的購物中心開發公司卓爾智聯集團（Zall Smart Commerce Group）。在過去十年內，他不僅編纂了一本中國詩歌選集，還在《富比世》（*Forbes*）全球富豪榜上佔有一席之地。

閻志就像一位熱那亞公爵一般，當疫情大流行襲擊他的家鄉時，他挺身而出，利用公司資源將一座會議中心、一座展覽館、一座體育館改造成武漢的三座臨時醫院，並在湖北省其他地方設立好幾座臨時醫院。這些建築被稱為方艙醫院。概念類似美國陸軍工程兵團的替代性照護設施或英國的南丁格爾醫院，但在設計及使用上都帶有明顯的中國特色。

武漢當局因為掩蓋人傳人的可能性，使其最初的應對非常糟糕，後來他們封鎖整座城市，並宣布一項遏制大流行的大膽新計畫，以充滿信心的標題報告：「武漢抗擊冠狀病毒疫情的第一槍已經打響！」從二月初開始，地方官員挨家挨戶測量體溫及詢問症狀。任何疑似感染病毒或已知與COVID-19病患有過接觸的人，都被送往方艙醫院。他們在那裡進行檢測：結果為陰性的人會被送回家就地避難，度過該市嚴格的七十六日封鎖；結果為陽性但只有輕微或無症狀的人則留在方艙醫院，集體接受監測與隔絕。

如果病患的症狀惡化，他們會被轉移到該市的一般醫院。與此同時，這些原本相對健康的人被關在方艙醫院，他們在確認康復之前無法離開，甚至無法見到朋友及家人。這些設施經過細心布置來防止交叉感染，而且每個人都戴著口罩。儘管如此，想出方艙醫院這個概念的醫生王辰卻強調，方艙醫院的設計是「一個社區」，原本孤立的病患能在院內「相互支持並參與社交活動」。照片顯示病患在間隔六英尺的情況下一起跳廣場舞以及慶生；閻志編寫的手冊成為方艙醫院建設與運作的免費指南，其中包含汙水處理與消毒程序的部分，以及一張「豐富患者的文化生活」及「增強患者戰勝病毒的信心和勇氣」的建議清單。

閻志在給同行作家方方（她的《方方日記》最初發表在中國的微博上，提供了一段對該市疫情相對未經過濾的即時紀錄）的簡訊裡寫道：「我們將要安裝多台電視、設圖書角、設充電島、設快餐角、保證每個患者每天取得一個蘋果或香蕉，盡量讓患者感到溫暖。」方方在隨後的日記裡補充說，她看到網路上流傳的一些關於臨時醫院的疑慮，但根據患者自拍的影片，她的結論是「那邊醫療環境相當不錯，病人也很樂觀」。

當然，中國醫生普遍認為方艙醫院體系使他們能夠控制這場大流行。根據武漢與哈佛大學的生物統計學家發表的資料，武漢的新病例數在一月二十四日攀升到高峰，然後在制定集中檢疫之後迅速下降，到了二月六日，病毒再生率（reproduction rate）降到1以下（換句話說，每個感染者平均將病毒傳給不到一人）。在二〇二〇年底，當局的報告指出，武漢自五月中旬之後就沒有出現新的COVID-19病例，而當歐洲與美國正在第二波及第三波疫情中苦苦掙扎時，武漢居民卻能興高采烈地參加音樂節和泳池派對、逛夜市、去電影院，全都沒戴口罩。

正當塔德．塞莫尼特與他的團隊在美國各地建造替代性照護設施時，有些公衛專家呼籲當局使用這些設施來收容所有陽性病例及其接觸者，而不是只收容重症患者。

在二〇二〇年四月七日《紐約時報》發表的一篇專欄文章裡，哈佛公衛學院前院長哈維．芬伯格（Harvey Fineberg）博士及其同事認為，使用「分散的指定設施來收容及監測患有輕症的隔離者和接受檢疫的人」確實會「讓我們必須忍受新的艱難挑戰」。然而，他們補充說，這種方法也會在減少感染及死亡方面提供最好的結果，並使我們更快回到正常生活。

「我們在美國疾病管制與預防中心也有同樣的討論。」馬丁．賽特隆嘆息道：「技術上，依照中國人的方式來做會更合理。從社會學、意識形態的角度來看——粗獷的美國資本主義與民主政治相對於中國的群體秩序與嚴格的政府控制——你只是看到人們對這些事情的兩種接受方式。」同樣的角力也在義大利上演。二〇二〇年三月，中國醫生參訪代表團強調了方艙醫院設施對於集中隔離與檢疫的重要性；隔月，義大利國家衛生研究所的傳染病主任喬凡尼．雷扎（Giovanni Rezza）告訴《紐約時報》，「義大利政府並不認為集中管理的做法是『可行、可能、值得讚賞的』」。

塞莫尼特說：「當我們在四月進行這些改造工作時，沒人真正多加考慮過隔離的問題。」他告訴我們，軍方內部很快制定了中國式政策，將所有檢測出陽性的士兵（即使是無症狀的也一樣）關在一個特殊軍營裡進行監測及隔絕。「這樣一來，我們就能對他們進行集中管理和控制。」他說：「但政府並沒有真的要求我們為城市建造任何隔離設施。」

塞莫尼特繼續說，這類設施比較容易改造。他的工程師思維立即進入解決問題的模式。「或許會有兩三種不同類型——如果有人原本就罹患疾病，而且已經超過特定年齡，那麼他們的隔離室看起來或許會有點不一樣。」他彷彿預料到塞特隆提到的粗獷個人主義對集中管理的抵制，大聲問道：「我想真正的問題是：真的有辦法用分散的方式來做這件事嗎？」

二〇二〇年三月，塞莫尼特曾要求他的研發團隊調查，是否可以將 PODS 等可攜式移動貨櫃改造成單獨的防護隔離病房；後來他也思考設計與運輸這些材料的可行性，以便將普通的美國臥室改造成隔離病房。他告訴我們：「我只是想到什麼就說什麼，不過我們可以思考一下工具組的可行性。」然後他熱情地描述五金行販賣的那種塑膠拉鍊門可以在住宅翻修期間密封粉塵。塞莫尼特說：「改造臥室顯然會比改造醫院病房簡單得多。」

儘管如此，事實很快就證明，分散的做法導致了一些只透過工程會比較難解決的小問題。塞莫尼特承認：「我們愈來愈擔憂，我想全國都是如此，在軍隊也一樣。」他將談論的重點從建造隔離所的具體細節轉移到隔離所的情緒影響。「如果有人長時間處於這種狀態，比如有人失業，有人擔心生病，那會發生什麼事呢？全國自殺率正在節節升高。」

＊＊＊

在二〇二〇年之前，要找到一個親身經歷過嚴苛檢疫的人並不容易。一九一八至一九一九年流感大流行與美國計畫等最後幾次大規模檢疫的倖存者幾乎都過世了。從那時起，有數十萬人接受檢疫：一九五〇年代初期在小兒麻痺症疫情期間的數千名兒童，當時疫苗尚未開發出來；二〇〇三年在多倫多及台灣SARS疫情的數千人；過去十年內在伊波拉疫情的整個都市社區和村莊。儘管如此，檢疫仍然遠遠不是一種普遍經驗。在二〇一九年，只有少數不幸的人經歷檢疫的考驗。

醫生派翠克·拉羅榭爾（Patrick LaRochelle）於剛果民主共和國的一間醫院工作時，在沒有戴手套的情況下無意間治療了一名伊波拉患者，因此加入了這群不幸的人。拉羅榭爾是一位長相討喜、戴著眼鏡的年輕醫生；他和妻子都是虔誠的基督徒，並選擇作為某個傳教組織的一份子，在剛果民主共和國服務。

在二〇一八年十二月下旬的那個重大日子，當拉羅榭爾即將結束輪班並準備回家時，他聽說有一名婦女的血氧濃度很低，子宮裡還有個死胎，剛被轉移到加護病房。在西南方四十英里處的鄰近城鎮，伊波拉病例一直在增加，不過儘管拉羅榭爾的醫院在過去一個月內都處於高度警戒狀態，卻尚未出現感染病患。他承認說：「我們當時出現了所謂的警戒倦怠。」拉羅榭爾拿出自己的聽診器，聽了她的心音及肺音，然後詢問病患來自哪裡。病患的答案是一座伊波拉病例開始成倍增加的村莊，這令他注意到病患的眼睛也發紅了，而護理師試圖放置靜脈導管的部位也開始滲血。她在兩小時後去世了，血液檢查證實她感染了伊波拉病毒。

拉羅樹爾說：「我已經記不清接下來發生什麼事了。」他給我們看了一張令人心碎的照片。在照片中，他的妻子和兩個年幼的孩子從六英尺遠的地方假裝擁抱他，他們張開雙臂，彷彿要撲進他懷中。鑒於當地的局勢並不穩定，拉羅樹爾很快就與家人分隔，美國國務院也很快把他撤離剛果民主共和國。當時，新的美國國家檢疫中心還在建造中，所以泰德．西斯拉克與內布拉斯加大學醫療團隊接到了一個任務，就是在他們的生物防護病房安置及監測拉羅樹爾兩週。

雖然拉羅樹爾知道自己的接觸情況不太可能導致感染，但他心中仍有一部分不禁懷疑，自己是否再也觸碰不到妻兒了。儘管如此，但他告訴我們，「身為一個有點內向的人，我在那段時間其實很平靜也很放鬆。」在拉羅樹爾到來之前，護理師已經將他的妻子安娜（Anna）用電子郵件寄來的照片印出來裱框，並在房間裡放滿小說和雜誌。他利用這段空閒時間、跑步機、健身腳踏車，十年來首次試圖鍛鍊身材，這個目標被那裡的醫生及護理師破壞了，因為他們會在路過時帶奧馬哈烤肉及餅乾送給拉羅樹爾。

當我們詢問拉羅樹爾隔離經驗對他有什麼影響時，他告訴我們，這讓他更加意識到強制隔離會造成多大的心理創傷。不是因為他有這種感覺。相反地，他告訴我們，他發覺雖然美國人或許是最有可能抗議強制隔離的人民，但美國的個人主義也以幾乎獨一無二的方式幫助人們忍受甚至享受隔離的經驗。畢竟，在不同的背景下，檢疫也可以像是一場為期兩週的 Netflix 狂歡。拉羅榭爾說，相比之下，他後來問他孩子的剛果保母迪妮絲（Denise），如果她被隔離幾天以確保她沒有感染伊波拉，會有什麼感覺。他說：「她臉上浮現出驚恐的表情。」他與迪妮絲交談時發現，讓她害怕的是想到要跟家人和社區分離，而不僅僅是限制自身自由來保護他們，或甚至是感染伊波拉的可能性。

拉羅榭爾的剛果同事派翠克．烏卡瑪（Patrick Ucama）證實了這項評估結果。「將家人單獨留在某個地方並不好。」烏卡瑪告訴我們：「這是我們文化的基本理念之一。」他說，所以當他試圖拘留疑似感染伊波拉的病患時，「我送去隔離的人，十個人裡只有一個人接受，其他九個人都會拒絕隔離然後回家。」

烏卡馬的經驗已經受到西非和中非各地的公衛官員分享，並被視為疫情蔓延的重要因素之一。在二〇一四年至二〇一五年的獅子山，估計有三分之一的病患會躲避接觸追蹤員，並拒絕向治療中心匯報病情；整個地區有數十名檢測出伊波拉陽性的病患逃離治療中心，有時是在家人幫助下逃離的。由於西方醫學無法提供治癒伊波拉的方法，所以比起在強制隔離中受苦，身邊還圍繞著穿戴防護服的陌生人，傳統治療師及居家照護似乎更具吸引力。拉羅榭爾告訴我們：「我認為，看起來相對微不足道的事情可能會對人們產生巨大的影響，比如你穿的防護服。」

我們聽到這段話時，就想起我們曾在一年前參訪倫敦皇家慈善醫院（Royal Free Hospital）的高級隔離病房，那裡的隔離設計很不一樣。臨床主任邁克．雅各布斯（Mike Jacobs）醫生說：「我們因為設置這個系統而被嘲笑。」當時他向我們展示該院的兩個崔氏隔離箱（Trexler isolator）之一。「沒有其他醫院採用這種系統，但我們對它非常滿意。」

在內布拉斯加州及已開發國家的幾乎所有地方，生物防護照護的做法都是將病患安置在負壓病房，並讓工作人員穿著多層的個人防護裝備。相比之下，英國的伊波拉病患是被單獨安置在負壓透明塑膠帳篷內；為了照顧病患，醫生及護理師會套著聚氯乙烯牆壁上裝置的半身防護服。這套系統是由美國印第安納州的菲利浦．崔斯勒（Philip Trexler）於一九五〇年代設計的，起初的設想是當作無菌環境，裡面可以飼養無菌動物來進行醫學研究。崔斯勒更喜歡別人稱呼自己「崔斯」（Trex），他很快就夢想美國各地的醫院手術室會安裝他的隔離箱，以防術後細菌感染，但在一九五〇年代及一九六〇年代，新抗生素的激增似乎提供了更便宜也更容易的感染控制手段。後來，他在一九六六年搬到英國皇家獸醫學院（Royal Veterinary College），領導一項旨在為工業生產培育無病原豬的計畫。當一九七〇年代的非洲出現第一批伊波拉、拉薩、馬堡

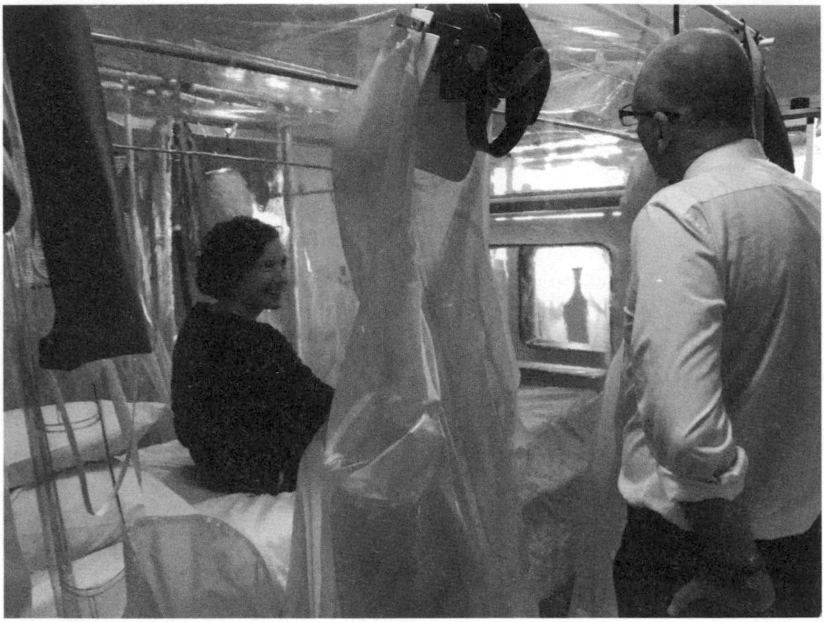

妮可拉．特莉坐在崔式隔離箱內，隔著塑膠牆跟麥克．雅各布斯醫生說話。（傑夫．馬納夫攝）

病毒出血熱的病例時，人們嘗試使用改造的崔式隔離箱來進行傳染病隔離。於是它流行起來了。

當妮可拉爬進崔式隔離箱來體驗病患的視角時，麥克．雅各布斯示範了他提供照護的方法。他解釋：「首先，你會穿上這件空氣外套來保持涼爽，它會向你吹冷空氣。」然後他蹲下來，把手臂伸進防護服的袖子，把頭伸進鼓起的類浴簾材料，好似在穿毛衣一樣扭動它，使它落下來圍住自己，接著他突然就現身在

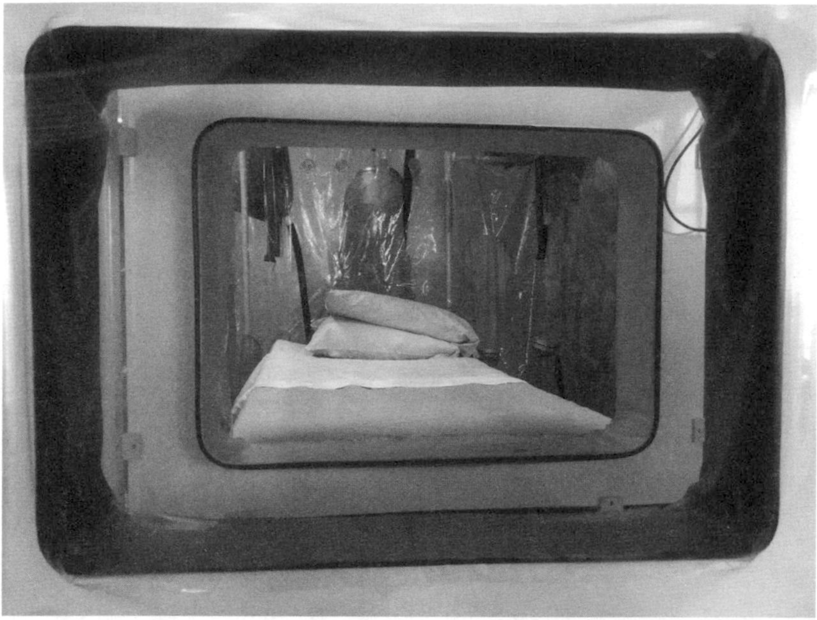

倫敦皇家慈善醫院的崔式隔離箱內部。（傑夫・馬納夫攝）

帳篷內，只不過完全包裹在一層塑膠裡。「你不是遠離隔離箱，而是就在隔離箱裡面，但顯然又是在外面，如果你懂我的意思。」雅各布斯說：「你已經把自己套進裡面了。」

崔式系統的優點立即顯現出來了，特別是在我們跟貝爾蒂納托於威尼斯一起穿過個人防護裝備之後。一層層塑膠和泰維克防護服、頭套、手套、靴子、圍裙、面部保護裝備需要整整十分鐘才能正確穿脫，而且很快就會變得超級悶熱，這就是為什麼像凱西・希克斯這樣的護理師在獅子山治療伊波拉病患時，一次只工作四十分鐘。在皇家慈善醫院的隔離病房，護理師一次輪班會工作十二小時，他們在調整起霧的護目鏡或脫下泰維克防護服時，不會有意外感染的危險。事實上，雅各布斯說，任何人都可以在最少的指導下將自己「套進」隔離帳篷，這代表其他缺乏傳染病訓練的醫療專業人員甚至家人，都能安全地親自探望病患。

雅各布斯告訴我們：「我們非常清楚，對於像我們這樣每兩三年發生一個病例的低容量體系，使用不需要密集訓練和保持訓練的系統式生物防護解決方案時，維持安全照顧病患的能力變得容易多了。」崔式隔離箱內的病患可以清楚聽到他的聲音，更重要的是可以看到他的臉。雖然帳篷很寬敞且光線充足，但不難想像的是，在裡面一段時間之後可能會出現幽閉恐懼症。「但我認為崔式隔離箱的某些優勢有點違反直覺，」雅各布斯說：「因為你必須權衡是使用崔式隔離箱，還是穿戴會讓你嚴重失去人性的個人防護裝備。雖然病患被關在一個空間裡，但其實崔式隔離箱帶來了遠遠更真實的人際接觸，反而是如果有人一直穿著太空服進來，你又看不見他們的臉，這在某方面來說會更可怕。」

剛果的加護病房醫生理查・科揚（Richard Kojan）因為穿著個人防護裝備治療伊波拉病患而深感挫敗，他在參訪皇家慈善醫院之後，最近設計出一種類似崔式隔離箱的廉價臨時帳篷，稱為CUBE或生物安全緊急照護病房。二〇一八年十二月，貝尼

（Beni）設立了一間具有十八個CUBE的醫療中心，位於派翠克．拉羅榭爾在剛果民主共和國的醫院以南相距幾小時的車程。在美聯社（Associated Press）的一段影片中，一名醫生套進半身防護服，俯身靠近一名患有伊波拉的婦女來幫她做超音波檢查；隔壁還有一名丈夫探望生病的妻子，隔著塑膠簾跟她微笑聊天。那名醫生說：「這種病房可說是更有助於社交。」那名丈夫也同意，他說：「當她看著我微笑時，我覺得我們又在一起了，而且她很快就會回家。」拉羅榭爾告訴我們：「根據情況實驗檢疫方式和發揮創意是非常重要的。該怎麼保護群體，同時提醒隔離者他們其實也是我們群體的一份子呢？」

有趣的是，崔氏隔離箱被改造使用的另一種情況是收容免疫不全的兒童，例如「泡泡男孩」大衛．維特（David Vetter），一九七六年一部由約翰．屈伏塔（John Travolta）主演的電視電影就是受到他的生平所啟發。當維特於十二歲過世時，他是第一個終生處於醫療隔離狀態的人。他與世隔絕進行檢疫，同時等待治療上的突破。

研究人員發現，這種經歷使他的空間和時間感嚴重扭曲。根據醫學歷史學家羅伯特．柯克（Robert Kirk）的說法，維特幾乎不存在空間意識，而且「無限空間的概念讓他感到困惑又恐懼」。與此同時，「由於時間決定了他周遭發生的所有活動，所以大衛發展出高度敏銳的時間感。」柯克寫道：「大衛是靠時間而非空間來學會如何適應世界。」

＊＊＊

不意外是，恐懼是對隔離的常見反應：對孤立的恐懼、對疾病的恐懼，最根本的就是對未知的恐懼。關於隔離的經歷，留下來的歷史證詞很少，或許是因為其固有的、看似非英雄的被動性，隔離生活的強制空白往往會在回憶錄和旅行記敘中略去不提。這些歷史證詞顯示，一般而言，檢疫一直是「一種最不受歡迎的制度」。這句話來自大衛．巴恩斯，他在記錄費城檢疫站的歷史時，追蹤了在這座建築書寫的信件及日記。他告訴我們：「許多人談到極端的無聊以及不耐煩，還有對生病的恐懼。」

歷史學家亞歷克斯．切斯－萊文森在關於地中海檢疫的研究中引用了英國婦女格里菲斯（Griffith）太太的旅行回憶錄。格里菲斯太太寫道：「直到現在，我才想到瘟疫。」她抱怨說，自己被馬爾他檢疫站收治一事產生了很諷刺的影響，使她「幾乎害怕」生病。狄更斯（Charles Dickens）在一八五七年的小說《小杜麗》（*Little Dorrit*）以馬賽檢疫所的場景作為開頭，原本快樂的米格斯（Meagles）先生哀嘆道：「自從我來到這裡之後，就一直患有瘟疫。我就像一個神智清醒卻被關在瘋人院的人。我無法忍受對這件事的懷疑……我每晚都會醒來，然後說：現在我明白了，它已經來了，我即將遇上它了。」

對於許多歐洲旅客而言，在檢疫中度過的時間令人不安：突然之間，**他們**變成了外來者，因為出國旅行而變得過於危險及骯髒，進而無法回家，使他們重返文明社會的機會變得不確定又因情況而異。切斯－萊文森引用了東印度公司（East India Company）官員大衛．萊斯特．理查森（David Lester Richardson）的檢疫回憶錄。理查森寫道，身處「如此明顯和可疑的人群中，而且知道陌生人會害怕我們的觸碰」，是一種非常「奇怪的感受」。

在二十一世紀，事實證明 COVID-19 封鎖最初也同樣可怕。在武漢，方方將封鎖令生效前後的那段時間形容為「可怕的五天」，當時「武漢大多數人都處於極度恐慌的狀態」，而病毒就在城市中任意遊走，「像妖魔一樣隨時隨地出現，鬧得大家驚恐不安」。

這種激烈的情緒幾乎難以持續到檢疫期結束，而且不久之後，這種經驗通常會轉變為憂傷情緒的小調集成曲：焦慮、寂寞、壓力、悲傷，這一切都被無處不在又不可動搖的單調乏味所覆蓋。正如卡繆（Albert Camus）在小說《瘟疫》（*The Plague*）寫的，在強制封鎖數週後，「最初幾個星期的憤怒抗逆已經被消沉替代了」。

在二〇二〇年，這種無聊和沮喪的情緒就表現在以下事實中：據報導，英國人在封鎖期間有將近一半的清醒時間都在看 Netflix；美國的酒類銷售量在大流行的最初三個月增加了百分之二十七；世界各地有幾百人在「無目的地航班」上花了數千美元。所謂的無目的地航班就是儘管有旅遊禁令，仍為「那些想要展開翅膀的人」提供的環遊旅程，途中還提供機上餐飲。

對於一六五〇年代的熱內亞隔離者而言，供他們緩解無聊的選項或許更不吸引人。根據珍・史蒂芬斯・克勞肖的說法，「安特羅神父建議，婦女可以透過縫紉及修補或製作襯衫、為嬰兒包裹襁褓和教會裝飾品、進行精神上的奉獻來保持忙碌。」當然，這些活動非常類似於醫療拘留限制以外早已存在的娛樂選項。隔離的其中一個諷刺之處在於它會讓人覺得日常生活是非自願的——甚至是不可逃避的，因而變得難以忍受。聖嘉祿・鮑榮茂（St. Charles Borromeo）在十六世紀擔任米蘭大主教時勸誡信徒，他們不該期待享受隔離，而是應該回歸隔離的理念根源。「每個人都應該準備好妥善利用這段時間，」他建議道：「並將隔離期的每一天視為大齋期（Lent）的神聖時光。」

藝術家法蘭西斯・艾維（Francis Hervé）在一八三〇年代奧地利與匈牙利衛生邊界上的哲蒙（Zemun）（當時稱為塞姆林〔Semlin〕）接受隔離時寫道，他的旅伴就缺乏這種精神支柱，在隔離期第一天寫信，第二天清點自己的旅行花費。「但在第三天之後，他沒有辦法驅趕煩躁的情緒，而且不斷嘟嘟囔囔抱怨。」艾維寫道：「他會在八點鐘上床來消磨一些時間，但那樣的權宜之計也沒有幫助，因為他發現自己這麼早就寢是無法睡著的。」

「無聊只是一種信號。」在佛羅里達大學研究無聊這種情緒的心理學家艾琳・魏斯蓋特（Erin Westgate）解釋：「它會警示我們，我們正在做的事沒有意義，或是我們沒有專注參與。」美國人在COVID-19封鎖期間對這種信號的應對方式千差萬別，包括透過社交媒體狂刷負面消息（doom-scrolling）、挑釁違規者和不戴口罩的人、不斷打開冰箱門來提振精神，或者只是倒一杯飲料。（魏斯蓋特的研究顯示，酒精確實能有效壓抑無聊的情緒，「至少暫時壓抑」。）

其他人則發現了更高尚的應對策略，包括為鄰居縫製口罩及運送食物、烘培酸麵糰、學習語言、製作Zoom歌劇，或者單純沉浸在大自然或自家周遭的美好事物。歷史上充滿了這種令人羨慕的生產力案例，比如法國詩人兼政治家阿爾方斯·德·拉馬丁（Alphonse de Lamartine）聲稱自己是在哲蒙隔離期間寫下了備受讚譽的遊記《東方之旅》（*Voyage en Orient*）的塞爾維亞部分；英國政治家班傑明·迪斯雷利（Benjamin Disraeli）也不遑多讓，在一八三〇年夏季關在馬爾他檢疫站期間創作了兩本小說的草稿。在狄更斯的《小杜麗》中，米格斯先生最終懷念起他逗留在馬賽檢疫站的時光。「但是，上帝保佑我！」米格斯先生一邊津津有味地搓著手一邊喊道：「隔離是一件極其愉快的事，不是嗎？你知道我常常希望自己能重返那裡嗎？我們這群人相處得很好呢。」

事實上，十九世紀見證了一種新文學次類型的短暫繁榮。在這種文學次類型中，檢疫站悠閒又必然全球性的環境成為發現共通興趣，甚至萌發戀情的場景。（一八三〇年發表在《紐約月刊》〔*The Knickerbocker*〕的甜蜜短篇故事〈愛在隔離時〉〔Love in a Lazzaret〕就是該文類的經典，來自美國北方的旅客德拉諾〔Delano〕對一位醫療拘留的同伴產生「最無法抵賴的症狀」——這裡指的是愛情，而不是霍亂。）正如文學學者凱莉．貝齊奧（Kelly Bezio）寫的，「隔離敘事努力將所有民族的共同人性描繪成一種慰藉的來源」。可惜的是，這種關於隔離的統一與分離力量的觀點非常罕見。兩個世紀之後，COVID-19 大流行促使以隔離為主題的情色作品興起，其中包括涉及乾洗手、Zoom 窺視症、被迫和陌生人一起封鎖的色情故事。

魏斯蓋特的研究還包括了她所謂的「混蛋研究」（the jerk study），她會在這種研究中強迫受試者觀看一支極其無聊的石頭影片，然後讓他們選擇透過按鈕來拿走別人的錢，理由只是為了有事可做。她的研究呈現出具有說服力的證據，顯示如果無聊的人只擁有糟糕的選擇，就會做出傷害自己或他人（或兩者皆有）的行為。相反地，如果同一群無聊的人也可以選擇給別人錢，那麼幾乎每個人都會照做。她說：「不過，如果你沒有給他們選擇，他們就會四處張望然後說：我沒有事可做，所以我要做壞事了。」

她繼續說，從這項研究推斷到隔離的單調乏味，顯示當局或許不僅應該提前思考隔離的後勤問題，也應該思考隔離的體驗，即隔離的**原因**，以及**地點**、**內容**、**方式**。「只是說『大家回家並待在家裡』是不夠的。」魏斯蓋特說：「你應該試圖在隔離期為人們提供有意義的事來做。不一定要是**快樂**的，只要是豐富心靈的經驗就好。」

***

「我之前跟你們談話時，覺得自己像個專家。」馬丁．賽特隆說：「但我現在發覺，我在隔離上還有很多需要學習的地方。」在COVID-19之前，賽特隆比我們認識的所有公衛官員都要花更多時間在閱讀、思考、討論隔離上。對於隔離帶來的挑戰和傷害，應該沒人比他準備得更好。然而，當我們在冠狀病毒大流行發生的幾個月後跟他交談時，即使是他的笑聲都顯得苦澀極了。他告訴我們：「在美國人民分裂的選舉年期間，試圖在帶有生存威脅的即時環境下跟非專家一起使用一種過時又可怕的公衛工具……我根本無法形容這有多困難。」

對於已經應用在升級檢疫上的所有技術、法律、倫理、建築巧思而言，當我們需要嘗試這些巧思來遏制二十一世紀第一場全球大流行時，美國疾病管制與預防中心和美國各地的公衛當局大多徹底失敗了。冠狀病毒並沒有讓這場挑戰變得容易。正如賽特隆所說的，COVID-19的空氣傳播模式及無症狀傳染使它「既能快速移動又具有潛伏性」。眾所周知的是，美國疾病管制與預防中心在嘗試施行快速準確的檢測時失敗了，這使病毒在社區中傳播，以致於遏止疫情的唯一選項是大規模檢疫或封鎖。

以美國為首的各個國家之所以很難控制COVID-19傳播，其中有許多原因很容易預測——事實上，大多數原因公衛學者已經概述過了。二十年前，美國外交關係協會

（Council on Foreign Relations）的網路安全與全球健康專家大衛・菲德勒（David Fidler）詳細描述了美國容易受致命微生物侵襲的幾種方式。他首先指出，當公衛權力歸屬於地方層級時，聯邦結構會以破碎又不協調的方式應對大流行。菲德勒補充說，「著重在保障個人權利及限制政府權力的法律系統」也是隔離和其他保持社交距離措施注定失敗的法律系統。「在這樣的系統裡，全體公民總是會警惕及懷疑政府侵犯自己的權利，這產生了一種不信任的氛圍，會對抗政府遏制流行病的工作。」

菲德勒寫道，美國數十年來一直忽視公衛基礎建設。「人們忘記了，『法治』超越——而且必須超越——僅僅白紙黑字的條文。為公共利益行使的法律權力必須有資源、人員、訓練、裝備的支持，才能有效行使法律管轄權。」

儘管有馬丁・賽特隆和凱西・希克斯的努力、泰德・西斯拉克的美國國家檢疫中心，以及無數的會議、模擬、桌上模擬演習，但在菲德勒的論文發表以後，這二十年來的變化仍然不夠。美國疾病管制與預防中心的公衛法律計畫主任馬修・潘（Matthew Penn）證實了我們的猜測，也就是很少有專家考慮過隔離的所有步驟，甚至是任一步驟。「隔離能在哪裡進行呢？」在二〇一九年五月舉行的全國大流行防範高峰會上，潘向一屋子的法官及法院官員反問。「人們會佔據空間，他們會待在某些地方，但談到規劃、後勤時，隔離會怎麼進行呢？我們的法律對這些事隻字未提。」

潘顯然熱衷於解開地方、州、聯邦判例法相互交織的奧祕，他花了二十分鐘詢問一個接一個尚無解答的問題，偶爾停頓一下來加強戲劇效果。他問道：「不配合隔離的處罰是什麼？」畢竟，接受隔離的人或許應該待在家裡，但強制隔離又是另一回事了。「假設有個處於隔離令之下的人真的離開家了。」潘繼續說：「會有罰款嗎？會逮捕他嗎？誰要逮捕他？我可以告訴你，法律有時候不會說明這些問題的解答。」

潘在加入美國疾病管制與預防中心之前，是南卡羅萊納州衛生部的專職律師。南卡羅萊納州確實有一條在一九五四年通過的法規，要求郡治安官、警官和警員協助執行隔離令。潘說，當他在工作中與執法人員交談時，他會詢問他們對這條法規的看法。只有少數人聽說過這條法規；大多數人表示他們不打算做這種事。潘說：「我在南卡羅萊納州各地都會聽到：我們不會幹這種事的。」

對於聽過潘演講的人而言，美國各地的郡治安官普遍拒絕在 COVID-19 期間強制禁止大型集會一事並不意外。對於任何讀過菲德勒論文的人而言，抵制公衛命令（比如拒絕戴口罩來保護自己與他人）似乎同樣必定會錯誤地成為捍衛美國憲法自由的象徵。

馬丁．賽特隆評論道：「令人驚訝的是，全球社會居然幾乎無法應用已經被詳細研究的歷史案例，並切實運用這些教訓。」他研究一九一八年流感大流行期間公衛介入措施的效用與時機，這項研究不僅塑造了美國應對大流行的指導手冊，也建立了世界衛生組織應變架構的基礎。南韓等其他國家則使用美國疾病管制與預防中心的計畫，儘管他們付出了巨大的代價，卻在很大程度上成功遏制了新冠病毒。

賽特隆告訴我們：「我應該更關注一九一八年的政治情勢和背景的，這樣我就會察覺，某些成敗因素會取決於領導能力、溝通及協調。」在COVID-19期間，美國公衛應變措施幾乎立即就被政治化，而這個國家對於科學專業的信任也早已被嚴重侵蝕。「我們訓練了許多國家，告訴他們這些措施的推行方式及重要性。」賽特隆說：「結果就變成這樣了：世界上其他成功遏制疫情的國家都在使用這種策略和美國政府的知識力量，但是，」他搖了搖頭說：「我們自己的領導階層卻嗤之以鼻。」

賽特隆承認，另一個盲點在於把隔離與其他類似措施視為公衛工具，也就是在特定情況下延緩疾病蔓延的工具，而非將其視為一種必須實施、執行並持續數月的生活經驗。這是我們一再注意到的落差：在許多次大流行模擬時，我們看到參與者會實施隔離，然後就繼續跳到下一個挑戰，想當然地認為隔離會如預期般發揮作用。「我參與過的大多數活動都非常重視開頭做了什麼，然後快速跳到結尾階段。」賽特隆贊同地說：「沒人重視中間階段，但那才是最困難的部分。」

他告訴我們，在現實中，能在COVID-19這樣的大流行期間控制傳播和減少死亡的限制措施，必須比看似合理的時間更早實施，也必須比看似合理的程度更加嚴格，而且這些措施必須持續一段長到磨光所有人耐心的時間。

「我們美國就沒有勇氣去做這件事。」賽特隆深深嘆了一口氣，說道：「這真讓我感到慚愧。」

第三部

動物、植物、礦物、外來物

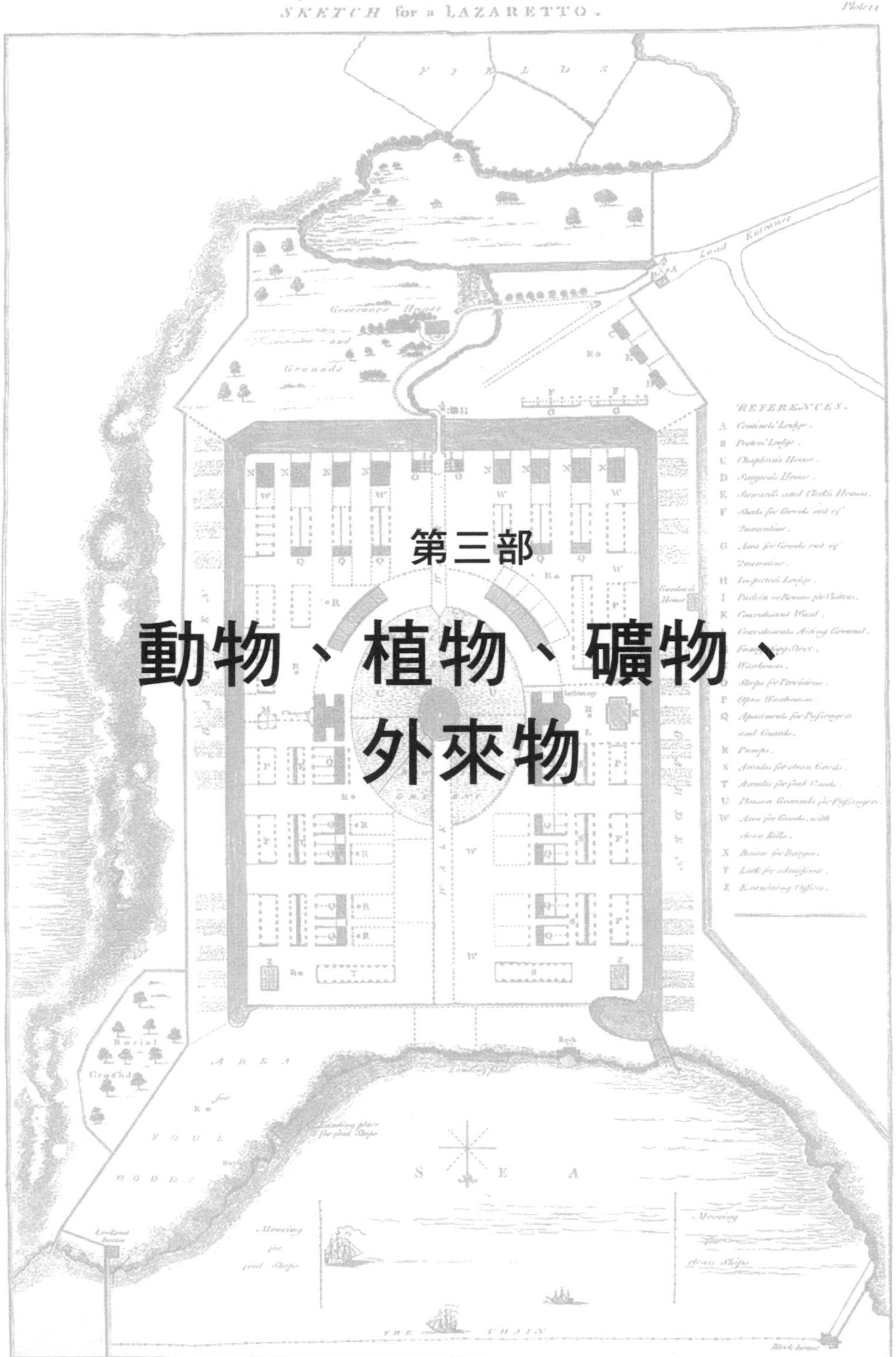

第六章

邊境生物學

大多數蜘蛛都是獨行俠，但被演化生物學家諾瓦・品特－沃曼（Noa Pinter-Wollman）眷養在洛杉磯實驗室中的蜘蛛則是例外。這些小型、淺棕色、表面毛茸茸的非洲群居型蜘蛛，生活在可容納數百隻個體、絲線錯綜的巢穴結構中。而群體中的親屬關係又更緊密地交織在一起，其中的處女蜘蛛「阿姨」（auntie），會犧牲自己做為下一代的食物來源。

和人類一樣，群居型昆蟲從共同生活中獲得了無上好處：透過集體合作，品特－沃曼的蜘蛛能夠捕捉比牠們自己重上十倍的獵物，還能織出更密集、更堅固的網做為庇護與屏障，以躲避飢餓的鳥兒。然而，和人類社會一樣，社會化的缺點，就是個體間的緊密也增加了得到傳染病的風險，尤其如果環境潮濕，真菌病原體就得以在巢穴中迅速傳播，不到幾天就能消滅一整個族群。

在品特－沃曼的蜘蛛研究裡，每隻蜘蛛都會被塗上一點霓虹漆以方便辨識，她發現做為一個群體，蜘蛛們會根據染病風險來調整自身行為，在取得食物和避免感染之間精心打造一套平衡。比較勇猛的蜘蛛們在乾燥的容器中，主導著貧瘠狩獵場上的一切；另一群謹慎的同伴則在潮濕環境中更佔上風。換句話說，面對染病的風險，牠們就像在進行一場「蜘蛛隔離」。

品特－沃曼做的研究非常少見，她從幾十年前就開始關注那些並非人類、卻過著社群生活中的生物，如螞蟻、蜜蜂、白蟻、蜘蛛，包括牠們是如何設計巢穴結構、又如何調整行動，避免暴露於疾病之下。

這項研究背後有一個常見的假設：幾千年來，所有社會性物種都必定受制於這些棘手的權衡取捨，或許正因如此，社交距離和隔離的背後，蘊含了一些更深刻的演化法則。品特－沃曼的蜘蛛與中世紀威尼斯城的官員可以說是在同一條船上（更正確的說法是在同一個塑膠箱裡），那時候的官員不得不在東方貿易與黑死病的浩劫間權衡輕重，或者時間拉近一點，美國各州州長也在對經濟重啟展開談判，同時又要拉平新冠疫情的染疫曲線。面對不確定卻真實存在的風險，非洲群居型蜘蛛和政府官員的反應都會有些猶豫、拖延，甚至去限制某些行動，來盡力做到兩全其美。

早期研究已經顯示，某些受傳染病影響的行為是不分物種的。當蜜蜂被牠們最大的天敵瓦蟎（*Varroa destructor*）攻擊後，通常不會馬上返回巢中，而是會先自我隔離，避免把疾病傳播給同巢的夥伴；同樣地，當花園螞蟻（forager garden ant）在找尋食物途中發現了致命的真菌孢子，牠們便會拉長在外頭逗留的時間，以和巢內夥伴保持距離。甚至連吸血蝙蝠（vampire bat）也被發現會在生病時減少和其他蝙蝠同伴的互動。

另一個稍微沒那麼相關的是，白蟻在疫情爆發時往往會出現蠶食幼蟲的舉動。經常與品特－沃曼合作的數學家兼流行病學家妮娜．費弗曼（Nina Fefferman）將白蟻食子的行為比擬為人類學校停課，是一種為了消弭那群最容易受感染、最有可能傳播疫情者風險的做法。人類早就透過觀察昆蟲學到了幾招，這並不令人意外。品特－沃曼就指出：螞蟻可是比人類更資深的建築工。她表示「這些結構早已通過了數千年的壓力測試」。比如說，從螞蟻通過瓶頸的方式我們可以學到，在人類建築物的緊急出口前放置一根桿子，反而可以加快疏散速度，因為這能引導人流從兩側移動。

最近，費弗曼把品特─沃曼對昆蟲社會中疾病傳播的觀察應用在人類世界。品特─沃曼解釋道：「在蜜蜂和收穫蟻（harvester ant）的世界中，工作運行是非常、非常團體中心的。」蜜蜂的上半生由照顧女王蜂和幼蟲展開，長大後便出外做工；而收穫蟻直到臨死前，都還在蟻群的垃圾堆裡工作。品特─沃曼表示：「這種分工方式，意味著最可能被感染的個體必須儘可能遠離巢穴內部。」在昆蟲的啟發下，費弗曼發展出了一套以群體為基礎的公式，供大公司重組勞動力，這種方式不僅能在疾病流行期間維持生產力，更能降低員工感染機率。

當然，品特─沃曼也馬上提醒我們，我們仍不能完全確定昆蟲演化出這些行為和社會結構，究竟是為了抵禦病原體，還是另有目的，疾病控制只是附帶效益。在疫情迫使她關閉實驗室前，她原本正要著手研究另一個問題：螞蟻之所以改變巢穴結構，是否為了要因地區狀況制宜？在充斥病原體的環境中，螞蟻是否會建造更小的通道來連結不同巢室、故意犧牲一定程度的覓食效率，以減緩疾病在巢穴中蔓延的速度？當然，我們知道在某些情況下，某些物種認為隔離行為根本不划算，比如剛果的猩猩成群生活，很可能會死於伊波拉病毒，但母猩猩和小猩猩一旦落單，反而更容易死於其他原因，所以牠們不分開。對某些動物來說，隔離和隔絕比疾病本身更危險。

談到伊波拉這類疾病，會發現能跨越物種的不只行為，病原體亦是。事實上，人畜共通傳染病（zoonoses）或是從某些動物傳到人類身上的疾病，造成了無數瘟疫，以及過去五十年出現的大多數傳染病。從歷史上看，科學家認為牛帶來了麻疹（measle）、可能還有結核病。豬隻可能是腮腺炎（mump）的最初宿主，甲殼類動物則是霍亂的源頭。人類從綿羊或山羊等食草動物身上染上了炭疽病。另外，就像導致黑死病的鼠疫桿菌一樣，天花病毒最初也源於嚙齒動物。（即便在今天，這些被遺忘的疾病仍會從動物身上朝人類進攻，在二〇一九年，新罕布夏州一名女性在吸入了馬利牛皮鼓皮上的孢子粉塵後，染上炭疽病並傳染給了社區的打鼓圈，除此之外，人類每年都面臨許多類似的瘟疫，也經常被接觸到雪貂或土撥鼠屍體的寵物給感染。）

許多人畜共通傳染病都是通過病媒傳播，像是蚊子、蝨子或跳蚤，也有些透過空氣或血液傳染。就如同新冠肺炎，這種傳染病大多來自野生動物，但像是會引起腦炎的立百病毒（Nipah virus）或高致病性禽流感（highly pathogenic avian influenza）則會以家畜做為中間宿主。一九一八年的大流感，是現代歷史中除了新冠大流行外最嚴峻的一次，它的源頭是禽鳥類，雖然許多科學家相信是家豬扮演了病毒的「混合爐」，促進了病毒向人類的傳播。某些人畜共通傳染病無疑具備了掀起下一波全球大流行的必要條件，隨著人類不斷向未開發地區擴張、氣候變遷導致物種分布改變，專家一致認為，新冠疫情只是人畜共通傳染病大爆發的頭一砲，且誠如我們已知道的，它們足以使生活完全停擺。

要想揭密隔離背後的原理和其影響，不僅需要跨學科研究，更需要跨物種研究。正如我們所見，隔離不僅是衛生官員和醫生的事，也是建築師、人權律師、監獄改革者、郵政歷史學者的事。是時候灑下更大的網了。對亞里斯多德體系下的三大王國——動物、植物、礦物而言，隔離意味著什麼？除此之外呢？

***

二〇〇二年，美國海軍海豹部隊（SEALs）在阿富汗東部的地下建築內大舉搜索蓋達組織的網路和行動情報。時任參謀長聯席會議主席的退休四星上將理查德・邁爾斯（Richard B. Myers）指出，美軍在這次任務中取回了數十本筆記本和祕密文件。其中一張手寫表格特別引人注目。表格中用鉛筆寫了滿滿五欄、列出十六種不同的病原體，以及它們的潛伏期、死亡率和傳播途徑。

第一項就是肺炎性鼠疫（pneumonic plague），這是一種因吸入導致黑死病的細菌所引起的疾病，死亡率介於百分之三十五到百分之百。往下還有許多曾經爆發過、我們耳熟能詳的疾病，例如霍亂和炭疽病。然而，邁爾斯留意到，名單上大多數的病原體都是針對動植物，如稻瘟病、口蹄疫、「禽瘟」（也作禽流感）、豬瘟和麥類稈銹病。

美國的情報部門早已懷疑蓋達組織對生化武器感興趣，而這些筆記坐實了這一想法，如邁爾斯所說：「他們確實在這麼幹。」在那年，另一個情報來源指出，一群蓋達組織成員輾轉從阿富汗逃到伊拉克東北部的山區，並在那兒用狗和山羊來測試各種病原體。

「據我所知，他們還沒有到將這套搬上戰場上，」邁爾斯告訴我們，「但從紐約世貿中心的事件可以發現，蓋達組織從未放棄這個念頭，你不能視而不見地覺得此一時彼一時、覺得他們搞不好已經打消念頭了。」他用沙啞的中低嗓音警告道：「我認為還有其他機密檔案，會讓人發現事情**並不簡單**，但我不知道、也說不清。」

以美國牲畜或農作物當作生化攻擊目標，其可能性在國防圈中備受爭議。一方面，這種攻擊甚至在一九七五年《生物武器公約》明文禁止之前，就已經非常罕見了。在二戰期間的「素食行動」（Operation Vegetarian）中，英國製造了五百萬個帶有炭疽孢子的「牛餅」（cattle-cake），計畫空投到德國牧場；美國則囤積了大量麥類稈銹病和稻瘟病庫存，以瞄準蘇聯的小麥作物和日本的稻田。然而，只有日本人於一九四〇年真正在蒙古使用過動植物的病原體。（這種不確定性點出了生物戰的優點，或從不同角度看也可能是缺點：除非是實驗室開發的新型病原體，否則很難證明疾病爆發到底是蓄意攻擊，還是人類或大自然意外引起的）

然而，儘管在全球都被禁止，許多生化戰研究仍在進行中。二〇一四年，一台滿布塵土的戴爾筆記型電腦在敘利亞北部伊斯蘭國組織的藏身處中被發現，它後來被《外交政策》（*Foreign Policy*）雜誌稱為「末日筆電」，其中包含了生產和傳播生化武器的詳細說明，以及一條允許他們這麼做的伊斯蘭教敕令（fatwa）。美國國防高等研究計畫署（DARPA）最近展開了一項名為「昆蟲盟友」（Insect Allies）的計畫，旨在創建一支蟲蟲大軍，可以將定制的基因編程病毒注入農作物。計畫經理布萊克．貝克斯汀（Blake Bextine）聲稱這個計畫旨在協助保護國家的小麥和玉米，但顯然這種科技也具有攻擊性用途。在二〇一〇年，美國兩黨的防止大規模殺傷性武器擴散和恐怖主義委員會（Commission on the Prevention of Weapons of Mass Destruction Proliferation and Terrorism）得出結論：美國遭到生化攻擊的可能性，比被核武攻擊的可能性還大得多，並將美國的準備狀態評為F級。

正如邁爾斯所說，農業是一個「軟肋」。美國對農場保護不足，要製造和部屬相關病原體並不是特別困難或昂貴。（口蹄疫病毒很容易傳播，生物恐怖分子可以將汙染的衛生紙或抹布丟到田野中，消滅整個牛群。用約翰．霍華德的術語來說，紙和布就是「易受感染的物質」。）

美國農業高度集中，全國四分之三的蔬菜僅在三個州種植，而百分之二的飼養場要供應全國四分之三的牛肉。更重要的是，我們種植的大部分作物的基因都是相同的。四家公司銷售了全球八成以上的種子，儘管它們各有不同的雜交品種，但許多種子都具有相同的ＤＮＡ。根據美國農業部的說法，在全國的尼德蘭牛（Holstein）中，四分之一的遺傳物質只來自五頭公牛，一頭名叫契夫（Pawnee Farm Arlinda Chief）的種牛就貢獻了當中的近百分之十四。單一栽培的作物格外容易受到疾病影響，統一的基因構成對害蟲和病原體而言，就像一頓吃到飽自助餐。

美國前衛生和公共服務部部長湯米．湯普森（Tommy Thompson）在二〇〇四年時說：「我完全無法理解為什麼恐怖分子還沒攻擊我們的食品供應，這真的易如反掌。」

＊＊＊

「早在九一一之前我們就開始關注農業恐怖主義了。」前癌症研究員羅恩．特里溫（Ron Trewyn）自誇道。他曾協助將美國新的堡壘式聯邦生物安全實驗室帶到堪薩斯州的曼哈頓鎮（「小蘋果」是這個草原小鎮的代名詞）。在一九九一年，特魯溫擔任堪薩斯州立大學的研究副校長，與當時的新進教職員南希．賈克斯和傑里．賈克斯共事，這兩人曾任職軍隊獸醫，而且在維吉尼亞州雷斯頓的隔離設施中與猴子一起工作時，暴露於伊波拉病毒株中，這也為理查德．普雷斯頓（Richard Preston）的作品《血疫：伊波拉的故事》（*The Hot Zone*）帶來了精采的敘事張力。

我們與特魯溫初見於他在安德森大樓的地下室辦公室，這原是一處哥德式城堡外觀的應用農業大樓，佇立於學期末冷清的校園，朦朧的灰色天空中隱約透出城堡的鐘樓。大平原上臭名昭著的夏季雷暴雨，使得辦公室的有機玻璃加固窗戶也開始漏水。「已經在請人處理了。」特魯溫指著新密封的窗笑道，滲入建築物的水使得窗戶周圍的油漆被暈染開來。「我離題了。總之，其實傑里在為軍隊管理全球生物防禦條約辦公室，所以他知道有些人仍在研究生物武器，而且一些人把農業視為目標。這也讓我們佔得先機。」

想為牲畜診斷出致命疾病，並開發治療方法和疫苗，研究人員需要在實驗室中與動物合作。但是，從賈克斯夫婦的經驗可知，不小心感染或洩漏疾病的風險也不是鬧著玩的。尤其像口蹄疫這種極具傳染性的疾病，未經農業部長書面許可，是不得將活病毒株帶進美國境內的。唯一得到授權的只有梅花島（Plum Island）上的動物疾病中心，它建在一個面積和中央公園差不多大的低窪小島上，距離康乃狄克州海岸約十二公里。（電影《沉默的羔羊》中的殺人狂漢尼拔・萊克特〔Hannibal Lecter〕說要去那兒旅行，還喃喃自語道：「聽起來真迷人。」）

但梅花島已在一九五四年開放，島上的設備不僅老舊，甚至沒通過處理最高管制等級病原體所需的認證：生物安全第四等級（Biosafety Level 4，亦作 BSL-4）。根據美國疾病管制與預防中心的說法，第四級的微生物是「危險的、外來的、有高風險通過氣霧傳播感染」。它們通常可以感染動物和人類，並且沒有已知的治療方法或疫苗，例如伊波拉，以及近期出現的其他出血性傳染病，如立百病毒和亨德拉病毒（Hendra virus）。目前世界上只有三處設施有能力處理生物安全第四等級的大型動物，這也意味在疫情爆發期間，美國研究人員若需要空間進行實驗，還不得不求助於加拿大、澳洲或德國的同行。

歷經了九一一事件、炭疽病郵件攻擊，以及邁爾斯在阿富汗和伊拉克北部的驚人發現之後，美國國土安全部終於表明：美國該建立自己的第四級大型生物安全設施了。在進行全國性的新址探勘之前，他們一度考慮把梅花島的設備大升級，但事實證明這個選項所費不貲，因為需要船運建材，而且長島和康乃狄克州的居民也不太歡迎。當時，特里溫和賈克斯夫婦已經在學校裡建了一座第三等級的實驗室。這座生物安全研究所於二〇〇八年開幕，預示了位於美國農業中心地帶的堪薩斯州曼哈頓市，將順理成章成為特里溫和前參議員湯姆・達希爾（Tom Daschle）口中的「生物防禦矽谷」。隔年，國土安全部宣布：新的國家生物和農業防禦設施（ＮＢＡＦ）將比鄰而建。

不可否認，也有些聲音質疑：將處理世界上最具破壞性的大型動物疾病實驗室建在這裡，可能並不明智，堪薩斯州乳牛與人的數量比為二比一，而全美十分之一的乳牛都在堪薩斯州曼哈頓的方圓兩百英里之內。一旦口蹄疫病毒意外洩漏，將會迅速感染附近各州的牛隻，也就是全美國將近一半的牛，造成高達五百億美元的損失。在微生物學家羅納德・阿特拉斯（Ronald Atlas）給美國國家科學院的報告中，國家生物和農業防禦設施這項長達五十年的計畫，發生洩漏的機率是駭人的百分之七十。

另一份美國政府責任署的報告也給出這樣的結論，認為國土安全部沒有足夠證據斷言口蹄疫能在美國本土被妥善控制。與此同時，德州生物和農業防禦聯盟（Texas Biological and Agro-Defense Consortium）也立即提起訴訟，並附上一份長達五十頁的投訴清單，因為他們心中首選的聖安東尼奧址只名列第二，他們抗議此次選址有政治意味。訴狀一〇三條中還補充：任何熟悉《綠野仙踪》的人，都應該知道堪薩斯州著名的危險龍捲風。（幾個月後，該訴訟在無異議的情況下被駁回。）

做為回應，國土安全部對設計進行「強化」，以抵禦已知強度最高的五級龍捲風，並委外進行另一項風險評估，判定病原體意外洩漏的的可能性為百分之零點一。二〇二三年開幕後，這項國家生物和農業防禦設將會以卓越的工程控制系統，來取代海洋的天然屏障——就如位於內布拉斯加州奧馬哈市新設立的國家檢疫部門（National Quarantine Unit）一樣。

放眼這片偌大的工地，似乎採用了大量混凝土。「都足夠蓋一條從這裡到奧克拉荷馬市的人行道了，」特里溫說，「我想這大概有六萬立方碼，要倒上兩年半。」這個廠址原本禁止進入，但我們在附近飯店喝咖啡時，遇上了建築師尤金・科爾（Eugene Cole），他在領頭設計美國疾病管制與預防中心的新興傳染病實驗室之後，來到了國家生物和農業防禦設施，他帶我們參觀了混凝土以外的部分——雖說這混凝土其實也具備高性能，它內建化學控制反應，會在凝固之後膨脹，不會留下接縫。

科爾是個聲調溫柔的南方人，也是生物傳染防護設計這個小圈子的明日之星。他原本熱衷動物福利而進入獸醫學校，但後來意識到自己不想餘生都泡在甲醛味裡。他為美國疾病管制與預防中心設計的十八館（Building 18）獲得了多項獎項，也被《研究與發展》雜誌的年度實驗室專題中特別提及，令他高興的是，此次國家生物和農業防禦設施將獲得領先能源與環境設計（LEED）認證，這在該領域可是難比登天的事。

對科爾來說，採光與社交空間幾乎和技術規格一樣重要。他形容箇中挑戰：「我該怎麼讓這個空間被最優秀的研究人員青睞，同時還要抵抗龍捲風？」並說：「通常符合生物安全第四等級的場所都沒有太多窗戶。」

也就是說，「防護」無疑是國家生物和農業防禦設施最主要的功能。科爾告訴我們他打算偷做的窗戶既防爆又防撞，外頭還有金屬鐵窗，以符合美國核能管理委員會（Nuclear Regulatory Commission）對強風防禦的指導方針。「但是，對龍捲風而言，壓力才是最棘手的。」他說。此次第四等級的房間採用「盒中盒」的原則打造，用外圍的正壓做為內部負壓實驗室的緩衝，確保空氣可以一直被吸往建築內部，而不會消散到大氣中。

負壓渦流可能在緩慢移動的風暴中心形成，如此似乎會對這個系統構成威脅，但科爾向我們保證，國家生物和農業防禦設施會在機械核心處安裝一個氣壓參考迴路，這樣它就不會因為外部氣壓突然下降而被甩出去。為求保險，科爾還做了他所說的「密封完整性測試」，通過製造一個封閉的負壓氣泡，來檢查嵌入的管道系統和周圍的混凝土在暴風雨狀況下，是否會破裂或漏水（結果沒有）。

正如他所描述的，第四級生物安全實驗室就像一個夾心蛋糕，研究各種細菌的實驗室位於汙水處理樓層的上方，在過濾層、機械層和通風用的「頂樓」下方。這些管道、電線和送風管都有各自獨立的空間，但同時又要便於定期檢測和維護。科爾指出，實際上這佔了國家生物和農業防禦設施的營運預算中最大的一部分，單單運營一個生物防禦設施的成本，就遠高於研究的花費。「很多時候，設計的重點都擺在科學上。」他說，「但這是一個天大的錯誤。」科爾和同事們在蜿蜒的管道中設計了一個通道，以便快速、輕易地進出，並結合了電腦化的維護管理系統，讓維修人員能很快知道哪裡出了問題。

實驗室樓層的通道同樣經過精心設計，人、動物和物品只能朝一個方向移動：從「冷」到「熱」、或從「乾淨」到「受汙染」，先是經過薰蒸廊道、化學浸泡槽，到高壓滅菌釜後排出，如果以人來打比方，就像是經過兩次化學淋浴和一次一般淋浴，每個步驟都有獨立的氣閘。（梅花島最為人詬病的一點就是，研究人員基本上必須共用淋浴，相鄰廊道只用簾子隔開。「時代不同了。」科爾說。）

無論位於何處，第四級的生物安全實驗室基本上都差不多，然而就如同我們在皇家慈善醫院（Royal Free Hospital）隔離設施中看見的，英國有自己的一套防護文化。

綜觀世界各地，研究人員在處理高級別病原體時，往往身著加壓的月球裝，但波頓當（Porton Down，英國最機密的國防科學與技術實驗室）的研究人員則使用安裝了手套箱的生物安全櫃來存放老鼠這類小動物，而像豬這種大動物則會被關進崔氏（Trexler）隔離箱。「像一個大型生物泡泡。」科爾說。顯然他不支持這種做法，因為研究人員必須「先爬進去再鑽出來，看起來很像米其林寶寶，怪透了。」

除了擴建之外，國家生物和農業防禦設施也為旁邊的生物安全研究所升級。包括改進動物屍體的處理方法。「相關技術在不斷發展中。」科爾說。舊有的設施中有一組組織消化器，可以將動物溶於鹼性溶液中，只剩「骨頭的蹤影」，也就是去除所有有機物質，只留下骨骼和牙齒的磷酸鈣輪廓。前者會被抽乾和焚化，而後者（氨基酸和肽的皂化溶液）已經達到無菌狀態，可以排放到下水道系統中。

唯一的問題是，溶液中仍然充斥著有機物，很容易超過汙水處理廠的容量，因此在每次排放之前，研究團隊必須先打電話給市政府，「看看他們是不是已經可以處理那些黏糊糊的溶液了。」這通常在深夜進行，曼哈頓的居民正在家熟睡，渾然不知動物的屍水流正悄悄流經城鎮下水道。

然而，科爾指出：在國家生物和農業防禦設施中「不會排放任何屍體物質。」相反地，設施中有兩個熱組織高壓釜，「基本上就是一個裝著槳的大壓力鍋。」他解釋。由此得到的溶液經過一定程度的殺菌，可以做為安全的堆肥，但是出於謹慎考量，溶液會先被裝入五十五加侖的桶中焚化。科爾向我們描述大樓的並聯過濾裝置、雙饋電系統、二級變電站和備用發電機，「一關接一關。」他說。

地板是最讓科爾引以為傲的部分。國家生物和農業防禦設施的地板不使用可能碎裂、剝落的乙烯基或瓷磚，而是使用一種化學塗層，這種化學物在分子水平上能與混凝土結合，形成防水層，方便反覆消毒清潔。同時，為了確保牛、羊和豬不會滑倒，還需要在裡面混合一些沙礫，但也不能多，以免讓牠們的蹄子磨損、不舒服。

由於從來沒有人科學地測定合適的砂礫量是多少，所以科爾決定在地下室自己試做。他買了一台機器，用來測試鞋子在地毯上的防滑性，並說服堪薩斯州立獸醫學校的屍檢實驗室捐給他一些動物蹄子。他解釋：「這就像你的腳趾甲一樣，只是大了點。」科爾將一堆蹄子裝到機械鞋楦（一個人腳形狀的模）上，然後讓它一遍又一遍踏地，他則在旁邊測量地板材料的摩擦力和耐用性，以及蹄部磨損的狀況。他笑著說：「我妻子不太喜歡。」儘管如此，他十分滿意最終的地板成果：易清理、適合動物的蹄子，還完全防滑。他已經發表了這項研究結果，希望它成為新的國際標準。

「我們都有強迫症，」科爾笑著承認，「但如果要進行防護設計，本來就必須操心各種細節。」

***

儘管做了這些努力，「人為疏失」恐怕還是傳染性物質從國家生物和農業防禦設施洩漏的最大可能因素。綜觀歷史，這正是隔離檢疫所的罩門。「大家心知肚明，問題永遠跟人有關。」特里溫說。國家生物和農業防禦設施持續培訓、記錄各種保存要求、採取兩人同行的夥伴系統，也不允許工作人員把雞隻帶出，以防他們將跨物種的病原體帶進家門。（疾病一旦成了禽流感就會引起高度關注，因為如此一來，病毒就能輕易跨越各種邊界。）

在國家生物和農業防禦設施工作的人都要接受背景調查和安檢，以減少內部風險。這座建築的設計是，若要深入收容空間，必須通過臉部辨識、密碼檢查等層層關卡。特里溫告訴我們，在海豹部隊的白帽安全團隊（white-hat security）建議之下，他們已經將學校的純種牛部門遷到離國家生物和農業防禦設施更遠的新址，這個部門專為學生提供養牛業的實習培訓。特溫解釋：「一旦國家生物和農業防禦設施啟用，外界往往認為會有動物被毒死，但設施本身是無辜的，這只是人們的觀感。」

在另一份報告中，國家研究委員會投訴國土安全部的風險評估是一份「對人為疏失的過於樂觀、未經證實的估計」。（國土安全部甚至沒有量化惡意或蓄意行為的可能性。）的確，梅花島有多次差點釀下大禍的紀錄，世界上其他類似設施也是如此。

但特里溫認為：即便冒著病原體意外洩漏的風險，也仍然值得一試，因為這些疾病最終可能還是都會進入美國，並造成同樣無法估量的損害。他再一次以英國為例，指出在二〇〇七年，口蹄疫從珀布賴特研究所（Pirbright Institute）洩漏到薩里郡的鄉村，幸好因為大雨和管道老化，病原體很快就被捕捉、控制。在第一起病例發生後的幾個小時內，全國的畜牧活動馬上暫停，病毒在僅感染了八個農場後的兩個月內就被消滅。特里溫總結：這套系統確實有效，尤其如果與六年前另一個事件相比，就可看出兩次的結果截然不同。

那次事件爆發於二〇〇一年的英國諾森伯蘭郡（Northumberland），當時疑似有人從亞洲非法進口了被汙染的豬肉，並加進一批未妥善消毒的豬食中，遂引爆了持續近一年的全國性口蹄疫流行病，導致六百萬頭羊、豬和牛死亡，至少六十名農民自殺。士兵被派來協助撲殺受感染的牛群，英國的鄉村淪為動物火葬場，推土機把僵硬的屍體鏟成堆焚燒，旅遊業損失了百分之十收入。

要計算傳染病爆發下的損失，幾乎和風險評估一樣棘手。撲殺、處理生病動物是一回事，但即使還有一些牲畜倖免，也沒有地方可賣了，更遑論還有進出口限制。動物疾病雖不太可能導致飢荒，但國家供應中斷可能會造成肉價飛漲，讓消費者怨聲四起。

在一九〇二年，當時猶太牛肉（kosher beef）的價格從每磅十二美分飆漲至十八美分，紐約下東區的婦女就開始暴動了，許多人打破窗戶、亂扔牛排。而在近幾年，全世界有四分之一的豬死於非洲豬瘟，絕大部分美國人從沒見識過如此致命的疫情大爆發。目前還沒有疫苗，但國家生物和農業防禦設施希望可以研發出解藥，研究人員也正在研究如何改造豬的基因組以產生抗體。在中國，非洲豬瘟已經摧毀了國內至少四成的豬隻，豬肉價格翻了超過一倍。這可是大問題，畢竟豬肉製品之於中國的政治意義，不亞於汽油之於美國。

在疫情爆發期間，不法分子往往也會伺機而動。根據新華社二〇一九年的報導，犯罪集團開始使用無人機將被汙染的飼料空投到疫情尚未肆虐的農場。然後再主動以撲殺為由，低價收購這些家畜。儘管國內已經禁止豬肉和豬的流通，他們仍會將豬隻走私到受災省分販賣，因為當地豬肉價格更高。報導指出，有一個集團光是一天內，就在各省之間走私了多達四千頭豬，賄賂檢查人員並偽造檢疫證書，讓這些動物通過檢查站。

為了因應，中國東北部的一戶養豬人家安裝了反無人機裝置，可惜該裝置會干擾飛往附近機場航班的導航系統。中國最大的豬商最近投資了一座十二層樓的生物安全豬舍，每層樓都有獨立空調和消毒系統，以限制疾病傳播，而工作人員就住在豬場附近的宿舍，每次進豬舍前都要先隔離兩天，直到放假才能離開農場。湖南省的一位農民告訴《紐約時報》記者：在當地豬隻已變得十分稀有，每當他運送牲畜去販賣時，人們都會聚集到卡車旁圍觀。「還以為他們在看熊貓呢。」

＊＊＊

已經有五十個國家證實有豬隻感染非洲豬瘟，範圍從菲律賓橫跨至波蘭。丹麥做為養豬大國，已開始在與德國的邊界沿線上建造野豬防護欄，以防止病毒進入。在澳洲，檢疫犬在機場蹲點，篩查郵件的走私豬肉。病原體在接觸面、甚至是大量加工和煮熟的肉品中，仍然可以存活數月。「只有一個國家徹底剷除了這種疾病。」澳洲農業部長告訴記者，他指的是捷克共和國成功在四年內根除非洲豬瘟的行動。「他們夜復一夜地派軍隊進入森林，射殺每一頭野豬。」

對許多專家來說，問題不是非洲豬瘟是否會傳到美國，而是何時會到。美國已建議養豬戶在農場門口實施消毒程序、禁止國外遊客進入，並檢查農場工人的午餐盒中是否有違禁的培根三明治或熱狗。二〇一三年時，豬流行性下痢病毒（porcine epidemic diarrhea virus）通過用來運輸飼料、可重複使用的散裝袋傳入美國，造成美國超過一成的豬隻死亡；堪薩斯州立大學的研究人員指出，非洲豬瘟病毒在運輸飼料中的半衰期長達兩週。

「病毒目前還沒進入美國，這是好事。」邁爾斯將軍說道。他在二〇一六年搬到曼哈頓市，成了他母校堪薩斯州立大學的校長。「若有人覺得這不會對全球化的經濟體造成影響，就太愚昧了。」

自從邁爾斯的部隊在阿富汗洞穴中發現了蓋達組織的病原體清單後，就投入了大量研究資金，國家生物和農業防禦設施也證實了這點，但他反而沒花什麼心力在地區計畫上。羅恩・特里溫告訴我們，一位警長為了因應郡內爆發的疫情，制定了一套消毒警戒防線圖，將四十個路障的最佳擺放位置羅列出來，但他是個特例，不是常態。根據這套計畫，疫區內的「所有有蹄動物都要撲殺」。

「我很希望各州的每一個郡都這樣做，」特里溫說。邁爾斯附和道：「雖然我們在知識上已有充分準備，但我不確定實務層面上是否也跟進了。我們真的準備好要撲殺數百萬頭豬了嗎？」

動物健康專家委婉地把它稱之為「除群行動」（depopulation activities），它可能帶來排山倒海的後勤工作。在尼德蘭豬瘟爆發期間，面對需要撲殺近一千一百萬頭豬的任務，政府採用了移動電刑裝置，記者瑪琳・麥肯納（Maryn McKenna）描述得十分恐怖：「一頭豬大小的匣子，人們把動物趕上潮濕的金屬板，電擊牠們的腦袋。」二〇一五年時，禽流感迫使愛荷華州必須撲殺三千八百萬隻雞、鴨和火雞，垃圾掩埋場因為害怕被附近農場投訴，拒絕接收動物屍體，任由鳥類屍體在農場腐爛。愛荷華州西北部地區固體廢棄物局（Northwest Iowa Area Solid Waste Agency）局長在地方公共廣播節目中表示：「我從事垃圾掩埋業二十六年了，從來沒有見過這樣龐大的垃圾量，我希望不要再有下次了。」

農民有權為他們犧牲的牲畜爭取賠償，但卻無法因為行動管控、檢疫措施，或生產時間被浪費而獲得補償。到底誰應該替他們買單？州政府和聯邦政府間的責任歸屬很模糊。「你要怎麼阻斷運輸網路，以防生病的動物在美國各地移動、感染更多牲畜？」邁爾斯問道：「而且，我們有什麼權力去擋下這一切？」

邁爾斯指出，在緊急情況下，國防部要為美國農業部（和其他聯邦機構）執行任務。「地方當局通常很快就會不知所措，然後就打電話給國防部。」他說。但接下來就沒有進一步的計畫了。「我們其實演練過美國政府所有主要部門和機構求助的情形。」邁爾斯告訴我們，「人們了解狀況後，接著就是打給國防部求助，通常演練就到這裡結束。」

「很可笑對吧？」他繼續說：「就這樣，而國防部從未演練要給出什麼幫助，最重要的是溝通、是安全、還是直升機？到底是什麼？」

＊＊＊

「你拿著什麼？」米切爾・維加（Mitch Vega）在幾十輛十八輪車的轟鳴聲中大喊道。卡車司機應了聲「汽車零件」，並遞給維加一個文件夾。維加迅速瞅了一眼，回道：「收到！祝你有美好的一天。」他身著卡其色制服，外面搭了一件醒目的背心，而加州食品與農業部（California Department of Food and Agriculture）的棒球帽、飛行員墨鏡、和銀色海象鬍子讓他的穿搭更加完整。「你好嗎，小兄弟？」他向隊伍的下一輛車喊道。「香腸腸衣，」維加悄悄對我們說。「我們不用管，」他用愉快、宏亮的聲音向卡車司機揮手說道：「祝你有美好的一天，兄弟！」

維加告訴我們他在附近長大，在加州的尼德爾斯（Needles）。「我曾搬到威斯康辛州，結果不太順利。」他告訴我們，「我挺喜歡這裡的，每天都有驚喜。」這裡唯一的缺點就是蜜蜂季，我們在二月初一個晴朗的藍天前往尼德爾斯邊境保護站，這時正好是蜜蜂季的高峰期。一向鎮定的維加坦言，蜜蜂季「非常可怕。一共四個月，從十一月開始毫不間斷。」更可怕的是他對蜂螫過敏，當天的活動主持人、站點經理蜜雪兒．雅各布森也是。

加州的農業產值高達五百億美元，美國有三分之二的水果和堅果都在加州生產，美國杏仁更是百分之百來自這裡。（加州在世界的杏仁供應量佔比為驚人的百分之八十一。）杏仁樹在二月份開花，彼時大約會有七百五十億隻蜜蜂光顧，被視為世界上最大的授粉盛宴。

這些蜜蜂很多是來自四十號州際公路上的加州邊境保護站，位於尼德爾斯以南數公里，靠近亞利桑那州界。這個四線道的檢查點配有六名工作人員、兩個垃圾箱、一座焚化爐、還有一間門口設有可樂販賣機的單層樓辦公室，它是十六個站點之一，共

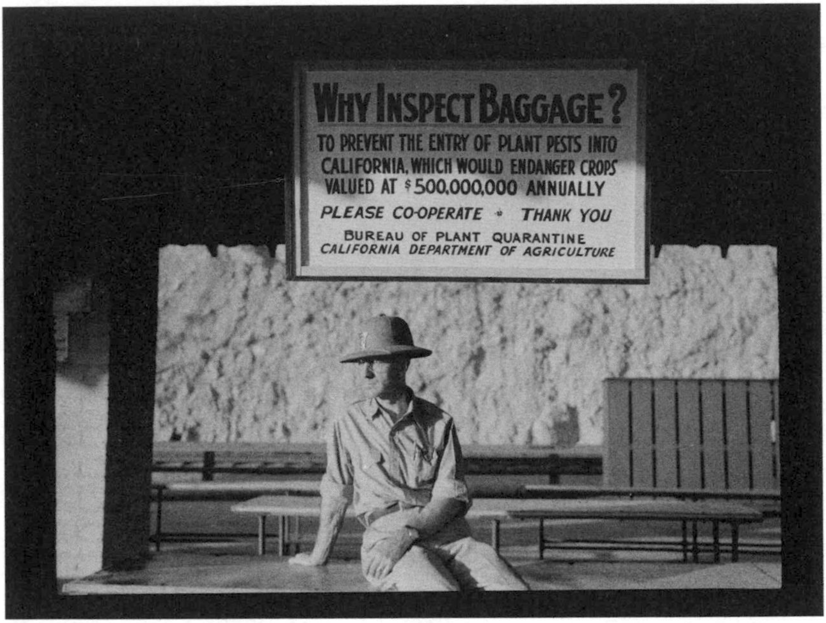
WHY INSPECT BAGGAGE?
TO PREVENT THE ENTRY OF PLANT PESTS INTO CALIFORNIA, WHICH WOULD ENDANGER CROPS VALUED AT $500,000,000 ANNUALLY
PLEASE CO-OPERATE • THANK YOU
BUREAU OF PLANT QUARANTINE
CALIFORNIA DEPARTMENT OF AGRICULTURE

在加州和亞利桑那州邊界的一處農業檢疫站，由多蘿西婭・蘭格（Dorothea Lange）攝於一九三七年。（美國國會圖書館提供）

同負責把加州與美國其他地區的農業病蟲害隔開。

「給你的，先生！」維加喊道，「瑪氏巧克力。」他告訴我們，邊指揮另一台半掛式卡車向前，卡車的輪框在陽光下閃耀著。「我們需要的一切都從這裡來。」維加聳了聳肩，「所以也會有些怪東西，像是屍檢台設備。」

檢查員每十五分鐘輪班一次，下崗後，維加護送我們回到一間低矮的建築，裡頭有辦公室、實驗室、午餐室、還有許多堆滿雜物的房間，裡面有防蜂衣穿戴設施。窗台上有幾罐殺蟲劑，檯面上放著一堆表格，旁邊有顯微鏡、砧板和一把刀、半個奇異果和一本三環活頁夾，裡頭夾滿了針對不同害蟲的檢疫令文件，每一份都裝在塑膠套中。

奇異果是少數不受檢疫令限制的蔬果，但在當天稍早的一次隨機抽查中，一個來自義大利的貨櫃中發現了一些有問題的蟲子，那輛卡車被迫掉頭。「比起記得哪些東西需要檢疫，去記哪些不用還更容易。」雅各布森說，她是一位五十多歲、樂觀又務實的女檢查員。「很多生菜和番茄都不用檢疫，」她說。「還有呢？」她想了一下，然後搖搖頭：「需要檢疫的東西太多了。」

雅各布森和她的小團隊要檢查每一輛卡車上規定檢疫的農產品和牲畜，其中也包括蜜蜂，再對其餘物品進行隨機抽查，同時還要盡力保持交通順暢。我們的每一句話幾乎都會被電子郵件、電話或對講機通話的嗡嗡聲打斷，但雅各布森似乎毫無厭煩，即使她發現寄來的列印機碳粉錯了，導致唯一的列印機在一年中最繁忙的一天停工。「我是個單親媽媽，以前我要一邊撫養孩子一邊在花店工作，假日還要去幫一位女士經營除蟲生意，」她告訴我們，「我上過大學，雖然這樣還是不夠，不過因為我有經驗，所以可以擔任季節性檢查員，當時就先從這裡做起。」

將近二十年後，雅各布森已經經營這個站點多年，每當她的團隊阻止農業害蟲進入加州時，她都驕傲不已。她告訴我們在二〇一四年時，尼德爾斯的團隊是第一個攔下亞洲柑橘木蝨（Asian citrus psyllid）的加州邊境站，這種小昆蟲的外觀就像一粒糙米，但挾帶的疾病幾乎能摧毀整個佛羅里達州的柑橘產業，七個果農中有五個會陣亡。一旦出現害蟲，被感染的樹木就會直接送進檢查站後面的焚化爐，讓加州價值七十億美元的柑橘產業躲過一劫。她說：「當我們發現有異，且是這種異狀是我們頭一次發現時，我們都會很興奮。」

每種新的害蟲都會被加入檢疫清單，接著就會有新的貨品必須檢查。有時候這挺容易理解的：酪梨上會發現酪梨介殼蟲（avocado scale pest），不意外。但有些時候需要發揮一點創意，或站在害蟲的角度思考。雅各布森告訴我們，她最初會想到要檢查便攜式容器（如PODS搬家貨櫃或小型集裝箱），是因為當貨櫃被卸到房子的前院時，可能剛好就放在火蟻丘上。「我們有專門的『跳脫框架思考日』，用來發想新的害蟲途徑，」她解釋道：「然後我們就會說：下次來檢查那些東西吧。」

結果，他們在搬家貨櫃中發現的不是火蟻，而是另一種檢疫害蟲：吉普賽蛾卵群（gypsy moth egg masses）。如今，加州邊境保護局的工作人員都會定期檢查搬家貨櫃，以及需要長時間放在戶外的各種物品，如陽台家具、烤肉，甚至舊車。

***

自從一八六九年法國移民艾蒂安·利奧波德·特魯夫洛（Étienne Léopold

Trouvelot）蓄意引進吉普賽蛾後，這種蛾便成了美國最古老、也最具破壞性的植物害蟲之一。特魯夫洛想將歐洲的吉普賽蛾與中國蠶雜交，以培育出更強壯的美國雜交種，從而帶動國家絲綢產業。他在家中後院的孵化場鋪上網子，但吉普賽蛾很快就溜出去了，到了一八八〇年代，他的家鄉麻薩諸塞州的梅德福市（Medford）已經四處都是這種蛾的蹤影。一位居民迪爾告訴《波士頓郵報》：「房子外面已經沒有地方伸手時不碰到毛毛蟲了。」

不久後，這片區域的每一棵樹都變得光禿禿，樹枝也像入冬一般沒有半片葉子，即使當時正值盛夏。「夜深人靜時，我們可以清楚地聽到牠們啃食的聲音。」迪爾說，「聽起來像是小雨在滴答作響。如果我們走過樹下，就會慘遭毛毛蟲雨洗禮。」

特魯夫洛後來成為哈佛的天文學家。火星和月球上都有以他命名的隕石坑。與此同時，在過去的一百五十年中，吉普賽蛾繼續以每年大約十三英里的速度在美國蔓延。人們除了大量使用滴滴涕（DDT）和其他殺蟲劑外，還砍伐了病蟲警戒線內的所有樹木，但仍然無法阻擋牠們朝著威斯康辛州西部和維吉尼亞州南部蔓延。美國農業部估計截至二〇一四年，吉普賽蛾長驅直入，啃光了至少有五分之四個加州大的闊葉林。然而，多虧雅各布森和她的團隊，這種飛蛾目前還沒進入加州。

吉普賽蛾的故事清楚地描繪了美國人最初對植物和動物的熱情歡迎——一八〇〇年代是社會適應性和植物探險家的鼎盛時期，他們致力於從世界各地進口動植物，以豐富美國的景觀，伴隨而來的卻是令人不快的下場，事實上許多外來種破壞性反而大於用處。

加州是第一個試圖限制外來種進入的州：一八八一年，接連在澳洲的苗株上發現吹綿介殼蟲（cottony-cushion scale）和紅介殼蟲（red scale）、以及在從中國來的樹上發現梨齒盾介殼蟲（San Jose scale）後，便建立了一套植物檢驗系統。「我們有天然屏障的保護——山脈、沙漠，而且許多農業害蟲都不在當地，」雅各布森說道，展現了加州致力於保護果園和葡萄園的決心。幾年前，在歐洲大陸估計九成的葡萄園都遭到一種美國蚜蟲「根瘤芽蟲」（phylloxera）所感染，少數歐洲國家實施了檢疫限制。然而就像霍亂一樣，輪船發明後，突破了海洋所提供的自然屏障，讓這種致命害蟲得以洲際航行中倖存下來。

儘管經歷吉普賽蛾的失序，聯邦政府並未很快學到教訓。首先是栗樹枝枯病（chestnut blight），因一九九〇年代初期進口日本栗子而引入。美國栗樹在當時被樹木栽培師譽為「完美的樹」：高大、生長迅速、木材抗腐、直紋，非常適合建造小木屋、電線桿、鐵路枕木，還能結出海量美味的堅果。但到了一九四〇年，北美四億棵栗樹全部慘遭砍伐。

然而，壓倒駱駝的最後一根稻草是一九一二年的櫻花樹事件：華盛頓特區潮汐湖畔（Tidal Basin）那些上鏡、開滿粉色花朵的樹，實際上只是當初東京贈送的兩千棵櫻花樹的贗品，真正的樹早已在華盛頓紀念碑的廣場上被成堆燒毀，因為美國農業部官員發現樹木受到兩種不同的植物害蟲、一種植物病害、還有一種未知的飛蛾感染。這種外交失誤造成的窘境，最終促使國會採取行動，在隔年通過了第一部聯邦植物檢疫法。

話說回尼爾德斯站，其工作內容包括了對經濟作物如水果、蔬菜，當然還有蜜蜂的檢查和取樣。「我們也在留意車輛，」雅各布森說道。「如果他們遠道而來，我們會要求檢查冰櫃。」如果裡頭有酪梨或橙子，雅各布森和她的團隊就會沒收。她說：「如果是露營車，我們也會要求看淋浴間，因為人們常把室內小植栽放在那，然後坐在戶外露營。」由於電鋸雕刻（chainsaw carving）開始流行起來，雅各布森發現在隨機抽查中越來越常出現木雕藝品。「是很漂亮沒錯，但你會看到上面有蟲蛀，甚至能用鑷子夾出東西。」她說道。

雅各布森和她的團隊彬彬有禮，令人愉快。在這個官員似乎已經把基本禮貌看作軟弱、或至少是個可有可無的國家中，這不免令人感到驚訝。然而，如果水果或木柴在邊境被沒收，有些人心態就不怎麼好了。仍然有人試圖偷渡違禁品：雅各布森和我們分享最近有一袋山核桃，核桃可能攜帶象鼻蟲（weevil）和胡桃實蠅（husk fly）。那位持有者拒絕交出，於是入境被拒；幾小時後，他將山核桃藏在手提箱裡再度闖關。「他說他不記得把核桃放那兒了，」雅各布森笑道。

還有些人擔心攜帶違禁品到了不理性的地步，沿著高速公路往檢測站的一路上，能看到西瓜、香蕉、迷你胡蘿蔔散落一地，但其實這些都完全合法。「我們會收到許多粗魯的批評和指教，但沒關係，」雅克布森說，「這只是因為知識不足。」

一般而言，公眾對植物病蟲害的危險，以及根除所需耗費的龐大精力一無所知。以地中海果蠅（mediterranean fruit fly，又作 medfly）為例，這是雅各布森和她的團隊每次檢查時都會發現的害蟲之一。經濟學家估計，一旦牠們在加州落腳，恐會讓該州的水果被幼蟲破壞，導致每年損失超過十億美元。

為了防止牠們從墨西哥向北蔓延，美國政府資助了世界上最大的果蠅飼養設施：瓜地馬拉的一處倉庫每週可生產數十億個雄性蛹，然後將其放入鈷六十動力輻射器進行絕育，再將蛹染成螢光粉或螢光橘以供識別。這個方法是讓雌果蠅和這些不孕雄性果蠅交配，進而有效地消滅整個群體。

自一九九六年以來，有數十億隻絕育果蠅最終來到洛杉磯，被裝載到小型飛機上，並沿著機身底部伸出的滑道，以直線每英里三萬兩千五百隻昆蟲的速度釋放。飛機的飛行路徑低得不尋常——以綿長、平行的方式掃過盆地，彷彿穿梭於超市的走道間。以至於在二〇二〇年六月，該市發起「黑人的命也是命」抗議活動期間，一些活動人士還以為這些飛機正在祕密監控一切。

加州食品農業部表示，這項預防性計畫每年耗資一千六百萬美元，但將新增感染數降低了九成以上。（加州還在每平方英里都設置十個果蠅陷阱，並每週檢查一次；當檢查員發現粉紅色或橙色的蒼蠅時，就能放心地知道還沒有新果蠅入侵。）

但考慮到其開銷，這些監控措施最後恐怕都會宣告失敗。被入侵和感染的物品也無可避免地有機會暗渡陳倉。在尼爾德斯，雅各布森和她的團隊都應付不來大批車流了，要監視整個美國邊境是不可能的。目前只有百分之二的貨櫃在紐約港和新澤西港接受檢查，光是要增加到百分之五，每月就要多耗費一百二十萬美元。

而且比人類檢疫更直觀的是，植物檢疫措施會受到腐敗程度的影響，保鮮期和便利性一定會下降，最後全數被丟棄。檢查、監測、預防和其他植物檢疫措施所犧牲的時間和金錢成本，都是為了開發治療方法，如殺蟲劑和殺菌劑，並且盼望能培育出抗藥性。

經過尼爾德斯的蜜蜂，是腐敗物品檢疫中的特例。當我們在狹小的辦公室裡與雅各布森交談時，另一位檢查員正將一張他在蜂群中發現的蟲子的顯微鏡照片，發送到加州食品和農業部位於沙加緬度（Sacramento）的診斷部門。他在火蟻經常築巢的蜂箱之間找到了這隻蟲；木蟻和白蟻在各種腐爛的木材中很常見。沙加緬度的團隊會在午休結束後，對蟲進行鑑定，最重要的是要確認牠是否屬於「Q級」——還未在該州落腳的害蟲。

穿上防蜂衣，我們去參觀了一輛停在車道上裝滿蜂窩、等待處置的拖車。在它旁

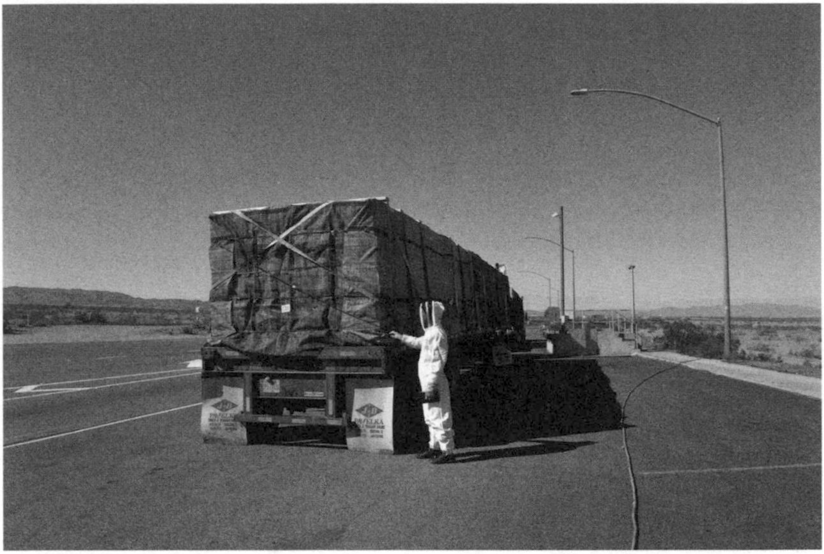

在靠近亞利桑那州界、加州尼爾德斯外的農業檢疫站，正對蜜蜂進行檢測。（妮可拉・特莉攝）

邊是其他來自佛羅里達州、路易斯安那州、德州和南達科他州的蜜蜂卡車，嗡嗡聲在車輛的轟鳴聲中仍然不絕於耳。這些車全都因為帶有檢疫級別的害蟲而被攔下，有幾輛車經過高壓清洗後，正在重新裝載貨物，準備當晚重新排隊檢查。「我們不是不讓他們進來，」雅各布森說。「只要確定他們是乾淨地來。」

「乾淨」對於進入加州的蜜蜂而言，過去意味著沒有瓦蟎——一種兩毫米長的迷你亞洲寄生蟎，牠在三十多年前進入美國，並被視為導致過去二十年美國蜜蜂數量驟減的兇手。據估計，從二〇一八年秋季到二〇一九年春季，僅僅一個冬天的時間，瓦蟎就殺死了五百億隻蜜蜂，相當於全球總人口的七倍多。

回到一九八八年，也就是雅各布森開始在邊境工作前的十幾年，當時加州還沒有這種害蟲，來自佛羅里達州和南達科他州的蜜蜂也必須被隔離。此前一年，曾在從佛羅里達送往威斯康辛州的一些蜂巢中，發現了美國首例紀錄案例。到了一九九五年，美國所有州都淪陷了。到了二〇〇五年，加州已經完全放棄抵抗瓦蟎進入，轉戰紅火蟻。

如今，養蜂人都將加州的杏仁授粉季節視為超級傳播活動，瓦蟎開始對主要的殺蟲劑產生抗藥性。幸運的是，研究人員表示他們即將培育出一種「衛生蜜蜂」，能夠自行檢測並清除蜂巢中的蟎蟲。檢疫只是在外洩發生、以及產品效用過期之前，爭取一點時間罷了。

在英格蘭有一個永遠屬於西非的小角落：位於倫敦外圍雷丁（Reading）郊區的國際可可檢疫中心。這個新建的溫室是一個斥資一百五十萬美元的專門設施，相當於一個奧林匹克游泳池的大小，也是全世界可可的緩衝區，讓人類躲過失去巧克力的未來。這也是真正將非人類隔離在生物安全領域中的罕見例子。

在大多數情況下，當動物和蔬菜可能接觸到傳染病時，會被銷毀而非隔離。在精算它們給目的地帶來的風險、以及它們在該地的價值後，結果對它們不大有利。牛、豬和雞會被撲殺；植物、種子和植物會被焚化，也有可能只須清洗乾淨。正如我們所發現的那樣，生物安全仍然至關重要，這往往包括了全面控制，就像在堪薩斯州曼哈頓的新國家生物和農業防禦設施；或受到監視和邊境控管，就像在尼爾德斯那般。

在大多數情況下，只有伴侶動物和競賽動物——寵物和馬，加上偶爾去國外動物園巡演的大熊貓，才會被認為值得花時間和空間進行真正的檢疫。即便如此，大多數國家現在也不太扣留持有最新健康護照並打過晶片的動物了；「方舟航廈」（ARK）是一個耗資六千五百萬美元的新型豪華動物檢疫設施，於二〇一七年在約翰．甘迺迪國際機場開幕後，基本上一直處於閒置狀態。到二〇二〇年四月，它被轉用以處理疫苗生產的醫用雞蛋，才得以苟延殘喘繼續運作。只有澳洲特別頑固它有非常嚴格的檢疫要求，以至於原定在墨爾本奧運會上舉行的馬術比賽，被改到瑞典舉辦，而強尼．戴普（Johnny Depp）走私的約克夏犬也面臨被驅逐出境或殺死的命運。（這種嚴厲執法偶爾會釀成一些悲劇，比如二〇一七年，當時巴黎國家自然歷史博物館出借了一系列稀有的植物切片和標本給向昆士蘭植物標本館，其中一些可以追溯到一七〇〇年代：結果卻被澳洲當局迅速焚毀，《紐約時報》把這起事件稱為「檢疫烏龍」。）

和動物一樣，植物的「檢疫」通常涉及禁止進口、檢查或薰蒸。大多數植物料材沒有價值或獨特性，當然也沒有專門的設施和時間來通過種植、篩選幼苗，確保其不具風險。

只有極少數的例外情形。位於倫敦西南部的邱園（Kew Gardens）擁有最先進的檢疫溫室做為「植物接待所」，確保新來的植物不會危及世界上最大、最多樣化的植物收藏。法國總統馬克宏（Emmanuel Macron）於二〇一八年在白宮草坪上與川普一起種植的那棵樹——也就是來自第一次世界大戰中戰火猛烈的貝洛林苑（Belleau Wood）中的橡樹樹苗，旨在象徵兩國的歷史友誼——在第二天就被挖出來了，並送往美國農業部位於馬里蘭州貝爾茨維爾的設施中隔離。

據報導，為了在紀念儀式上亮相，樹苗的根被「包裹在特殊的塑膠塗層中，」以免汙染美國土壤。他們原定如果在兩年的監測結束後確定這棵樹沒有病原體，就會取出並再次種植這棵樹，但一位外交消息人士告訴法新社，早在二〇一九年，當媒體報導兩國領導人間關係惡化之際，樹苗就已經死了。

當然，在倫敦以西幾英里的伯克郡通勤帶（Berkshire commuter belt）上還有國際可可檢疫中心。走進它的「多通道」——一個用聚乙烯覆蓋的高科技溫室——與我們造訪時涼爽的三月天氣形成了令人愉悅的對比。裡頭大約有四百種不同的可可作物，在一個由電腦控制的擬熱帶雨林環境中生長。

巧克力處於隔離金字塔的頂端，其受威脅的規模和市場價值，使得在寸土寸金的英國蓋一座專門種植可可作物兩年的溫室，成了一件值得的事。雖然巧克力需求不斷上升，中國和印度等新興市場的消費率逐年翻倍，但市場供應卻持續萎縮。社會和政治轉變是一部分的問題，包括西非城市化進程加速，他們種植量佔全球供應量的七成以上，但真正的挑戰來自可可本身易患病蟲害的體質。在植物中，可可特別不走運，也可能特別有吸引力，因為它似乎不管在哪種植都容易染上新的病蟲害，同時還容易受到舊有病蟲害的影響。一份二〇一〇年的國際可可產業貿易指南得出一項結論：「攻擊可可的已知疾病和害蟲數量之多，讓人不禁懷疑巧克力棒產量到底能有多少。」

一條令人喪氣的新聞頭條指出，這場「巧克力末日」（chocpocalypse）迫在眉睫。據迦納的非營利組織指出，十多年後，一條好時（Hershey）巧克力棒可能會像魚子醬一樣稀有和昂貴。

時至今日，可可仍然在南美洲和中美洲的原產地中心種植，但世界上的大部分供應來自西非，並且越來越多來自東南亞。「這三個地區都有自己的病蟲害，」戴著花呢紋眼鏡的雷丁大學可可研究員保羅・哈德利（Paul Hadley）解釋道。他列出了一系列不大中聽的名字：可可細蛾（cocoa pod borer）、黑斑病（frosty pod）、梢枯病（Vascular streak dieback）、可可腫枝病毒（cacao swollen shoot virus）、「簇葉病」（witches' broom）。「這些病蟲害已經使可可潛在產量減少了大約三成，」他說。「最糟的就是任何一個疾病從一個可可種植區轉移到另一個種植區。」的確，如果黑斑病和簇葉病在摧殘了南美洲的可可生產後，又轉移到西非，「會產生駭人聽聞的影響，」哈德利說。「到時也是巧克力的末日了。」

國際可可檢疫中心的主要目標就是避免這種悲劇，該中心由財團資助，包括美國農業部、倫敦可可期貨市場、以及瑪氏等主要糖果公司。象牙海岸、加納和印尼的種植者和研究人員，都希望得到位於千里達島（Trinidad）國際可可基因庫中所儲存的不同可可品種，以及哥斯大黎加、厄瓜多或巴西在培育計畫中生產的一種備受看好的新品種。但來自這些國家的樣本，也很有可能成為無形的帶原者。事實上，哈德利表示世界上百分之九十五以上可可遺傳物質的運輸都要經過他的溫室。

以可可為例，植物通常以接穗（budwood）的形式運送：也就是將一條帶有芽的短枝嫁接到幼苗上，從嫁接處可以長出具有母株基因的後代。在雷丁溫室內，技術人員希瑟・萊克（Heather Lake）向我們展示了幾天前從南美洲運來的貨物：將三個芽嫁接到單獨的幼苗上，每個幼苗都在自己的盆中，接著將這些新苗放入防蟲籠，接下來幾個月它們都將待在這間白色隔間，以防芽木上出現任何幼蟲。在確認完全無蟲後，幼苗要再生長九個月，直到它們成熟到能長出新芽。接著會將這些芽移植到另一個砧木上，這種砧木屬於「指標」品種，一旦被感染就會產生明顯症狀。測試中的植物被排排陳列在環形溫室的中心，並每週檢查是否有染病跡象，而它們的母株彷彿焦慮地旁觀者般，沿著隧道外圍排列。兩年後如果確定它們健康無虞，就可以銷毀指標植株，而母株的接穗也可以安全地採收並送往目的地。

「這個過程十分漫長，」哈德利承認。「如果你跟我要某個特定品種，我們需要至少三年的時間才能真正把東西交到你手上。」雖然針對病毒性疾病的新分子測試，提供了一些加快速度的可能性，但植物病理學家寧願儘可能避免風險。如萊克所說，最好是「萬無一失的方法」。

同時，這裡也盡一切努力確保植物在隔離期間能安全又快樂：進氣風扇上的網子將英國的昆蟲拒之門外，自動隔熱帷幕和遮陽篷既能保溫又能遮陽，模擬出雨林林下的條件，還有高科技水培系統，以兩小時為周期進行滴灌。根據哈德利的說法，最主要的風險是於人為破壞或電源故障：如果溫度下降到五十三度以下超過一、兩分鐘，植物就會死亡。在建造這些新的多隧道之前，隔離中的可可原先被安置在離主幹道更近的一棟舊建築中，有人偶爾會闖入，尋找可以偷的東西。如今新設施被牆圍起，不只讓哈德利晚上更好入眠，而且還有隔熱層的作用，讓原本貴翻天的暖氣費稍稍降低了。

儘管要將雷丁典型的小雨天氣改造成適合可可的濕熱，所需的能量不小，但正是這種熱帶和溫帶條件之間的差距讓英格蘭成為理想的可可隔離區。英國沒有可可種植園，因此不構成感染威脅。而且無論如何，這些可可作物上的病蟲害都適應了雨林條件，所以不太可能成功外洩到伯克郡鄉間。這類高經濟價值的熱帶作物，善用歐洲或美國部分地區的「中間」氣候進行檢疫可說相當普遍：比利時種植香蕉，葡萄牙和佛羅里達州種植咖啡樹，美國也在美國農業部位於馬里蘭州的溫室中種植橡膠樹。

「冬天在這裡工作挺好的，」哈德利一邊說，一邊護送我們回到潮濕的幽暗之中，而保護全世界巧克力的那座溫室，在他身後像燈塔一樣發出光芒。

＊＊＊

「只剩光禿禿的地跟泥土，」英國公務員羅傑．巴克利（Roger Buckley）說道。「當然，只有草消失了，但令人驚訝的是，原來土地是被這麼多草給覆蓋的。」

中黎病毒（Chung-Li virus）最初只會影響大米，然而這種主要作物的淪陷釀成了一場飢荒，僅在中國就造成了超過兩億人死亡。中國科學家開發了化學治療方法來控制這種疾病，他們選擇了一種毒性更強的菌株：一種攻擊範圍擴大到所有草類、改良版的中黎病毒病毒。導致最後小麥、黑麥、燕麥和大麥，甚至是肉牛和奶牛賴以維生的草皮都死光了，又因風本無情，將病毒的孢子傳播到亞洲和歐洲。各地鄉下開始設置路障，以阻止城市居民逃來剝奪剩餘的農地，眼看著從澳洲和美國前來的救援船顯然永遠無法抵達，英國政府也倒台了。

這是山姆．尤德於一九五七年時，以筆名約翰．克里斯多夫（John Christopher）創作的小說《草的死亡》（*The Death of Grass*）的情節。對於科學家來說，這種主要作物臣服於植物世界版X病的情節，只是把實際可能發生的情況稍稍誇大而已。畢竟，單單十五種作物就供給了世界九成的食物。正如堪薩斯州立大學植物病理學家吉姆．

斯塔克（Jim Stack）所說：我們與「餓」的距離只有一種病原體。

「有可能會發生嗎？是的。但發生的可能性大嗎？不大，」現任堪薩斯州立大學校長、退休將軍理查德·邁爾斯補充道。「這麼說吧，一旦小麥作物感染了一種病原體，它便會傳播到世界各地，這就是吉姆所說的那種情形。」

在美國農業部位於明尼蘇達州聖保羅市的穀物病害實驗室（USDA's Cereal Disease Lab），研究人員正在研究一種病原體，但僅從十二月到二月底，他們才能替這個生物安全設施內置的技術壁壘添加一層熱隔離層。此時地表上沒有任何綠色植被，被冬季積雪隔絕，任何叛逆的孢子一旦逃跑便會死去。

為了進入這個雙層玻璃溫室，我們必須全身脫光：參觀前的線上培訓課還警告訪客「必須裸體進入淋浴間、雙手淨空，除非你不想再把東西帶出來。」我們按照分別走進男女淋浴間，只穿著泰維克（Tyvek）藍色連身衣、襪子和不同色的卡駱馳鞋（女訪客為粉色，男訪客為藍色）。

實驗室檢疫官史蒂芬妮·達爾（Stephanie Dahl）告訴我們，如果研究人員在穿著泰維克出任務時感到不舒服的話，可以偷帶一些「不能說的祕密小物（ummentionables）」進來，只是要帶這些東西再次離開實驗室的唯一方法就是要通過高壓滅菌器。達爾解釋說，卡駱馳橡膠鞋的發明是生物安全性的重大突破，因為其泡沫樹脂的表面比起原本的帆布鞋更容易去汙。不幸的是不夠提供給每個研究人員一人一雙，只能穿襪子共

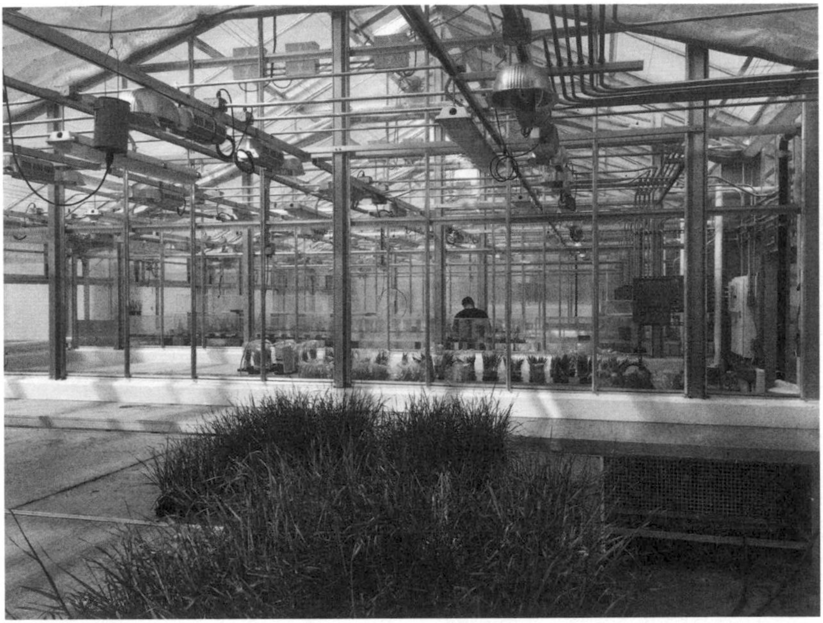

位於明尼蘇達州聖保羅的美國農業部穀物病害實驗室。（妮可拉・特莉攝）

用。她說：「大家一聽到都不大開心。」「這個設施非常棒，它做了很多很好的事情，但大家對於必須脫光這點十分介意。」

在實驗室內，微小不間斷的颼颼聲證明了此處空氣處理系統的強大。塑膠條在每個通風口下方飄動，以供視覺辨認，充滿孢子的空氣朝著正確的方向吸入設施的中心，空氣在排出前會先在那裡進行過濾。小麥植物在露水室或霧化噴嘴下排成一排，還有些被隨意堆放在通往焚化爐的手推車上。在一個金屬托盤上，幾十個微小、生病的標本在各自

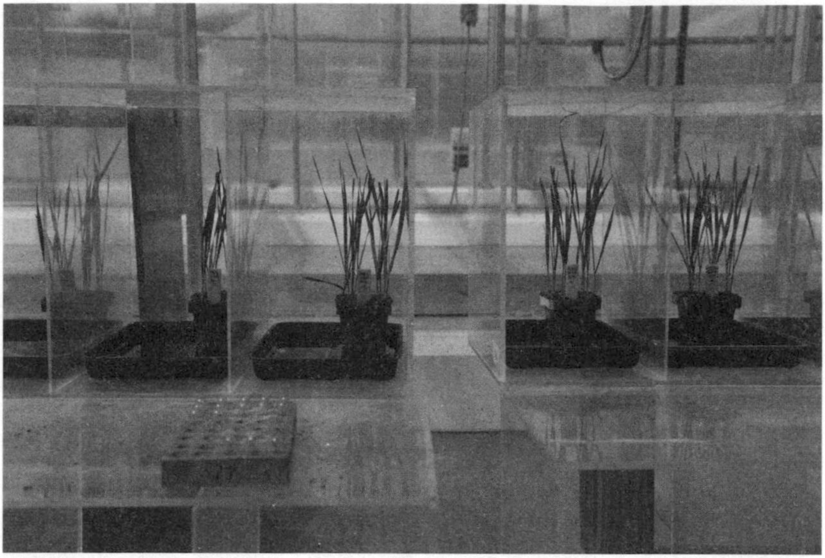

明尼蘇達州穀物病害實驗室中受感染的小麥植株。（妮可拉・特莉攝）

的玻璃紙袋中生長，彷彿被精心包裝的韭菜；仔細觀察會發現，不少莖的上頭有明顯的黃橙色膿皰，代表受到感染了。離這排不遠處，一名技術人員正在一個個地拆開它們的表親，每個都裝在獨立的有機玻璃立方隔間中。他用一種由德州手工製作的精細工具刮了刮病灶，再熟練地將刮下來的生鏽灰塵裝入一個藥丸大小的膠囊中。

這就是稈銹病，這種真菌會定期使一個地區的糧食收成減少一半以上，將金綠色的麥田變成一團發黑、莖支離破碎、以及穀物乾癟的景象。做為我們最早馴化作物之一的剋星，銹病在人類歷史上留下了印記。它的孢子在中東地區坐擁三千年歷史的考古遺址中被發現。在古羅馬，四月二十五日是一年一度的羅比古斯節（Robigalia）。在這個節日中，為了向銹病女神（Robigo）求情，人們會宰殺銹色動物祭祀，如狐狸、狗，甚至乳牛。公元八年奧維德（Ovid）在詩集《歲時記》（*Fasti*）中轉錄了牧師的祈禱：「神聖的銹病女神，饒過克瑞斯的穀物吧；讓絲滑的刀刃在土壤表層顫動……饒了我們吧，我祈禱，使你粗糙的手遠離豐收。不傷害莊稼。傷害的力量已足矣。」然而銹病女神似乎對這些求饒無動於衷：歷史氣象紀錄顯示，一連串的銹病使得收成銳減，可能導致了羅馬帝國的衰亡。

有史以來第一部植物保護法中也談及了銹病：一八〇五年，位於現今德國位置的紹姆堡-利佩公國（the principality of Schaumburg-Lippe）下令清除所有的小蘗灌木叢；一位德國消息人士提到，一六六〇年法國盧昂市（Rouen）通過了一項更早的反小蘗法。小蘗是一種堅固、多刺的灌木，其鮮豔的粉紅色漿果酸甜可口，在小麥收割後和新季作物播種之前容易感染銹病。起初它被有意引入美國做為樹籬，但是在美國參加第一次世界大戰之前，一九一六年的一場銹病大爆發，摧毀了國內約四成的小麥作物，於是美國農業部認為小蘗的時代已經結束。如今位於明尼蘇達大學的穀物病害實驗室發起了徹底根除小蘗的運動，招募學童和童子軍分發傳單，並協助追蹤後院和公園中的小蘗，還僱用勞工團隊挖除小蘗灌木叢，然後在土地上撒鹽，以防止其再次生長。

美國的糧倉州成功消滅了小蘗，更重要的是，洛克菲勒基金會和墨西哥政府在一九五〇年代進行了巨額投資培育抗銹病品種，到了二十世紀下半葉，銹病已經不再是問題了。墨西哥的項目負責人諾曼・布勞格（Norman Borlaug）還因這項貢獻獲得諾貝爾和平獎，而無數場飢荒也得以避免。

然而到了今日，穀物病害實驗室的植物病理學家金岳（Jin Yue）指出：「放眼望去，小蘗又再度捲土重來了。」金的同事萊斯・薩博（Les Szabo）也補充，一種抗性基因的效果通常在只能在田野間維持五年，而後銹病的變異會讓它逐漸無用武之地。在一九五〇年代，布勞格在他的墨西哥品種中，堆疊了不同種的抗性基因，試著製造持久的抗體。「問題是後來搞砸了，」薩博說道。「他們只會說，好吧，某個失效了，但我們還有這些，一直到最後一個基因也失效。」

薩博解釋，工業農業的現代單一栽培在不經意間誘導了銹病突變的發生，因為每片田地種植的小麥品種都大相逕庭，形成了一個強制進化的漏斗，使銹病能夠突破小麥的基因防護罩。在過去二十年裡，出現了幾種菌株。一種致命的銹病「Ug99」，其最初的變種病毒於一九九九年在烏干達發現並記載，隨後蔓延到了肯亞。位於烏干達邊境的納羅克小麥種植區損失了八成的收成。它馬不停蹄地繼續傳播和突變，遠至西西里島和伊朗的小麥都遭到摧殘。

穀物病害實驗室是北美少數獲准使用 Ug99 的實驗室之一，假設這種新的超級銹病和它的後代最終會進入美國，最有可能的方式就是藉著國際旅客的褲子。（他們分享：銹病在一九七〇年代時，就是以這種方式首次踏上澳洲這塊淨土。）

銹病菌孢子很容易附著在衣服和紙上，因此這兩種物品向來都不能帶出穀物病害實驗室。我們與研究人員交談時所做的筆記都被掃描、通過電子郵件發送給我們，而紙本都必須銷毀。泰維克連身衣和卡駱馳鞋丟至加熱區，清潔後再利用，接著穿過氣閘進入淋浴間全身沐浴，再從另一頭出來，換回我們平常的衣服。

這些精心設計的預防措施能將銹病的足跡限制於實驗室中，然而在外面，就沒有隔離措施來阻止、甚至減緩它的行動。在一九四〇年代和五〇年代時，研究人員將塗有凡士林的載玻片安裝在木條上，並將它們伸出飛機窗戶，以繪製「真菌銹菌（puccinia graminis）路徑」，真菌銹菌是銹病的學名，即一條能將孢子從墨西哥到德州、堪薩斯州、一路運到加拿大的空中高速公路。「一個膿皰一天就能產生一萬個孢子，」薩博說，「一片麥田中的每株植物可能都有數百個膿皰，一旦你在田裡發現它，就大勢已去了。」

「當我們要使用或移動銹菌菌種時，我們會採取隔離措施，」金補充道，「冬天時我們會以非常嚴格的檢疫措施進行隔離篩檢，但它本身並不是一種可檢疫的疾病。」

因此，當他們設法開發抗性品種時，唯一要做的就是觀望和等待。為了建立一套早期警戒系統，金和他的同事在美國南部邊境，如德州和亞利桑那州以及大平原各州的周圍設立了「前哨站」。他告訴我們，這些只是種植在普通田地中的一些特殊指示品種。「主要由培育員照料」。他談到，過去的前哨站系統比現在要大得多，因為當時還能有償請農民來種植和監測，但後來計畫的資金耗盡了。這些「公共健康礦坑中的金絲雀」雖然昂貴但很有效。澳洲大陸是唯一沒有瓦螨的地方，因為有前哨蜂巢駐紮在港口周圍，提醒著生物安全官員當心任何意外引進的物種。在加州，一百三十九群哨兵雞在全州的雞舍里站崗；如果白來亨雞（white leghorn）被感染了西尼羅河（West Nile）或聖路易斯腦炎（Saint Louis encephalitis）病毒的蚊子叮咬，牠們會產生抗體，讓當地公共衛生機構察覺疾病的存在。

面對麥類稈銹病，這些前哨站可以提供相當的警示效果，無論是要改種不同的作物，或至少備好殺菌劑來試圖挽救一些收成。在美國和歐洲，農民通常負擔得起處理田地的化學品。（雖然它們對於大多生物是有毒的，還經常會流入小溪和河流。）「在一些國家，特別是貧困的農民，是買不起殺菌劑的，」金說道。「一般而言，小麥不僅是他們的糧食作物，更是經濟作物，而銹病席捲會將其徹底摧毀。」

堪薩斯州立大學的吉姆．斯塔克提醒這才是真正的威脅。目前，美國還足夠富庶，或許還沒有植物病原體能讓國家進入饑荒狀態。然而，世界上有很多地方一旦出現Ug99這樣的疾病，不僅會摧毀原本可以養活數百萬人口的糧食，還會讓農民身無分文，無法生存，更別說購買下一季的種子了。

「飢餓的人是快樂不起來的。」邁爾斯說道。他還警告，在當今這個高度連通的世界中，饑荒和動亂的影響不太可能僅限於局部地區。

斯塔克告訴我們還有另一個問題，雖然至少在美國，「我們與餓的距離」或許不會真的只相隔一種病原體，但我們從來就不只是與單一具威脅性的病原體單挑。在二十一世紀，貿易和旅行的速度和數量呈現指數級增長。這種增長以前所未有的速度，使地球上的植物病蟲害、病原體、以及人類疾病重新分布。斯塔克指出，總的來說，它們可能與一種超級病原體所產生的影響相當。

在過去的二十五年中，各國的外來物種數量急劇增加，這與一九九五年世界貿易組織成立後的全球貿易增長有關。（世貿組織還明文規定，要各國採取最低限度的隔離措施。）研究人員發現，光是根據新引進的外來蜘蛛的檢測增加率，就能推算出歐洲國家GDP的增長。

與此同時，全球貿易的貨櫃化開闢了一條新的偷渡途徑：這些滿是縫隙的瓦楞箱為偷渡的植物和害蟲提供了完美的棲身之所。在澳洲布里斯本港，昆蟲學家對三千個箱子進行調查，發現了一千多隻活體昆蟲，其中許多還是可檢疫的害蟲。換句話說，這比澳洲平均一天的貨櫃進口量還多。

當然也有外來種不僅不會構成威脅，而且甚至被認為是不可或缺：北美的小麥既屬於外來作物，同時也是主糧。在美國，已知的本地植物有至少一萬七千種，而引進的至少有五千種，不禁讓我們思考，在這片已經有四分之一的作物是外來種的土地上，是否真的有必要為了防止進一步的生物汙染而採取檢疫措施？畢竟這些新的外來種大多數也無法存活，即使活下來也不見得會造成損害。

不幸的是，正如我們所見，那些少數會構成威脅的物種可能釀成嚴重的災害。農業病蟲害導致巨大的經濟損失、饑荒、以及糧食危機；一些牲畜病原體還具有跨物種和感染人類的能力。外來植物、動物、微生物和昆蟲也會破壞整個生態系統。它們與本地物種競爭食物，或與它們雜交來消滅本地物種，生物學家稱此現象叫「基因流」（gene flow）。這些轉變會產生連鎖反應，可能改變土地的火災風險、授粉潛力和水文。

停止貿易通常不是被認可的應對方法，即使放緩貿易速度也會遇到阻礙。當我們脫下蜜蜂防護服準備離開尼爾德斯站時，雅各布森正在派維加去開通第三條車道，以保持交通暢通。儘管我們遇到的每個人都樂意奉獻、也有聰明才智，但隔離檢疫與其說是解決方案，不如說是權宜之計，有其侷限性，失敗也無可避免。但結局是福是禍，沒人能保證。

＊＊＊

「雪佛龍公司可能不愛這種稱號，但巴羅島（Barrow Island）真的是一個金牌隔離所。」植物病理學家西蒙・麥卡迪（Simon McKirdy）告訴我們。澳洲做為一個島嶼大陸，被孤立了大約三千五百萬年，坐擁非凡的生物多樣性：其八成以上的動植物在其他地方都見不到。八千年前，巴羅島從澳洲西北部分離，這裡棲息著數十種現已從澳洲大陸上滅絕、或瀕臨滅絕的物種，以及一些在地球上絕無僅有的物種：一種六英尺長、奔跑速度媲美烏塞恩．博爾特（Usain Bolt）的斑點蜥蜴，一種老鼠大小的袋鼠，和看起來像一條巨型蚯蚓、有喙的盲蛇。

「這可能是澳洲周圍最原始的島嶼，因此它與澳洲的過去最為接近，」麥卡迪說道。「這是世界上少數幾個都還沒有各種常見的入侵者染指的島嶼之一。你知道的，像是常見的家鼠、褐家鼠。」

巴羅島還擁有數兆立方英尺的石油和天然氣，總部位於加州的能源公司雪佛龍，已經等不及要開採這裡的石油和天然氣了。澳洲政府同意讓雪佛龍繼續推進一項世界上最大的天然氣鑽井平台、名字不大吉利的「蛇髮女妖」（Gorgon）計畫，前提是必須保持島上生態系的完整性。

這聽起來就像是災難的起手式，但麥卡迪告訴我們，事實恰恰相反：雪佛龍有足夠的金錢實施隔離檢疫。「因為再怎麼說，他們都要花費七百億美元來建造工廠，所以他們投入了足夠的資源來開發它，」麥卡迪說，他與雪佛龍共同創建了一套全面的檢疫管理系統，並聲稱迄今為止，這套系統已將所有外來物種都拒之島外。

這項計畫涵蓋的範圍令人難以置信：各種細節被鉅細靡遺地含括在清單、步驟和指南中。麥卡迪指出「要把東西帶上島能通過十三種途徑，」其中包括人們的行李箱、和直升機遞送等。「每條途徑都有相應的手續，」一系列嚴謹又繁瑣的分級干預措施，用以攔截通過這些途徑到來的各種東西。例如，所有運往島上的新鮮食品在發貨前都要清洗、包裝和檢查，並在到達時再次檢查。同樣，任何郵件在寄到島上之前都要先通過人工檢查員、探測犬和X光的檢查。

「一開始大家都認為風險最大的是貨櫃，」麥卡迪說，「標準的貨櫃中往往堆了大量垃圾。所以在早期，他們基本上會說，不，我們不能用這個。」為此，雪佛龍製造了自己的一批貨櫃，底部有一層密封底座，沒有通風口，還有一層全鋼地板，而不是標準的木地板。此次重新設計並沒花太大開銷、或使容量減少。麥卡迪認為，這個設計應該推廣至全球，以減少現在在世界各地傳播的大量偷渡害蟲。

處理完貨櫃後，最容易洩漏的途徑終究還是人。正如麥卡迪所說，「人本性難移」。雪佛龍聘請了自己的檢查員，對所有前往島上尋找昆蟲、新鮮水果、蔬菜、種子和土壤的人進行篩查。為了確保檢查是有效的，麥卡迪與一家遊戲公司合作開發了一款生物安全模擬器「隔離英雄」（Quarantine Hero），會根據玩家從每位乘客身上、物品中找到的隔離風險物品數，來對玩家進行評分。

麥卡迪打開他的筆電，啟動「隔離英雄：機場模組」，然後檢查了第一位乘客。露西是一個戴著太陽鏡、身著短褲、笑容滿面的紅髮女郎，她拿著一條違規的士力架巧克力（Snickers），帆布鞋上有一根卡其色的雜草刺。在模組的最後，螢幕上出現：「幹得好，你下班了」，並顯示麥卡迪最終的得分，以及命中區、遺漏的隔離風險物品、和所花費的時間。

「檢查員能相互競爭，而且真的能看到成效。」麥卡迪說道。他告訴我們，中國檢疫當局已與開發這款遊戲的澳洲設計師合作，要替中國自己的檢查員也開發一個版本。

科技還能協助掃蕩少數成功闖關的入侵者，比如奇妙的蟑螂和蒲公英。麥卡迪敲打著桌上型電腦，向我們展示了一部自動機器人的影片，這個機器人最初是為農場開發的，幫助翻動島上的紅色土壤。

「我們正在與雪佛龍一同測試它，」他說。「它一旦識別出雜草，噴嘴就會啟動並開始噴灑。」麥卡迪打算對機器人進行調整，讓它也建立一套地理座標參考警報，我們很快就能想見，一支可識別銹病的全球定位機器人大軍漫遊在美國麥田中的光景，取代了金岳有侷限性、維護成本高昂的前哨站。

同樣地，雪佛龍的檢疫團隊在島上各處放置了七十個聲感測器，把蒐集到的資料傳入人工智慧系統，該系統會監聽特定的外來亞洲壁虎的鳴叫聲，以防牠以某種方式溜進島上。麥卡迪補充說：「我們還在努力研發一種能用腳印、尾巴印和重量來識別動物的觸控面板。」「我們想從檢測系統中排除那些緩慢、又耗費人力的部分。」

雪佛龍做為世界上最富有的公司之一，負擔得起超乎想像的隔離花費，但麥卡迪認為，它的投資可以為所有人帶來紅利。與美國疾病管制與預防中心的馬丁・賽隆（Martin Cetron）想的一樣，麥卡迪想了解隔離是否真的有效，他利用雪佛龍的資金進行了詳細的經濟和科學分析，以確定哪些措施最有效。「統計給了我們信心，我們在做的事情能帶來最好的結果，」他說道。「對我來說這很重要，而且以前從來沒人這樣投資過。」

他希望，這能讓預算有限的政府把時間和金錢投注在更好的地方。「比如，政府可能會瞄一眼貨櫃，然後說數量太多、太難處理了，」他說道，「但現實就是，你必須在貨櫃端投入心血，妥善處理。」

另一個教訓是尼爾德斯檢查站的雅各布森偶然發現的想法，這還多虧了PODS貨櫃：考慮傳播途徑比鎖定特定害蟲更重要。「隨著氣候變遷，我們該怎麼預測未來的一切？」麥卡迪說，「我們的系統必須有彈性，如此一來無論受到什麼打擊，都能隨機應變。」

但互許最要緊的是，巴羅島已經證明檢疫是可行的。它可以將病蟲害拒之門外，同時不會影響貿易收益。當我們問及雪佛龍在生物安全上的大手筆投資，是否反讓它成了虧錢界的佼佼者，麥卡迪說：「噢，還真的是呢。」這個計畫唯一的優點就是為企業爭取到了環境信譽。

事實上，政府不必自己背負生物安全的重擔，巴羅島已經證明了企業可以合理地承擔商業和貿易產生的成本及其收益。「但實際上，這關乎每個人的參與，」麥卡迪說，「如果我們都盡自己的一份力量，就有最大機會獲得正面的結果。」

第七章

一百萬年的隔離

我們在一片震耳欲聾聲中下降到地球內部，電梯的機械聲迴響於電梯井的混凝土牆之間。因為聽不太見，我們也沒多說話，直到鮑比．聖約翰開始大喊：「我們可以快點敲鹽了！」聖約翰是一位和藹可親的發言人，身穿條紋馬球衫，安全帽上貼著綠灣包裝工隊（Green Bay Packers）的貼紙，擔任我們深入礦坑冒險的嚮導。幾秒鐘後，周圍的牆壁從工業混凝土變成了裸露的水晶，我們開始敲穿古代海洋所留下三千英尺厚的地下鹽礦。在下降半英里進入地球後，環境聲響發生了巨大的變化。我們又可以聽到彼此說話了。

核廢料隔離試驗廠（The Waste Isolation Pilot Plant.；WIPP）是世界上第一個（直至本書印刷時也是唯一一個）用於進行核廢料的永久、深層地質處置的服役設施。它位於新墨西哥沙漠的地下兩千一百五十英尺處，在卡爾斯巴德（Carlsbad）以東約三十英里，靠近德州邊界上一塊被能源部稱為「撤退之地」（the Withdrawal）的地底下。

這個名字援引了一九九二年土地撤回法案（Land Withdrawal Act），該法案將一個由新墨西哥州管轄的十六平方英里的區域，轉由美國能源部和環境保護局長期監督。隨著抽油機在不違反設施安全協議的前提下，名正言順地往「撤退之地」的邊緣逼近，「撤退之地」的輪廓——一塊完美的方形土地，核廢料隔離試驗廠就坐鎮在正中央——在衛星影像中變得一年比一年清晰。

核廢料隔離試驗廠周圍的區域彷彿一個地下仙境。卡爾斯巴德洞窟國家公園

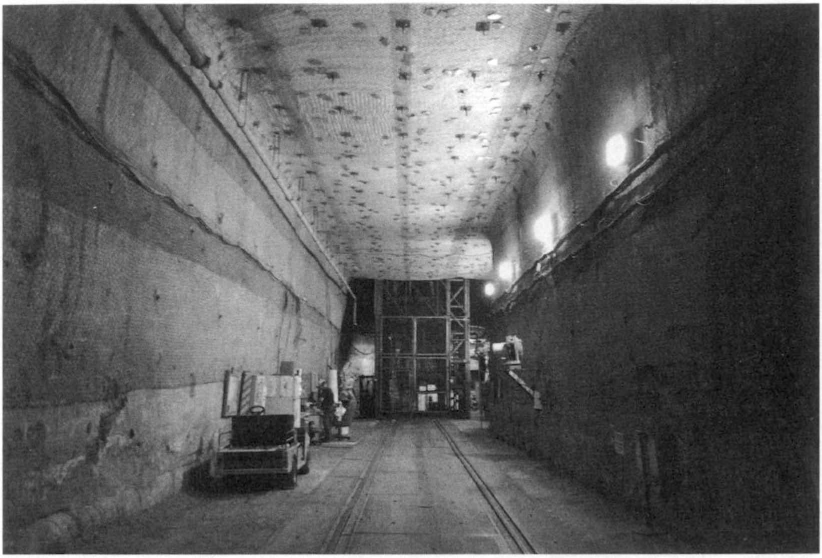

位於新墨西哥州卡爾斯巴德郊外的美國能源部核廢料隔離試驗廠（WIPP），電梯將工人和遊客送入一個由二點五億年歷史的鹽層雕砌而成的大廳。只需乘坐電梯幾分鐘，便能到達地底兩千一百五英尺深。（妮可拉・特莉攝）

（Carlsbad Caverns National Park）就在附近，當中景點包括卡爾斯巴德洞窟內的鐘乳石洞，以及神祕的萊楚蓋拉洞穴（Lechuguilla Cave）。這裡曾經是世界上前幾深的洞穴，也是一系列罕見微生物的棲息地，深深吸引了那些探索著地球極端環境生命的研究人員。無論是因為洞穴、天坑、鉀鹽礦、壓裂井，還是放射性廢物的掩埋，這個區域與地下來往密切。

儘管核廢料隔離試驗廠不是檢疫設施，從名字就可以看出它是一個「隔離」場所。對於渴望看到極端隔離工程控制措施運作的遊客來說，它可能是地球上終極的目的地。這是一個墳場，將具有潛在危險的物質進行至少一萬年的隔離——一座放射性的墳墓。正如災難研究領域的學者彼得・范威克（Peter C. van Wyck）所說，當中包含了「想掙脫束縛的廢棄物」，真是令人難忘的措辭。

儘管如此，埋在核廢料隔離試驗廠的物質不是舊原子彈的彈頭、或已經拆除的反應爐核心。而是存放了約翰・霍華德那個年代所謂的「敏感物質」。或者，正如聖約翰向我們解釋的那樣，「衣服、工具、破布、廚餘、碎片、土壤、固化汙泥和礫石」，全都被少量的鈽和其他人造放射性元素汙染。

這些比鈾重的放射性元素被稱為「超鈾元素」，字面意思即「超越鈾」。該元素也屬人造，並非由自然過程、而是人類工業活動創造的，特別出現在國家核武庫的開發、維護和測試過程中，這些物質注定要送往核廢料隔離試驗廠。「超鈾核廢料的放射性比乏核燃料低約一千倍，產生的熱量也少得多，」威廉・艾利和羅斯瑪麗・艾利在《燙手山芋》（*Too Hot to Touch*）中寫道：「只要儲存在正確容器中，大多數超鈾廢料都可以處理。核廢料的壽命才是關鍵。」

在這種特殊的隔離架構中，時間問題比空間更棘手，甚至可能無法克服。埋在核廢料隔離試驗廠的大部分物質對生物體仍然有害，隔離期也不是傳統的四十天，而是至少一萬年，有些甚至要數百萬年，對於希望設計一種有效隔離形式的人而言，是一項艱鉅的挑戰。事實上，要安全處置超鈾廢物所需的時間跨度之大，以至於芬蘭一處名為昂卡洛（Onkalo）的深層地質處置庫（預計在二〇二〇年代竣工並開始接收核廢料），當中的建築師們必須考慮到未來冰河時代的潮起潮落。在昂卡洛的放射性有效負荷量達到安全之前，整個北歐或許早已被埋在數英里高的冰川下了，可能還不僅一次，而是很多次。

在內華達州的類似設施尤卡山（Yucca Mountain）用於掩埋乏核燃料，歐巴馬政府於二〇一一年四月停止金援，儘管未來監管機構可能重新批准，但聯邦政府規定的核廢料收容期限高達一百萬年。一百萬年前，地球上還不存在智人，一百萬年後，當尤卡山存放的東西終於被證實能安全暴露於生物之中，屆時也難以預測人類是否還會存在，更不用說美國監管機構了。要想在如此巨大的時間跨度內，構建一個空間系統來隔離一切，這種野心似乎太不切實際，以至於本該理性的工程報告和分析，頓時變得與科幻小說無異。

有一次，我們在亞利桑那州鳳凰城參加核廢料會議，一位與會者對長期管控的複雜性感到十分憂心，數十億美元的支出、需要思考攸關數百代人的未來、還必須設計出能夠抵抗地震、洪水和放射性的全新材料，於是他站起來問，為什麼我們不能把這些寶貴的時間和金錢用於治療癌症？這樣問題就解決了。這個人建議：我們可以給自己接種疫苗，暴露在乏燃料棒中愉快地度過一生。（唉，要對抗輻射中毒的生理效應，可不僅僅是治療癌症的問題。）

事實上，世界各地的核廢料現在都處於一種奇怪的淨化過程。受汙染的土壤被保存在日本福島核電站廢墟附近的「臨時」儲存庫裡，仰賴著數萬個防水袋；在華盛頓州的漢福德（Hanford），液態高放射性廢物在巨大、易洩漏的地下儲存槽中等待永久處置，其中一些儲存槽已有近六十年的歷史。目前用於核廢料隔離試驗廠的大部分物質都貯藏在地面上的木桶中，隨時會受到腐蝕、自然災害和恐怖攻擊的影響。沒有任何政府、任何可信賴的核子工程師相信這是安全或持久的。像核廢料隔離試驗廠這樣的設施或許是一種解方：建造一座精密的墳場，以一勞永逸地解決人為的放射性問題。

我們完成了四分鐘的地底之旅，走出電梯，進入一條炙熱、昏暗的走廊，走廊裡有通風管道，兩邊的鹽晶牆上掛滿了電線。我們的腳走在布滿鹽的地上嘎吱作響，發出靴子走在新雪上的聲音，我們的嘴唇嚐到了一絲鹹味。巨大的工業設備使得空氣中瀰漫著陣陣柴油廢氣味，氣味在盞盞頭燈交錯、以及前方倒車警告的嗶嗶聲中逐漸消散。

在離電梯井大約五百英尺的地方，岔出了另一條走廊，它的鹽牆上布滿灰塵，通向一條又一條長得完全相同的走廊，如同迷宮，而這些廊道被稱作「水平巷道」（drifts）。沿著巷道下去會連接到八個「控制台」，它們目前只有六個被完整挖出了，每個控制台內包含了七個「房間」。保守一點地說，核廢料隔離試驗廠非常大。所謂

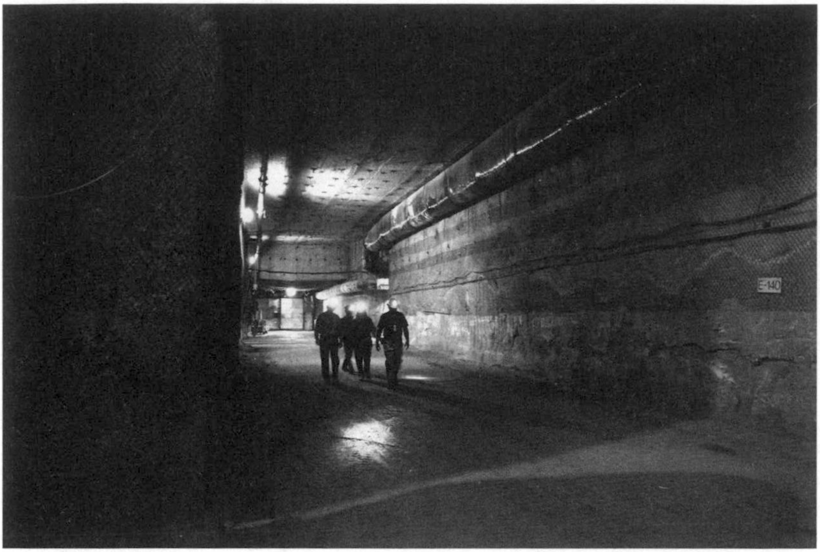

走在核廢料隔離試驗廠中被稱為「水平巷道」（drifts）的走廊裡。（妮可拉·特莉攝）

的北部實驗區（佔試驗廠其餘部分的四分之一）已被預留用於科學研究，包括地下植物的生長研究。目前估計到二〇三三年，該設施容納的核廢料會多到能填滿一百多個籃球場，屆時核廢料隔離試驗廠將宣告「滿池」。從此以後，這座礦坑將被密封，與地球表面隔離，直到永遠。

我們周圍那些早在一九八〇年代就被鹽封的牆壁和天花板已經開始下陷，以一種戲劇性的速度，它們曾經筆直的線條如今凹凸不平，必須仰賴鋼網、岩栓和土釘才能防止倒塌。眾所周知，這個下陷數是每年五英寸。核廢料隔離試驗廠的首席科學家羅

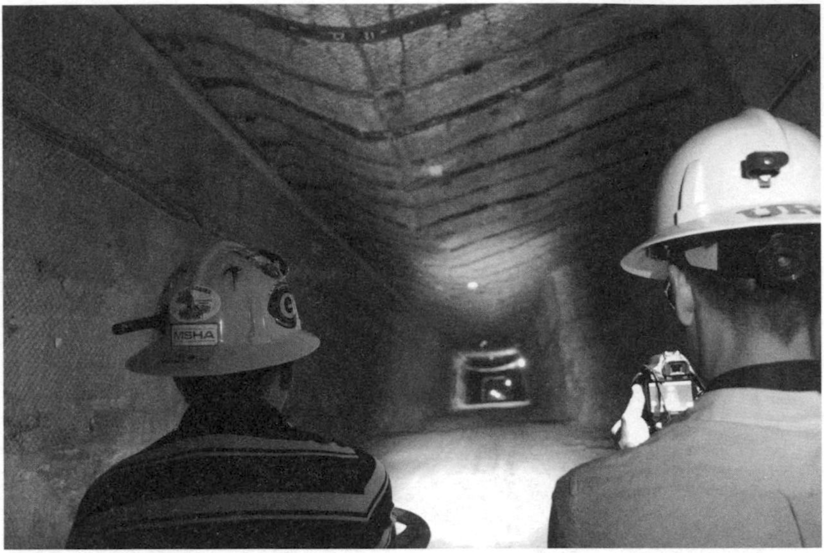

我們和鮑比・聖約翰一起朝深處前進。牆壁和天花板因地表的重量慢慢下陷。「這塊岩石從不停下腳步，」核廢料隔離試驗廠的首席科學家羅傑・尼爾森當天晚上這麼告訴我們。（妮可拉・特莉攝）

傑・尼爾森（Roger Nelson）告訴我們「岩石是從不停下腳步的，」為了對即將出現的廢棄物，新房間和控制台的挖掘正如火如荼進行中。「地下的深度、下陷率，再加上我們每年預估向核廢料隔離試驗廠運送數百萬桶廢料的速度，這一切都達到平衡，因此試驗場仍然能保持開放，等到快要構成安全隱患，也差不多滿池了。這是地質和廢物接收率之間的平衡之舉。」從這個意義上說，核廢料隔離試驗廠本身就是個自相矛盾的概念：一個用於永久隔離的即時建築。

違反常理的是，核廢料隔離試驗廠不穩定的地質，正是當初該站點獲選的原因之一。在足夠的壓力下（每天每秒都被壓在超過兩千英尺的地底下），鹽的表現會有點像棉花糖，或者像尼爾森所形容的「一月的糖蜜」（molasses in January）。它會膨脹、滲出和流動。在核廢料隔離試驗廠關閉的很久之後，在所有土針和鋼網都失效很久之後，鹽會像癒合的傷口一樣開始匯聚，並在放射性廢物容器周圍坍塌、將它們粉碎成一個永恆的水晶墳墓。我們朝這些不祥、膨脹的鹽靠近，並從安全帽上取下安全燈，把燈往牆上靠：光線穿透水晶群超過一英尺，散發出淡黃色的光芒，整個空間瀰漫著一股空靈感，光線從半透明的牆中隱隱透出。

我們在走廊上前進，起初我們的衣服被一陣呼嘯而過的微風給吹亂，我們回想起入內前看過的安全簡報。裡面提到地下空氣系統被設計成空氣只能單向流動：遠離電梯井、進到水平巷道中。在那兒，空氣會過濾、排放並循環再利用。這意味著在發生事故或輻射洩漏的情況下，我們還能順風而行，找到離開核廢料隔離試驗廠的路，乘著地底下的風回到安全處。

為了以防萬一，我們還準備了「自救器」——一種可攜式式呼吸器，能提供足夠的氧氣，以便在發生火災時逃生，還有一個用於監測自己是否暴露於放射性物質的劑量計。測到的數值將在幾週內郵寄給我們，但我們被告知不用擔心，這只是例行的預防措施。語畢，我們走到一輛在側室充電的電動高爾夫球車，跳上車後坐在聖約翰旁開始旅程，風吹拂過我們的背，彷彿正朝深海駛去。

＊＊＊

我們從設施的主要嚮導、也是美國能源部地球物理學家亞伯拉罕・梵・盧克（Abraham Van Luik）那裡得知，核廢料隔離試驗廠其實是一個示範設施。顧名思義，它是一個「試驗」工廠，負責進行實驗。一九七九年，在成功提交十萬頁的環境計畫後，核廢料隔離試驗廠的建設獲得了國會批准，但在一九九九年三月接收第一批超鈾廢物之前，又先歷經了二十年繁重的建設和機械準備。

當我們造訪時，我們已經與梵・盧克保持了幾年的聯繫。（遺憾的是，梵・盧克於二〇一六年去世，享年七十一歲，距我們上次與他會面才過了幾個月。）二〇〇九年我們第一次相談時，他還不在核廢料隔離試驗廠，而是在內華達州西南部工作，幫助尤卡山中更極端的核廢料處理場進行概念化和設計。尤卡山是由一座超級死火山所形成的巨大地貌，位於拉斯維加斯西北九十英里，毗鄰神祕的內華達試驗場，冷戰期間這裡一直在進行核武器試驗。二〇〇二年，它被國會相中，成為各地核電廠放射性廢物的國家儲存庫，包括（但不限於）目前用以冷卻熱材料的巨大水池中耗盡的乏燃料棒。如果這些水完全蒸發，燃料棒可能著火，釋放出致命的放射性煙羽。如果沒有長期解決方案，這種情況恐會在未來數千年中的任何時刻發生。要將這種極危險的廢物運送到設施，需經過漫長且繁雜的檢疫後勤作業：通過鐵路和公路穿越數十個中間州，當的政客們對此當然興趣缺缺。

在二〇〇一年八月發布的一份名為「最壞情況設想核運輸事故」的報告中，美國能源部聘請的顧問簡述了運輸高放射性廢物（如乏核燃料棒）往尤卡山時，可能發生的少數「潛在嚴重事故狀況」。在其分析中，「最嚴重事故設想」中最糟的情形就是在拉斯維加斯市中心附近的高速公路發生碰撞事故，包括卡車和鐵路可能的意外。

倘若意外發生，放射性煙羽桶幾乎肯定會汙染城市的大片地區。至少十三萬八千人將受到立即的影響，該市主要的國際會議和酒店設施，都可能淪為放射性物質的儲藏槽。「如果不關閉通風系統，」作者寫道，「放射性微粒會進入酒店和其他建築物內，汙染地毯、家具和床。」更糟糕的是，即便通風系統已經關閉，但速度太慢的話（報告中的運算模型指出在被放射性煙羽包圍以前，附近酒店只有九十一點三秒的反應時間），這些顆粒一樣會被關進來，輻射到建築物內部而難以挽救。落在城市土壤、植物和街道上的放射核種，也會發出定量的伽馬射線，技術上稱之為「地面照耀」（groundshine）。

放射性粒子很可能會通過汽車和卡車從拉斯維加斯擴散，該報告還建議關閉該市的國際機場，以「防止受汙染人員的遷移」，他們可能會無意中將放射性粒子散布到全國和世界各地。報告警告道：「有鑑於暴露人數眾多，當地應急人員難以識別，更不用說要有效地隔離受汙染的人了。」

最終，要拯救這座城市恐怕不太可能。作者計算，若採用一種被稱為「海綿爆破」的去汙技術，「機器要運轉近兩萬五千年」才能重返安全。拉斯維加斯的大部分地區，每條大街小巷，可能都會被夷為平地。除了完全拆除這座城市外，作者提出了另一個替代方案，就是所謂的「永久隔離」，實際上意味著要把拉斯維加斯放生於沙漠之中。

梵．盧克向我們保證，運送到核廢料隔離試驗廠的材料不會構成這類生存威脅。然而，即使是低放射性廢棄物（手套、長袍和可能暴露於輻射的實驗室設備）對後勤的挑戰也不容小覷。鮑比．聖約翰告訴我們，他的大部分時間都花在開發有潛力的新卡車運輸路線、與民選官員和急救人員會面。要獲得核廢料隔離試驗廠的駕駛資格，候選人必須接受背景調查，並且在過去七年內未曾違反交通規則：司機以團隊形式工作，如此一來，除非他們在途中遭遇惡劣天氣警報，否則運送廢物的腳步永不停息。若有必要，能源部會支付道路升級的費用：聖約翰告訴我們，聯邦資金最近要將美國國道一〇八號公路卡爾斯巴德以西的路段從雙線道改造成四線道公路。換句話說，如果你開車穿越新墨西哥州，可能不知不覺間就使用了這段因核廢料隔離試驗廠而存在的高速公路分流道；美國西部那些具神祕色彩的開闊大路，其實也是隱藏版的地質隔離基礎建設的一部分。

在我們與梵．盧克的第一次談話後不久，二〇〇九年整個尤卡山工廠被美國能源部關閉，梵．盧克被調往新墨西哥州，加入核廢料隔離試驗廠。當我們在那裡見到他本人時，他既和藹又善良，這兩種人格特質和一名從事核廢物處理工作的聯邦地球物理學家而言，似乎有點不搭，梵．盧克處處讓人充滿驚喜。例如在他的部落格上，他經常寫關於天主教神祕主義的文章，包括理智與直覺之間的拉扯。梵．盧克將這些視為人性中水火不容的面向，需要分別來看，一個埋藏在表面之下，好像處於隔離狀態似的。「我甘心與這種內心的分裂共存，正因如此，我可以同時活在兩個世界中，」梵．盧克寫道。這種分界給了他做為地球物理學家的彈性空間，他的科學嚴謹性並沒有受到對來世的信仰、或與神的個人關係所影響。

他恰好也是但丁《神曲》（*Divine Comedy*）的狂熱粉絲，沉迷於但丁和他的繆斯女神比阿特麗斯之間那種「超然之愛」（transcendental love）的描繪。在但丁的故事中，正是這種愛情，讓詩人得以從地獄的恐怖中脫身、來到煉獄的岩石坡，靈魂將在那裡等待，直到證明自身價值後，才能在天堂中獲得自由。

地下世界的這種隱喻在全球核廢料工業中屢見不鮮，就像人類神話中充斥著鎖在地下的怪物故事一樣。例如，比利時「HADES」地下研究設施的名字源於希臘語中的「冥界」。這裡的「HADES」原是「高活性處置試驗場」（High Activity Disposal Experimental Site）的英文縮寫。另一方面，HADES由「歐洲放射性廢棄物泥岩環境處置地下研究設施」（EURIDICE）所經營，該財團以尤麗狄絲（Eurydice）來命名，她的丈夫奧菲斯（Orpheus）試圖將她從地獄中解救卻沒能成功。（神奇的是，「歐洲放射性廢棄物泥岩環境處置地下研究設施」的英文縮寫恰巧就是「EURIDICE」。）

最後也很有趣的是，歐洲核工業中用來裝臨時或過渡時期廢棄物的容器被稱作卡斯托爾（CASTOR）；而用於永久處置的容器則被命名為波魯克斯（Pollux），可惜這次並不是首字母縮寫。卡斯托爾和波魯克斯是希臘神話中的孿生兄弟。卡斯托爾是有壽命的（或說是會死的），而波魯克斯是不朽的（或說是永恆的）。在這對孿生兄弟的故事中，面對一旦卡斯托爾死了就將永遠分別的光景，兄弟倆轉而與宙斯達成協議：他們將共享這份不朽，用剩餘的時光流轉於奧林匹斯山與冥界、或說是天堂與地獄之間。

做為美國能源部發言人，梵．盧克撇開神祕色彩，堅持對不同地質障礙的優缺點進行技術討論，並描述了現在使用機器人填放儲存庫的每個步驟。如我們所見，遠程處理系統被用來處理放射性最強的廢棄物，人類幾乎完全被從這套精心設計的分類編制程序中排除，直到廢物被放入地下鹽墓。

就像過去約翰．霍華德夢想設計出完美的檢疫站一樣，梵．盧克也有一幅核廢料隔離設施的理想藍圖。「我理想中的儲存庫位置會隨著時間而改變，」他解釋道：「當我在水晶岩，比如花崗岩上工作時，覺得水晶岩就像貓叫聲。」如我們在核廢料隔離試驗廠看到的那樣，梵．盧克稍稍調侃了鹽，然而他也承認：「我已經與歐洲國家和日本合作長達二十五年，了解他們對不同儲存庫位置的研究，我漸漸覺得黏土石或許會是理想的媒介。」

梵．盧克強調，尤卡山和核廢料隔離設施只是人類處理核廢料的兩個特定例子，其他國家仍在實驗其他策略與地質條件。例如，中國最近跨出了建設國內永久性處置場的第一步，在甘肅省北山附近的沙漠深處、戈壁沙漠的中心，挖掘了一個類似核廢料隔離設施的實驗測試設施。（北山鄰近絲綢之路，這裡是古時馬可孛羅和其他商人行經的貿易路線，當中一些人將染上黑死病的跳蚤帶到歐洲，從而催生出第一個隔離建築。）

與此同時，有一些工程師主張根本不該建造儲存庫，而是應把密封的核廢料膠囊沉入海洋底部的泥漿之中；另一些人正在考慮用一種稱作「玻璃化冷凍」的程序，將核廢料鎖進巨大、無法穿透的玻璃磚內，玻璃磚的大小與貨櫃箱一樣大；還有一些人想用能消耗輻射的微生物來將掩埋的廢棄物轉化為危險性較低、更穩定的形式。業界的樂觀派認為，核廢料根本不是廢料，而是一種尚未開發的能源，有朝一日可能會為義肢醫療設備、以及宇宙飛船中的超長壽命電池提供燃料。就目前而言，如今核活動所種下的，既是一道難解的題，也是一個將籠罩我們未來萬千後代的挑戰，梵．盧克的肩上扛著這樣一個沉重的責任。

我們前進地下深處處置世界冒險，目的是希望觀賞這些任重道遠的隔離基礎設施，在地質時間尺度上是如何運行，進而重新構建我們對隔離的理解。儘管我們來到核廢料隔離試驗廠是為了了解人類收容能力的最大極限，但我們馬上就意識到：與隔離一樣，純論隔離的「技術」壁壘反而不是最艱鉅的障礙。

＊＊＊

要成功地將危險事物與世界其他地方隔離，關鍵是要把「分離」的必要性傳達給其他人。警告人們正處於危險之中、並確保他們信賴你，這是進行任何隔離和檢疫的基本原則。這在新冠疫情期間更是不證自明，當時美國死亡人數高得可怕，很大程度是因為許多美國人根本不相信醫學專家警告新冠病毒是一種威脅的說法，一些美國人甚至不相信這是真實的病毒。試著回想一下，縱觀整個隔離歷史，當特定房屋出現汙染的警告信號，總會有貪婪的人或投機主義者解讀成盜竊目標：不該避開這些房屋，而是應該闖進去。

當危機處於人們難以遙想的未來時，問題就變得無解。「有關如何警告後代，目前沒有一套國際標準。」梵・盧克告訴我們。儘管如此，不論是核廢料隔離試驗廠、芬蘭的昂卡洛、以及尤卡山（如果它重新開放）等地方，都有道德責任傳達其內容物對生活在數萬年、甚至數十萬年後的人類有多麼危險。

從歷史背景來看，埃及圖坦卡門國王陵墓的內殿在被打開、裡頭寶物被搬走之前，只維持了三千多年完好無損。相比之下，核廢料隔離試驗廠需要至少維持比這多三倍的安寧，才能達到聯邦監管目標。事實上，目前歷史學家認為一切的人類文明都發生在過去一萬到一萬二千年之間；核廢料隔離試驗廠需要同樣長的時間，才勉強能讓其內容物達到最低限度的安全。

梵．盧克用四個類別向我們形容了其中的困境。「警告訊息必須存在、被發現並被理解。」他說，「它也必須被相信，這是最難的部分。」要阻止未來的考古學家或工業打撈人員闖入核廢料隔離試驗廠，廠址的警告標誌一定得經久耐用：這些標誌必須能夠在物理上存活數千年而不會被侵蝕或生鏽。這也推動了針對耐腐蝕金屬合金在內的高級工業材料實驗。最終，被能源部稱作「原始花崗岩」（pristine granite）、重達六十五噸的大石塊被選中做為核廢料隔離試驗廠的碑材。在核廢料隔離試驗廠最終批准申請的附錄中，美國能源部誇口道「這種花崗岩的耐風化和侵蝕特性，比建造巨石陣所使用的岩石類型（矽化砂岩和白雲石）更優良。」

梵．盧克接著說道，這些耐用的警告標誌也必須「能夠定位」。我們不能冒險讓它消失在某個時空中，就像死海古卷（*Dead Sea Scrolls*）那樣，等著被某個游牧民族意外發現。核廢料隔離試驗廠對此給出的保證就是未來土堤的建設：三十三英尺高，九十八英尺寬，需要九十七萬五千立方碼的建材，這個巨大的人造地景將會環繞整個

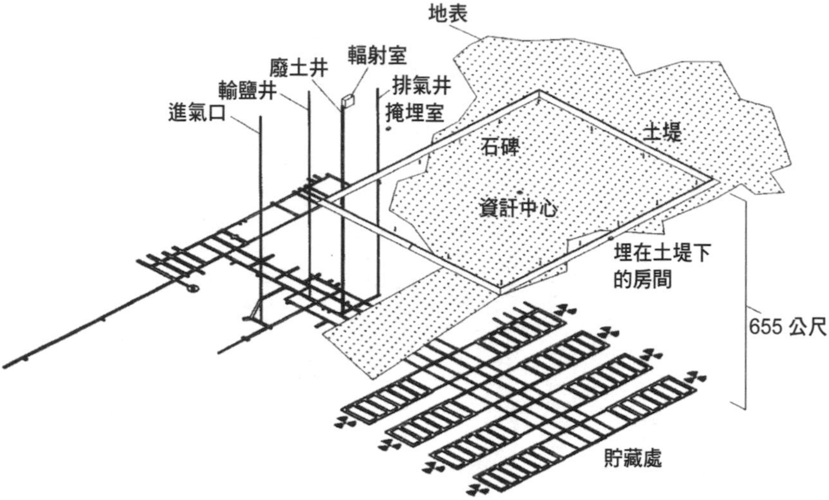

如圖所示，在核廢料隔離試驗廠收到最後一批核廢料後（目前估計是二〇三三年），它將被一個巨大的土堤和大型花崗岩標誌石陣給圍繞。

核廢料隔離試驗廠址，從而有助於標記。土堤的另一個好處是能做為擋風坡，保護裡頭的花崗岩石碑不受侵蝕。

這些耐用、容易定位的花崗岩警告標誌還必須在數萬年內保持「清晰」與「可讀」。舉例來說，它們不能重蹈線形文字A（Linear A）的覆轍，這是一種大約公元一千八百前年的古代米諾斯文字系統，至今仍未破譯。

在一九八四年四月的一篇名為「跨越一萬年的溝通渠道」的論文中，托馬斯．西比奧克（Thomas A. Sebeok）提出了許多解決方案，以因應可讀性這項長遠的挑戰。西比奧克寫道，最終目標是「設計一種方法，警告後代不要在該地點採礦或鑽探，除非他們能清楚意識到自己行為的後果。」儘管這篇文章只是由美國能源部委託的一個名叫「人類干擾工作小組」（Human Interference Task Force）所編寫的眾多類似論文之一，但西比奧克的論文早已被思辨設計界視為邪門外道。

在美國能源部研究小組提出的許多想法中，有幾個似乎有欠考慮、顯得輕率。其中一項建議是在核廢料隔離試驗廠上方建造一個「荊棘造景」——五十平方英尺布滿尖刺的混凝土。這個設計假設了人們如果看到這樣巨大的、具侵略性的形狀，會感到威脅並嚇得落荒而逃。另一個則是呼籲對家貓進行基因改造，以產生一種新物種「輻射貓」（ray cat），牠們的皮膚在有輻射的情況下會變色，甚至發出螢光。這個提議背後的概念是，在幾千年後，人們若是經過這片以前被稱作新墨西哥州的土地，會注意到他們的貓變色了，他們就能知道輻射從這個被遺忘已久的地下儲存庫中外洩了。等到他們的貓不再發光，就代表抵達安全的地方。

另一個同樣令人搖頭的提議是，在整個核廢料隔離試驗廠地區仿製一幅靈感來自挪威現代主義畫家孟克的《吶喊》的插畫。雖然這幅畫做為冰箱磁鐵廣受歡迎，後來還被麥考利．克金在一九九〇年《小鬼當家》（*Home Alone*）的電影海報中搞笑致敬，但能源部符號學家認為《吶喊》代表了這樣一種恐怖的元素，即使幾千年後生活在這的人們也會避之唯恐不及，寧願不要盯著這幅作品的恐怖輪廓。

然後不知怎地，樓越來越歪了。在參加鳳凰城的核廢料會議時，我們驚訝地聽到美國能源部的員工提出了一個警告後代的想法：核廢料隔離試驗廠應該建立一個鉅細靡遺的遺產網站，不論身在世界哪個角落都能通過智慧型手機造訪，當中有完整的描述、影像和計畫。它會成為一座世界訊息圖書館（World Information Library）。這個男人似乎壓根兒沒思考過在五千年後，智慧型手機、無線網路、更不用說互聯網，可能早已不復存在。

西比奧克本人提議建立一套「原子神父」（atomic priesthood）制度，「一個由知識淵博的物理學家、放射病專家、人類學家、語言學家、心理學家、符號學家，以及可能需要的任何其他專業領域組成的委員會。」這些原子神父將通過儀式敘事、以及西比奧克所說的「民俗裝置」（folkloristic device）來守護關於核廢料隔離試驗廠的記憶。西比奧克建議，應該每隔三個世代就要設計一齣新的神話和傳說來強調放射性的恐怖，且這種做法至少持續一萬年。「本質上來講，」他寫道，原子神父要培養一種跨時代的「迷信」氛圍，致使人們「永遠避開某個地區」。無疑地，光從基督教的歷史觀就知道這樣的計畫站不住腳：在過去兩千多年裡，因為教義詮釋所引發的教派分裂、異端、宗教法庭、宗教改革、甚至邪教，對於一個至少需要花上一萬年才能變得安全的暗黑物質而言，儼然是個不祥之兆。

梵．盧克告訴我們，最困難的挑戰是，無論這些警告最終採取何種形式，它們都必須保有「可信度」。後代子孫必須相信美國能源部的說法，也就是核廢料是危險的，他們真的不該挖掘，真心不騙。這裡經常提到的一個例子就是埃及法老墓外所發現的銘文，指示侵入者不要侵犯這些神聖的墓地，否則後果不堪設想，但馬上就被歐洲考古學家無視了。當時，這些警告被認為只是古老的迷信而被置之不理，那麼，當未來的人類看到二十一世紀的地理學家說「此處埋藏著巨大的危險、不要挖開」的警語，又將作何感想？西比奧克對民間傳說毫不掩飾的依賴只能證明一件事，就是這類警告在未來只會被視為某種恐怖的異端信仰。

美國能源部當前的理念是：與其試圖嚇跑人們，還不如向後代傳達儲存庫的內容既危險又無用。美國能源部自己提議的警告訊息（未來可能會刻在花崗岩紀念碑上）的其中一條指出：「這不是一個榮耀的地方。……這裡不紀念豐功偉業。……也沒有任何有價值的東西。」正如梵．盧克提到的，所有儲存物都必定包含了大量當今被認為價值不斐的科學和工業材料，儘管使用起來十分危險。事實上，雖然核廢料隔離試驗廠的名字強調了它做為「隔離實驗」的角色，但「廢物」的概念也激起人們的好奇心。設計者曾經設想過的一項技術問題是，埋在核廢料隔離試驗廠的東西，或許有朝一日會被當作值錢的搶手貨。因此未來的人類為了挖寶，會不惜深入虎穴。

我們想起了黑死病期間關於埋葬潛在傳染性屍體的衛生法規。威尼斯官員要求將瘟疫受害者安置於地下墓穴，而不是地上的陵墓，因為土壤和泥土是能防止未來爆發的額外保護層。歷史學家珍．史蒂文斯．克勞肖（Jane Stevens Crawshaw）寫道，與核廢料隔離試驗廠相同，這些墓地「在衛生部門認為放夠久以前不會被打擾，」以確保安全無虞。「醫生們指出，要想打開墳墓，就跟在阿維狄烏斯．卡西烏斯（Avidius Cassius）時代打開阿波羅神殿的金棺材無異，當時士兵們想找到寶藏，卻反而釋放出瘟疫毒氣而命喪黃泉。」即便至今，皇家慈善醫院的邁克．雅各布斯告訴我們，伊波拉受害者的屍體在離開隔離室之前，仍會被密封在特製的鋅製棺材中，以防悼念者因試圖打開而釋放傳染病。

在核廢料隔離試驗廠的技術申請文件中，清楚描述了有人有意或「蓄意」取物的情況。蓄意闖入的情況被認為幾乎無可避免。事實上它很有可能發生，以至於工程師尼爾．查普曼（Neil Chapman）和查爾斯．麥康比（Charles McCombie）在他們關於放射性廢物地質處置的「原則和標準」守則中提到，核廢料隔離試驗廠、尤卡山、昂卡洛這類設施都免不了會被破壞。「一個有趣的發現是，古人所留下的任何非凡之作，一旦被發現就注定不得安寧。」查普曼和麥康比寫道，並下結論：「這個地下儲存庫真正展示長期收容能力的可能性應該很低。」

我們費盡千辛萬苦處理這些物質，最終在幾個世紀或幾千年後，這些被小心翼翼掩埋的東西，卻反而積累了相當的價值，足以讓我們的後代又把它們全數挖出，這是多麼諷刺的一件事。一九八六年車諾比核電站爆炸的後續十分發人省思。車諾比附近的烏克蘭城市普利皮亞特（Pripyat）遭到遺棄，整個地區被認為輻射太強不宜人居，自此之後這裡就被稱為「封鎖區」（the Zone）。然而，在幾年之內，封鎖區內的廢棄建築物，舉凡舊學校、工廠、辦公室，甚至民宅，已有近六百萬噸有價值但具放射性的金屬被掠奪，據悉這些金屬已全數賣往歐洲各地的廢品零售商。（二〇一二年一月，彭博社報導稱，美國零售連鎖店3B家居〔Bed Bath & Beyond〕無意間販售了具放射性的金屬紙巾盒，引發了「核安全官員和公司高層對受汙染廢金屬日益嚴重的全球威脅」的警覺。）只要經濟誘因持續存在，檢疫隔離就幾乎無法執行。

提到梵．盧克喜愛的《神曲》，一段有名的警告銘文就在腦海中浮現。《神曲》第一部〈地獄〉篇中，但丁描寫了一段刻在通往地獄深處的石門上的小語。銘文警告：「入此門者當放棄一切希望」（Lasciate ogne speranza, voi ch'entrate）——跨入這扇門的人，放棄一切希望吧！毫無疑問，未來的挖掘隊或工業鑽井隊，也會一派輕鬆地對這些警語一笑置之，發動鑽機繼續深入地球。

＊＊＊

我們開著敞篷高爾夫球車前行，車頭燈穿不透地下的漆黑，我們行經一扇扇氣動門，門將礦井的各個部分密封起來。在每扇門前，鮑比．聖約翰都得停下來，並伸手抓住一根懸空的管子，像拉空氣喇叭那樣地拉下管子，我們面前那扇巨大、怪異、尺寸適合運土設備的門，發出像星際大戰黑武士呼吸時的嘶嘶聲、逐漸敞開。穿過幾扇門後，沿著深不見底走廊走了許久，最終我們抵達了所謂的「廢棄物面」（waste face）：在這等待著核廢料的是緩慢而鹹鹹的擁抱。聖約翰把推車停在一側，我們跳下車仔細觀察，緊張地反覆檢查彼此的安全證件，確認我們的劑量計還在身上。

前方不到三十英尺處，一條及腰的黃色鍊子從走廊的一側接到另一側，後方是一面堆滿工業用桶和特製木桶的牆。它們被隨意地堆放在那裡，就像儲藏室中被遺忘的物品一樣。我們看到成堆的金屬桶用保鮮膜包裹在一起。黃色封鎖條上懸掛著一個小標誌「注意：輻射區域」。回想先前的各種恐怖傳說，眼前這個奇怪的景象不免有點虎頭蛇尾。不細看還以為這些隨意堆放的桶和保鮮膜裹著的包裹是要裝載到飛機上的貨物呢。（我們很快就會看到，其他更高風險的廢物居然是被放進圓柱形空心管中，再水平嵌入牆中；將廢棄物包裹丟進去的過程，有點類似將子彈裝入左輪手槍，再用小蓋子密封。）

儘管鍊子後面成堆集裝箱的景象，與我們幻想中可怕的發光體相去甚遠，但這種期望與現實的落差，引發我們對風險和危險應該是什麼模樣的探討。放射性就像病毒一樣，肉眼無法看見。我們想起了十七世紀斯普立的隔離守衛，在檢疫站工作一整天後看到一條漂亮的圍巾，把它帶回家送給妻子，沒想到卻在這座城市引發了一場瘟疫。

返回電梯井需要一段時間，沿著寬闊、緩慢坍塌的走廊行駛，周圍充滿了機械通

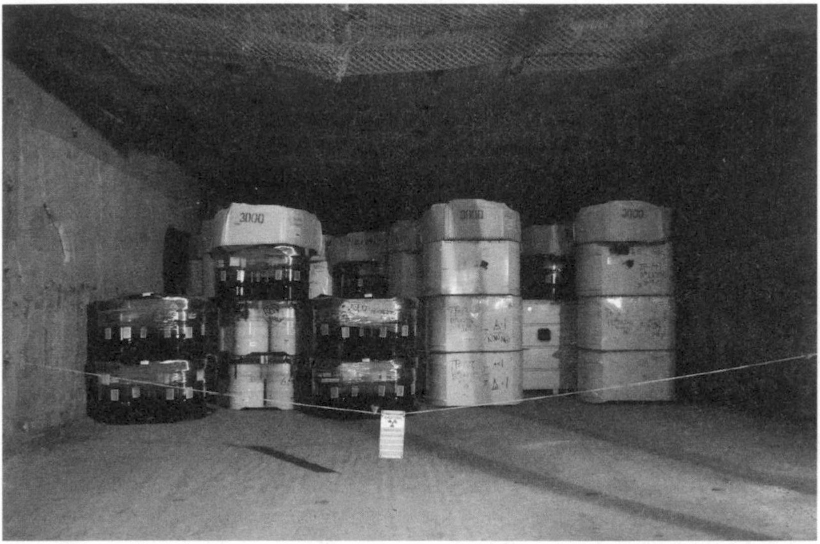

工業用桶和特製木桶位於掛有輻射警告標誌的黃色鍊子後面。此處就是「廢棄物面」。（妮可拉．特莉攝）

風冷冽的喧囂聲。回到這安全的風中後，我們坐了下來，懷著敬畏和一絲震驚，試著打量這片杳無人煙之境。

收容、隔離和檢疫場所，無論是動物疾病實驗室、植物研究設施、地下核廢料儲存庫還是緊急醫療病房，都是我們試圖去建構、理解未知的產物。核廢料隔離試驗廠、尤卡山、國家生物和農業防禦設施、甚至約翰．霍華德理想的檢疫所，都是在對風險、建築形式進行一連串抽象爭論後，所得出的結果。「危險的臨界值」在此演變成空間與哲學的探討。我們那天參觀的那個如洞穴般淒涼的空間，實際上是為了尋求一萬年的安穩所不可避免的副產物。一處又一處控制台、一間又一間房間，核廢料隔離試驗廠彷彿生於黑暗之中，隨著我們對潛在暴露的恐懼而漸漸長大。

核廢料隔離試驗廠給我們上的一課似乎是：假如我們想創立並資助一項「確保一雙可能被微量輻射汙染的實驗室手套在接下來的一萬年裡，無論如何都不會對生物體造成傷害」的聯邦計畫，那麼為此設計、建造一套龐大的運輸、包裝和埋葬系統都是合理的，雖然這種儀式讓人十分感冒。

我們沿著一條精心標記的單向道，參觀倫敦的皇家慈善醫院，這是為了確保沒有任何受感染的東西會回到安全區。雅各布斯告訴我們，雖然許多人看到這些為了「高級隔離病房」精心設計的預防措施，可能會覺得矯枉過正，但這反映了不同的計算方式。「這裡的原則，」他說：「不是風險評估，而是後果評估。這是非常非常重要的區別。的確，伊波拉等疾病對英國的風險非常低，但一旦出包，後果將不堪設想。」

任何零風險的建設都需要考慮工業事故、自然災害到蓄意破壞行為等無止盡的突發事件：舉凡可能發生什麼、如何發生、何時發生、是否能夠避免、應該做些什麼等，有千百萬個環環相扣的不確定因子。這也包括了所謂的「低概率高影響」事件，比如拉斯維加斯高速公路上的核火災。雖然我們幾乎能篤定這種事情不會發生，但倘若發生了，我們便會失去拉斯維加斯。

不論是物質（如核廢料）、病毒（如伊波拉），甚至是真菌（如麥類稈銹病），如果有人要你百分之百地隔離某些東西，甚至要長達數千年，應運而生的必定是一個又一個系統、一次又一次面對挑戰的權宜之計。你需要修建防禦壁壘，需要隨時可上陣的替代方案，這些方案可能會挑戰人類的想像力，且無庸置疑會對資金不夠充裕的國家造成預算上的重擔。

因此，儘管核廢料隔離試驗廠採取了所有預防措施，但可笑的是，整件事差點被「貓砂」給壞了。在二〇一四年的情人節，核廢料隔離試驗廠地下發生了一起「輻射外洩事件」，當時一個裝滿從洛斯阿拉莫斯國家實驗室（Los Alamos National Laboratory）運來的超鈾廢物桶炸了一部分。這個編號68660的桶子用了錯誤的包裝。工作人員沒有使用黏土基底填料（其成分具有阻擋輻射的有益副作用），而是用了一種有機的、「小麥基底的吸收劑」填料。根據美國能源部二〇一五年四月發布的事故報告，這個看似微不足道的決定產生了可怕的後果，一系列化學反應致使「桶子受壓、桶子鎖環故障、桶蓋移位」。簡言之，這次爆炸估計造成了五億美元的損失。

放射性元素鋂（半衰期為四百三十二年）和鈽（半衰期為兩萬四千一百年）意外從設施強大的空氣處理設備外洩，後來在「撤退之地」以外仍能檢測出放射性元素。跟所有隔離和檢疫的例子相同，最初的破口是這麼微不足道又平凡，你幾乎很難想像事情究竟是怎麼發生的。儘管如此，後來一位退休的核化學家協助解開了桶子內部的謎團，並且坦言這類事件很可能再度發生。他指出，有將近七百個桶子都埋在核廢料隔離試驗廠之中，且都是用同樣的有機貓砂包裝的。為什麼目前只有一個桶子爆炸？我們不知道。

＊＊＊

訪問完核廢料隔離試驗廠的幾週後，能源部寄來了兩個信封：我們的劑量計結果出爐了。我們既擔心又興奮地在廚房拆信。幸好，我們並沒有暴露在輻射中。

第八章

所有星球，所有時空

「你今天所見的一切，可以說是絕無僅有，」美國太空總署（NASA）的大衛・塞德爾（David Seidel）告訴我們。「這是個千載難逢的機會。」噴氣推進實驗室（JPL）主任邁克爾・沃特金斯（Michael Watkins）隨聲附和，我們身處太空艙組裝設施實驗室，它位於玫瑰碗（Rose Bowl）體育場以北數公里，在加州帕薩迪納市郊外的山上。

這場特殊冒險從「潔淨室」展開，在那裡，太空總署最新的火星探測器毅力號（Perseverance）於嚴格的無菌條件下被組裝，並等著運送到卡納維拉爾角（Cape Canaveral）。我們這趟造訪要從一封長長的電子郵件說起，這封信列出極為詳細的規則：禁止任何香水、古龍水、化妝品或耳環；不能穿法蘭絨、羊毛或磨損的衣服；甚至連指甲也要保持平整，不能是鋸齒狀。

在短暫的歡迎之後，我們的手機和筆記本都被沒收，門口的高科技地墊以真空吸塵器吸過我們的鞋底。在更衣室準備了擦臉巾、無菌的連身「兔子裝」、泰維克短靴、斗篷、手套和口罩，此外還提供一面鏡子讓我們欣賞最後的模樣。最後我們被送進空氣淋浴室——一個裝有噴嘴、約電梯大小的房間，壓縮空氣從四面八方向我們噴射，替我們去除身上最後一丁點微粒。然後我們被送進一個鋪著白地板、白牆的房間。房間裡充滿身穿白衣的工程師。

火星車是一輛休旅車大小的白色魯布・戈德堡（Rube Goldberg）卡丁車，封鎖在紅色圍欄後面。要進入毅力號，就一定要保持潔癖，這一部分是為了保護敏感的光學和電子設備。揮發性化學物質、落下的纖維，甚至人類皮膚皮屑都可能對精緻的電路造成損害、或落在二十三個相機鏡頭的其中之一上。但最主要目的其實是要進行「行星隔離」——防止地球的生命進入火星。「我不敢說這是人類有史以來創造過最無菌的物體，」一位工程師說，「但它非常乾淨。」

太空探索和魔鬼達成的條件是：我們無法在不帶上極少量、微小的地球生命的情況下，去尋找外星生命。這個過程被稱為「正向汙染」（forward contamination），但即使不能預防，至少也應最大限度地減少汙染，這是美國太空總署行星保護官的終極任務。根據前任保護官凱瑟琳・康利（Catherine Conley）的說法，這可是美國太空總署第二好的職位。康利（也可以叫她凱西）從事這份工作已有數十年，從二〇〇六年到二〇一八年，後來交棒給麗莎・普拉特（Lisa Pratt）。根據康利的說法，過去最好的職位是宇宙總監（Director of the Universe），但可惜該職位在機構重組時被撤掉了。

「行星隔離」可以追溯到一九五〇年代，當時的火箭技術顯然很快地就能首次將外太空置於人類觸手可及的範圍內。在理想中，我們用來探索宇宙的機器人太空飛行器應該是無菌的。（根據定義，人類算是汙染物。）但出於技術和經濟原因，現實並非如此。然而，在天體之間傳播生命物質的後果是一連串零碎的、未知中的未知數：我們不知道哪些形式的地球生命可以在太空旅行中倖存下來、它們之中又有哪些會在外星條件下蓬勃發展、太陽系之外是否可能有其他生命存在、而地球生命是否可能對它們造成傷害（或反之亦然）。

面對如此極端的不確定性，但又不甘於永遠宅在家，太空員和許多前人一樣，已經轉為把隔離當作一種緩衝，讓他們能盡責地探索太空，又不會危及地球或無意中汙染宇宙。在這種情況下，隔離是一套精心設計的技術，旨在降低這種不確定性，同時最大限度地減少因探索而意外導致的、無可挽回的破壞風險。若說動植物安全所揭露的是檢疫的嚴格計算，當中生命的價值往往低於經濟需求；礦物的檢疫則體現了對徹底控制的不切實際的追求，從而衍生出超現實主義的巨型建築；而行星隔離就是一種不可能的風險建構藝術——數據不存在，但風險卻是貨真價實的。

＊＊＊

正如國際行星保護政策中所說，負責保護「所有行星，所有時空」的那位女性，就在美國太空總署內的一個小辦公室裡工作，這是華盛頓特區一座矮小、不起眼的建築，往北走幾個街區，在美國植物園和國家航空航天博物館之間，最近又多了另一座美洲印第安人國家博物館。該館的成立是為了回應一個有爭議的啟示，即國家自然歷史博物館內收藏了近兩萬名美洲原住民的骨骸。這些被強行收集起來做為殖民戰利品的遺骸警示著人們，兩個長期隔絕的生物圈一旦有了交集，所付出的代價往往大於收獲：「這是人類歷史上對生命最嚴重的破壞，」地理學家喬治・洛維爾（W. George Lovell）說。

當今，世界上只有寥寥幾位行星保護官：歐洲太空總署（ESA）和日本宇宙航空研究開發機構（JAXA）中各有一名。然而，行星隔離的概念起源於美國，一大部分是為了因應首次接觸的災難性影響。

在歐洲探險家一四九一年首次造訪之前，我們無法知道當時有多少人生活在美洲，但歷史學家估計，接下來的一個世紀左右，這片新大陸上每十個人中就有九人死亡，他們大多死於傳染病。另一方面是因為當時美洲幾乎沒有適合馴化的動物（也就是說人畜共通傳染病從動物轉移至人身上的機會少得多），因此在哥倫布交換（Columbian exchange）中，病原體基本上是單方面傳入。（梅毒原本被認為起源於美國，如今被認為可能在哥倫布時期前就已存在歐洲、亞洲和非洲，只是形式略有不同。）在征服者們踏足南美洲和中美洲的主要城市，如庫斯科（現在的祕魯）和特奧蒂瓦坎（墨西哥）之前，他們帶來的微生物早就先一步抵達，並在人與人之間傳播，釀成了大規模的死亡，以及饑荒和社會體系的崩解。

由於之前沒有接觸過天花、麻疹、流感、斑疹傷寒和白喉病，美洲原住民對這些常見的舊世界疾病毫無免疫力，加上從來也不曾有過隔離的概念。由此引發的流行病，其破壞性和規模令人震驚。西班牙修士貝爾納迪諾・德・薩阿貢（Bernardino de

Sahagún）所抄寫下的納瓦特爾語（Nahuatl）證詞中，以一種憂愁而臨床的語調敘述道：「人們身上布滿膿皰，釀成極度的淒涼感。許多人因此死去，也有很多人餓死。饑荒肆虐，沒有人有餘力照顧別人了。」

一九五七年，隨著蘇聯成功發射人造衛星，冷戰期間的太空軍事化逐漸升溫，一些科學家開始擔心地球生物與可能存在於太陽系某處的任何生命形式的相遇，恐怕注定要落個兩敗俱傷。一九五八年，在美國太空總署成立前，史丹佛微生物學家約書亞．萊德伯格（Joshua Lederberg）已經開始擬定一項國際協議，以防止地球生命汙染外星環境，或被外星生命汙染。他寫道：「我們比哥倫布更佔上風的原因，是因為我們有蛋糕吃。」他認為行星隔離對於「有序、謹慎和合理地擴展宇宙邊界」十分重要。（萊德伯格也剛好在一九九二年撰寫了一份具有里程碑意義、關於人類新傳染病的報告。美國疾病管制暨預防中心的馬丁．賽特龍〔Martin Cetron〕讚揚這份報告激起了他對這個領域的興趣。）

倘若地球人消滅了外星生命，萊德伯格的擔憂似乎主要在於可能導致的科學損失，而不是悲劇的倫理層面。他主張：「假使火星上有太多陸棲細菌，將會摧毀我們了解人類自身生命本質的寶貴機會。」

其他人則認為人類有道德責任去避免對銀河系的其他地方造成破壞。以《納尼亞傳奇》聞名的C．S．路易斯（C.S. Lewis）曾經寫了一部以太空為主題的三部曲，書中表達了一種絕望想法：充滿缺陷、罪孽深重的人類「已經讓孕育他的星球完全墮落了，」現在即將「克服由上帝創下的隔離規定，即浩瀚的天文距離」，並「往更大的地方播種」。萊德伯格在科學界的盟友之一、年輕的天文學家卡爾．薩根（Carl Sagan）也寫道：如果火星上有生命，人類就必須離開這個星球。他主張「火星是屬於火星人的，即使他們只是微生物。」

為響應萊德伯格和薩根的號召，國際科學理事會（International Council of Scientific Unions）這個致力於促進科學發展的國際合作非政府組織，成立了太空研究委員會（COSPAR），時至今日仍致力於為地外生命探索制定基本規則。在冷戰期間，要讓蘇聯和美國的研究人員達成協議並不容易，尤其太空競賽與軍事主導權間的關係仍糾纏不清。太空研究委員會最終同意了萊德伯格的立場，這與其說是保護星球本身，不如說是為了科學研究。

康利是一個身材矮小、古怪的女人，經常把頭髮梳成嬉皮長辮，她更偏向路易斯的立場。「我不大喜歡人類，」她告訴我們，我們坐在她的辦公室裡，外面漸漸暗了下來。「我認為我們把這個星球搞得一團糟，我們不配再擁有一個。不過這只是我的個人成見，我會小心不把這種成見帶入工作中。」

康利最初能得到這份工作，要從她將一些小蟲送上哥倫比亞號（Columbia）的軌道，研究微重力之下肌肉萎縮的事說起。這些小蟲竟然在太空船災難性的爆炸後存活了下來，陰錯陽差證明了多細胞生命可能在隕石撞擊下倖存，因此也可能藉著隕石在星際間傳播。這引起了當時的行星保護官約翰·拉梅爾（John Rummel）的注意。拉梅爾邀請康利到華盛頓實習一年，爾後他逐漸淡出，讓她繼承行星保護官的角色。（在她塞滿書的書架上，破舊的《給笨蛋的 UNIX 教學》（*UNIX for Dummies*）影本與成堆的《天體生物學》（*Astrobiology Magazine*）雜誌間放著她的保護官徽章，上面寫著「007 號行星保護官康利」。其實康利是第六個接任這份職位的人，但拉梅爾連任了兩次，所以這樣也說得通。「我試著在這份頗具挑戰性的工作中保有幽默感，」她解釋道。）

做為一名科學家，康利對人類可能在宇宙其他地方發現的事物非常好奇。「我對生命的演化很感興趣。」但她更致力於確保人們在提出任何問題以前，不做出會阻止我們探索答案的傻事。「要防止正向汙染最有效的方法其實很簡單，就是不要去。」她說，「但既然決定要出發了，那麼在還沒有掌握任何資訊的情況下，就不應該做出會讓我們更難獲得資訊的事情。」

早在一九六〇年代，當科學界正在討論該採取哪種行星保護形式時，美國太空總署的工程師面臨兩個相互衝突的要求：對內，美國太空總署管理階層堅持從機構送入太空的所有東西都必須完全無菌，然而在國家電視台上，甘迺迪承諾美國會在本世紀末將一個人類——以及他身上的數兆隻細菌——送上月球。在完全沒底的情況下，太空研究委員會猶豫不決，最終決定進行一系列複雜運算，計算出行星隔離可承受的風險，把活體微生物被帶上著陸器並登陸行星的機率，除以它將在那裡存活下來的粗估可能性，由此算出各個航太國家之間能分配到的全球汙染額度。

為了在公式中填入參數，美國太空總署開始研究食品加工業、以及德特里克堡（Fort Detrick）軍隊生物武器實驗室中使用的不同滅菌技術的殺菌率。科學家們使用一種特別耐寒的細菌孢子進行一連串測試，在銷毀它們之前，先對太空船的元件進行了薰蒸、光照和烘烤，看看有多少蟲子在裂縫、以及螺釘與螺栓的螺紋中倖存。他們保證可以充分清潔太空船，至少在一萬次的著陸之中，只會有一個活體微生物偷渡成功。這套公式的前半部是以一九六〇年代滅菌技術的條件做為運算標準。

地球生命在特定太陽系天體上生存的可能性又更難定義了。有鑑於當時科學家們對地球以外知之甚少，康利告訴我們，這「很像是把將手指向空中，發出『嗯……』的聲音。」最終，太空研究委員有些武斷地建議，對於具有生物學意義的行星，在探索行星的過程中不小心種下地球生命的「可承受」風險機率不得超過千分之一。最終，「可承受」僅僅代表了工程師在不違反航太機構成員國額度的情況下，所能達成的最大數值。

總風險——千分之一的汙染機率——最後會等比分配給各個航太國家，美國做為兩大航太國之一，獲得了總分配額的近一半。美國太空總署日後的每一項行星任務，包括維京號探測器（Viking probes）、拓荒者（Pathfinder）和命運多舛的火星極地著陸者號（Mars Polar Lander），都使用了這種幻想額度的一小部分。

然而，一旦牽涉到太空人，一切就要打掉重練了。太空研究委員會的宗旨僅涵蓋了短暫的時間跨度，旨在趁著行星還具有「生物性意義」的期間內確保其不受汙染（足夠「外星」）。起初，這個時長被過度樂觀地定為二十年。因為在那段一頭栽進太空競賽的日子裡，科學家估計二十年內就能進行數十次火星任務，並徹底了解火星的本土生物學。後來這個時程不斷推遲。

***

雨勢滂沱，車子前方的路幾乎看不清楚。我們來到德州休士頓參觀美國太空總署約翰遜航天中心（NASA's Johnson Space Center）園區中的三十一號樓。在這一座兩層樓、無窗、如地堡一般的建築內，地外世界的地質樣本被隔離在密封的容器中。包括美國太空總署從阿波羅計畫帶回的月球岩石、創世紀任務回收的太陽風粒子、以及機器人任務中帶回的小行星碎片，打造出一份神祕而迷人的礦物檔案。

在沿著墨西哥灣一帶颳來的強烈風暴之下，我們跑過了被雨水浸濕的停車場，向美國太空總署的嚴密安保報到。（二〇〇二年，約翰遜航天中心裡一位名叫塔德・羅伯茨〔Thad Roberts〕的實習生偷走了一組寶貴的月球岩石，並想將這些岩石賣給一名臥底的聯邦調查局特工；雖然這些岩石最後有找回，但卻也被不可逆地汙染了。）獲得許可後，我們與茱蒂斯・奧爾頓（Judith Allton）碰面，一位操著安靜的德州口音，滿頭銀髮、極度專注的女人，她於一九七四年加入美國太空總署，是多元策展團隊中的一員，任職於天體材料研究和探索科學部門。美國太空總署將她們形容為「策展界的女性開拓者」，負責保存和保護地球上最稀有的物質，儘管有些並不屬於地球。

在博物館學中，古老或易碎文物的維護藝術涉及對環境條件的嚴苛控制。溫度、濕度和曝曬陽光等因素，都是過去遺留的物質能否在當今存活下來的關鍵。當精緻的物質被從外星世界帶到地球後，為其提供適當保存條件的挑戰倍加艱鉅。尤其是這些物質同樣也可能對地球上的生命構成威脅，即便是看似微不足道的策展事故，也可能終結人類文明。

在一九六〇年代初期，美國太空總署汲汲營營地兌現甘迺迪的登月承諾，開始在行星隔離議題中增加了「逆向汙染」（back contamination）。卡爾・薩根為了確保太空探索者能夠避免所謂的正向汙染、或將地球生命帶到地外世界，付出了相當的努力，他警告還有一種可能（儘管機率極小），即從月球返回地球的探險家，可能會被能夠在地球上「爆炸性繁殖」的細菌搭便車。科學家們擔心，月球本土的有機物或許在其環境惡劣的家園中無害，但是「當被運送到地球上相對豐饒的環境時」，恐怕將勢不可擋地繁殖，大大超越地球上的生命，或者通過其新陳代謝永久改變地球的生物圈。

「破壞性外星物種進入地球生物圈，可能會釀成一場災難，」逆向汙染風險工作小組警告。「在地外生命的探索中，我想不到比這個更悲慘、更諷刺的後果了。」

相比之下，美國太空總署大部分的工程師認為，有鑑於月球表面極端惡劣的條件，月球上存在生命的可能性非常小，無須多慮。正如在奧爾頓之前擔任月球岩石策展人的阿爾伯特・金（Elbert King）所主張的：「如果你認真想設計一個無菌的表面，月球就是了。」

事實上，金是第一個主張要專門設計月球物質回收實驗所的人之一，用以處理太空人帶回的地質樣本。但他純粹只是為了保護月球岩石免受地球汙染，以保有其科學價值。儘管如此，對於被火星運河、飛碟、和奧森・威爾斯（Orson Welles）臭名昭著的、改編自H・G・威爾斯（H. G. Wells）著作《世界大戰》（*War of the Worlds*）的廣播劇等媒體內容餵食之下的美國公眾而言，阿波羅號太空人似乎真的有將外星病原體帶回來的風險。在與太空科學委員會（Space Science Board）商討後，美國副外科醫生也承認「隔離只是一個粗糙的概念和方法，」儘管如此，這仍是保護地球免受外星生命侵害「必要的第一步」。

美國太空總署目前面臨著生物控制史上的特殊挑戰。不像其他設施（如梅花島的實驗室）是要極盡所能保護外部世界免受內部物質的影響，這個月球物質回收實驗所除了這點之外，還要由外往內思考，確保內容物不受外部世界干擾。這場臨時會議呼籲不僅要進行雙重隔離，還要設計全新的設施。

奧爾頓指出了在清潔度與控制方面的兩難。奧爾解釋道，要讓物品能好好封存所涉及的技術，不僅與保持物品清潔不同，往往還南轅北轍，好比說仰賴負壓或正壓的區別。當時領導疾病管制與預防中心的詹姆斯・古達德（James Goddard）解釋，由於美國太空總署沒有數據佐證月球上不存在生命，因此採取最嚴格隔離標準合情合理，「即使實施需要花費五千萬美元。」（算上通膨後，這個數字相當於現今近四點二億美元。最終成本略高於八百萬美元，等同現在的六千五百多萬美元。）事實上，古達德堅信，如果阿波羅號太空人要登陸美國，美國疾病管制與預防中心在尚未經過一段時間的檢疫、證明他們無害之前，應該要拒絕他們進入，確保他們與整個世界進行了生物隔離。

遵照指示，美國太空總署正著手設計一個月球物質回收實驗所，讓回來的阿波羅號太空人進行為期三週的隔離，並在測試他們是否染病的同時不會汙染月球樣本。此外，最重要的是這一設施同樣也應該安排能進行科學研究的空間。奧爾頓告訴我們，雖然美國疾病管制與預防中心有最終監管權，但其他機構也有管轄權。「農業部就是其中之一，」奧爾頓說道。「他們擔心糧食會被摧毀，包括魚類和野生動物：他們不想殺死溪中的所有魚類。他們構想出來的設施與那些想精確測量岩石塊的人截然不同。」

雖然美國太空總署的工程師半信半疑，仍舊興致缺缺地趕在阿波羅十一號回程以前及時建造、並完成實驗室的認證，此外他們還必須設計一個檢疫物流鏈，將太空人、太空船和他們帶回的地質樣本在不違反檢疫的狀況下，從太平洋飄洋過海送到休士頓。其中一項方案包括將清風牌（Airstream）房車改裝成美國太空總署的移動隔離設施：它的輪子被拆除，並安裝過濾和空氣處理系統來保持負壓狀態，還有對講機系統、緊急供氧、廢水容納槽、並通過一扇淨化閘門遞送食物和月球岩石。清風公司的文宣上炫耀了車內「幾項特殊的內裝」，包括一個高科技微波爐和「能代替普通書櫃的體檢桌」。

一九六九年七月二十四日，當載有尼爾・阿姆斯壯（Neil Alden Armstrong）、巴茲・艾德林（Buzz Aldrin）和麥可・柯林斯（Michael Collins）的指揮艙降落在太平洋時，救生員趕緊打開逃生艙門，把特製生物隔離服交給太空人，在他們更衣同時關閉艙門。隨後救援人員將太空人從飛船上救出並登上救生筏，在他們被送往待命的航空母艦前，用碘替他們全身消毒，登上航母後他們還需通過一段負壓隧道才能進入房車。理查・尼克森（Richard Nixon）總統在機上恭候他們，一旦任何洩漏意外發生，另一架待命的直升機會將他立即送離。這項應變計畫把整艘船看作一個隔離單位，它將在海上獨處好一段時間。

在太空人的拖車內，有醫生威廉・卡本迪爾（William Carpentier）和當時新婚的工

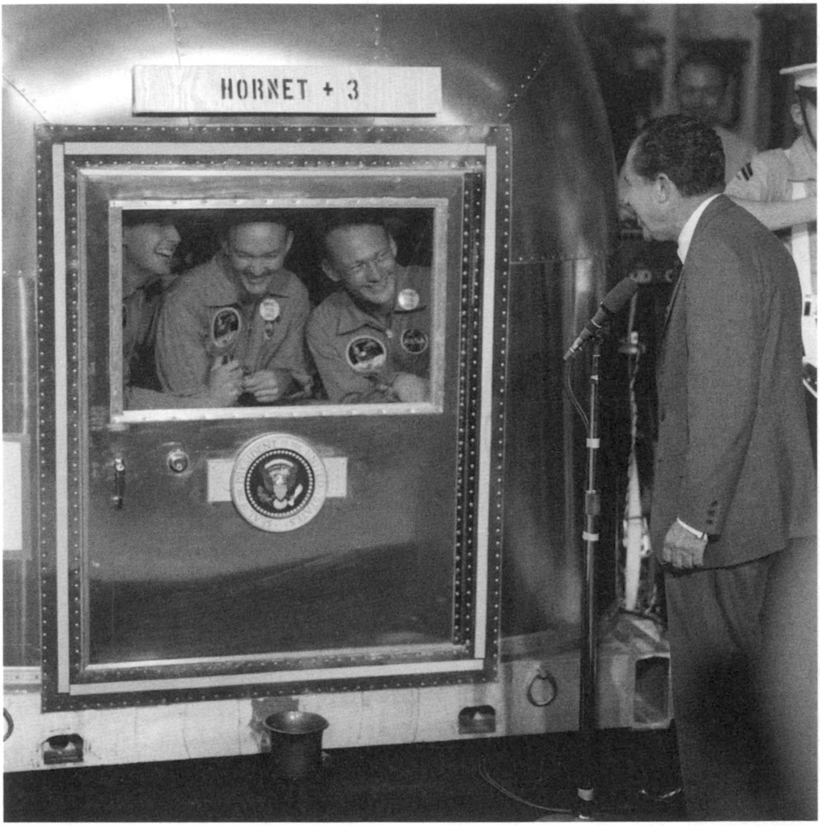

阿波羅十一號的太空人從月球返回地球後，度過了三個星期的隔離。當時人們能看到他們在美國太空總署的移動隔離設施大黃蜂航空母艦（USS Hornet）內，向美國總統尼克森打招呼、談笑風生。（照片由美國太空總署提供）

程師約翰・平崎（John Hirasaki），平崎在美國太空總署的口述歷史中回憶道，他看完邁克爾・克里頓（Michael Crichton）的《天外病菌》（*The Andromeda Strain*），這是一部關於致命的外星微生物大爆發的驚悚片。「你可以想見，」平崎說，「複雜的情緒湧上心頭，這究竟是真的還是幻想？我們會不會有事？」

儘管如此，銅牆鐵壁內的氣氛十分熱絡。太空人們靠在車窗上迎接尼克森，平崎負責卸下月球岩石樣本，將密封的盒子真空包裝在三層厚塑膠中，然後送進傳送閘門噴灑濃縮的高樂氏清潔劑（Clorox）。接著快馬加鞭地送往休士頓的月球物質回收實驗所，在其衰變之前測量它們的放射性：負責拆開罐子的金形容月球岩石「就像後院燒烤架底部的木炭塊」。

與此同時，移動檢疫設施則乘著回收母艦駛回夏威夷，然後被一輛平板卡車沿著夾道迎接的好心人們拖回空軍基地。平崎談到，在裡面的日子就像一場派對，太空人們熱絡談論他們的經歷。「既熱情又興奮，」他說，「大家情緒都非常高昂。」裡頭有酒和食物，包括一份在新型微波爐中爆炸的班尼迪克蛋微波餐，以及熱水淋浴間。「就像一個安樂窩，」多年後柯林斯回憶道，「船上有琴酒、有牛排。我本來還想再待久一點。」

三天後，機組人員抵達休士頓，並轉往月球物質回收實驗所，該實驗室立即被德州哈里斯郡的醫療官員宣布為官方隔離區。次日，《聯邦公報》（*Federal Register*）宣布隔離將從七月二十一日的午夜一點持續到一九六九年八月十一日的午夜一點，「以防止地外生命汙染地球」，低調地默認了德州正面臨外星疾病大流行的風險，無論機率有多小。官員事後透露，如果真的出現外星傳染病，他們計畫用一堆泥土和混凝土活埋實驗室裡的所有人，太空人和美國太空總署的科學家都將壯烈犧牲。在實驗室工作的技術人員都曾簽署協議，一旦他們死去，他們的親屬是不能認領遺體的。

這種戲劇性情節最終並未發生。在接下來的十五天裡，他們開始無聊了。太空人要接受全方位的醫學檢查和簡報會議，在此期間，他們能打打乒乓球、看看電視、讀讀書。（柯林斯記得那時讀完了史坦貝克的小說《人鼠之間》〔*Of Mice and Men*〕。）阿姆斯壯還吃了生日蛋糕，他在接受記者採訪時說隔離「和想像中的一樣好」。在實驗室裡，他們可以通過電話與家人交談，但是為了向消毒郵件的郵政傳統致敬，阿姆斯特朗展示了他在隔離期間保留的信封，上頭有每一位機組人員的簽名。信封上蓋有「月球物質回收實驗所隔離延誤信件─德州休士頓」的印章，這封信後來在拍賣會上以數萬美元的價格拍出。

此時，在實驗室的另一個封閉區域內，研究人員正鋸開月球原石的核心，在顯微鏡下檢查並檢測其輻射和氣體排放，以尋找月球歷史和起源的線索，以及月球形成時太陽系的主要條件。而較不具有科學價值的灰塵和岩石碎屑則被用於生物實驗。要證明月球物質安全無虞的協議是非常棘手的。少數科學家認為月球病原體可能存在，卻又無從找起。最終，月球物質回收實驗所的工作人員被交代要用月球物質與數十種不同的指示動植物「對戰」，並記錄結果。

一組技術人員在真空的生物安全手套箱中展開作業，把月球塵埃餵給蟑螂和家蠅、從貝殼上的孔洞注入、直接注射到無菌白鼠的胃裡、或將塵埃倒進養魚蝦的水中。美國農業部同意美國太空總署可以不必建造隔離大型動物所需設施，如果從老鼠或魚身上檢測到任何疾病跡象，這些月球塵土就會被運到梅花島，用那裡的動物來進行測試。幸運的是，沒有檢測到長期的不良影響或「繁殖媒介」，儘管在測試初期觀察到粉紅蝦們發生了「激烈的打鬥」，而且大多數牡蠣都死了。（在阿波羅十二號隔離期間，美國太空總署在一份報告中誇耀「所有牡蠣都很健康。」）

同樣地，從小麥到哈密瓜等三十五種不同植物種子，被種植在鋪了月球表岩屑的無菌培養基上，技術人員還用月球粉塵刮了刮植物的葉子。這些植物不僅沒有死，更頭好壯壯，於是研究人員得出結論：月球物質對地球作物而言可能是很好的肥料。

事實證明，在真空的手套箱中作業才是難度最高的部分。因為巨大的壓力差，手套本身必須製作得非常硬和笨重，使得處理岩石和注射老鼠這類精細作業變得十分困難。幾天之後，一隻手套被撕裂了，兩名技術人員因為與暴露岩石接觸，不得不跟太空員一起隔離。國家科學研究委員會（National Research Council）的報告指出，在處理阿波羅十二號帶回的岩石時，也曾發生類似的破口，當時在房間裡的幾名工作人員設法「在警衛（可能）回來之前溜出房間，以免遭到隔離。」

同一份報告中得到的結論是，基本上阿波羅隔離計畫「應被判定為失敗。雖然樣本處理程序很複雜，但如果月球物質中含有致命的微生物，地球就會有兩個地方受到感染：太平洋和德州休士頓。」甚至太空人也意識到，在很大程度上他們更像是在演一齣「生物安全劇」，讓人們看到他們接受隔離、乖乖遵守那些連美國太空總署都認為麻煩又多餘的規定。在他們歷史性重返地球的五十週年，柯林斯和奧爾德林在美國公共廣播電視公司（PBS）回憶了這段經歷，柯林斯指出，指揮艙充滿了月球塵埃，所以當他們返回地球、在太平洋打開艙門的那一刻，這些塵埃早就排放到地球大氣中了。「我們只能一笑置之。」奧爾德林說，並補充當時救援小組用來消毒艙口的抹布還掉入了大海中。

事實上，美國疾病管制與預防中心已經預想到這些漏洞，並要求狀況發生時需將艙體保持密封，用起重機拖上航空母艦，但美國太空總署認為這種救援方法可能會危及太空人。最終他們的妥協辦法是在艙內安裝微型吸塵器，讓太空人在回程中能把所有灰塵吸乾淨。結果效果不彰：與阿波羅十二號機組人員一同隔離的工程師蘭迪・史東（Randy Stone）在口述歷史中回憶道：「灰塵多到難以置信。卸下飛船後我都灰頭土臉了。」

在阿波羅十四號任務後，一個由美國疾病管制與預防中心、美國農業部和內政部

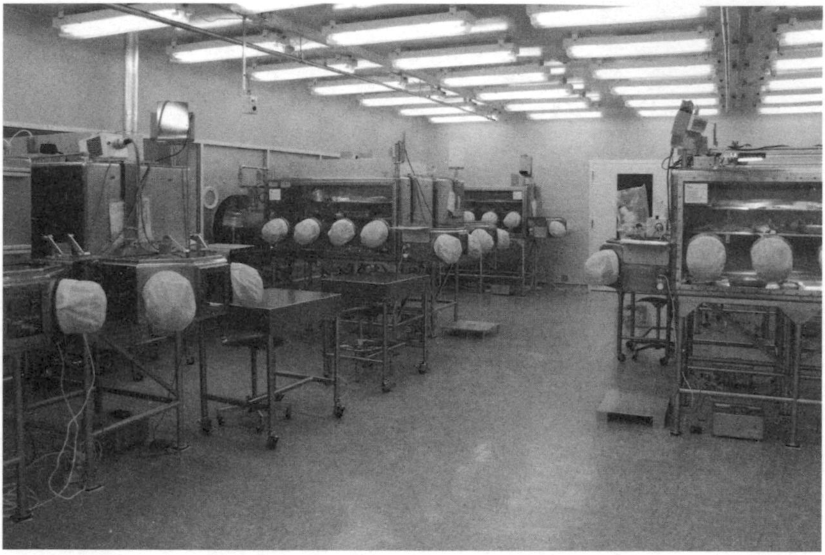

位於德州休士頓的約翰遜航天中心三十一號樓存放了地外世界的樣本，包括星際粒子和月球岩石。（傑夫．馬納夫攝）

代表組成的委員會決定，未來執行月球任務不再需要隔離。為阿波羅十一、十二、十三、和十四號任務所建造的四輛移動隔離清風房車就此退役。後來其中三台被收藏到了博物館，還有一台逍遙法外，當時它轉往美國農業部進行外勤，結果被搞丟了，後來意外地在阿拉巴馬州的某個養魚場出現。

美國太空總署技術人員終於鬆了一口氣，能夠專注於保護岩石免受地球影響。他們的第一步是將這些月球碎片從難以操作的月球物質回收實驗所，轉移到一個新的樣本儲存與處理實驗室。我們也訪問了這裡。「除了氣體分析和輻射計數實驗室，月球物質回收實驗所這個攤子也被丟給生物學家和醫生，」奧爾頓在一篇她二十五世紀策劃的天體材料的回顧文章中寫道。聖安東尼奧布魯克斯空軍基地（Brooks Air Force Base）的一個空彈藥庫可以做為休士頓發生災難時的備用實驗室：一九七六年，在警察的護送下，百分之十四的樣品被祕密轉移到那裡。

在我們踏入月球岩石檔案館之前，我們已經很熟悉消毒作業了：換上醫院風格的工作服、腳穿上靴子以減少汙垢和靜電。房間小而明亮，頭頂的軌道燈閃閃發光，屋內放滿了發光的鋼製和玻璃製箱子，箱子連線到安裝在合成瓷磚地板上的電箱上。在另一頭，一扇可以抵禦火事和武器攻擊的防盜金庫門通向一個更隱密的檔案館，裡頭保存著星塵和星際粒子；保險庫十分安全，萬一發生洪災或颶風，收藏品仍然能被密封在裡面毫髮無傷。

用來處裡岩石的密封手套箱口被類似髮網的白色保護套覆蓋著，整個房間給人一種特別乾淨的感覺，像一間庫存豐富的工業廚房。（這種相似性是有原因的，奧爾頓說：美國太空總署正是用餐飲業切肉鋸改造而成的機器來切片與製作新的外星樣本。）幾十塊岩石被裝在一排排箱子中，角礫岩、多孔狀玄武岩和熔解玻璃。有些鑲在小托盤上用以捕捉散落的顆粒，許多被密封後又裝到鐵氟龍袋中，有些甚至經過第三次密封。先是入罐，再入袋，然後再入不銹鋼盒。盒子外面的標籤說明了礦物來自哪個特殊任務：例如「AP-16」代表阿波羅十六號。

棒球大小的光滑黑色岩石，粒狀半透明的岩石，以及鋸齒狀的銀色岩石，它們閃耀著光，幾乎與裝它們的箱子一樣明亮。我們在一塊三英寸長的灰褐色大石塊前停了下來，上面覆蓋著一層白色水晶。「這顆石頭很特別，」奧爾頓壓低聲音說，「這就是起源石（Genesis Rock）。」它是在阿波羅十五號任務期間收集的，那次任務是探索月球地質，並儘可能帶原始地殼材料樣本返回，供科學家們研究月球的形成時間。太空人大衛・史考特（David Scott）和詹姆斯・艾爾文（James Irwin）被仔細囑咐要尋找斜長岩（anorthosite）：一種淺色、粗粒的岩石，是地球上已知最古老的岩石之一。

「艾爾文獨自走著，感受在月球上的神聖時刻，」奧爾頓告訴我們。「他看到這塊岩石坐落在一個小小的泥土堆上，巨大的晶體反射著陽光，他馬上知道：『這就是我們此行的目標。』」這塊岩石的年齡超過四十億年，而且儘管它被加熱和打擊，但科學家們發現它有水的痕跡，這為月球形成的學說增添了一層神祕色彩。

奧爾頓回憶，在一九八〇年代，當時被任命為浸信會牧師的艾爾文帶著家人到樣本儲存與處理實驗室來看這塊岩石。她說：「他覺得上帝引領他到了那裡。」奧爾頓是韋伯斯特長老會教堂的成員，該教堂自稱是「太空人的教堂」。其最著名的教徒就是巴茲・艾德林，他將聖餐帶上月球，還啜飲了小聖杯中的酒，如今該聖杯成了教堂的收藏。在美國太空總署會議上發表的一篇簡短論文中，奧爾頓表示聖餐能「強化太

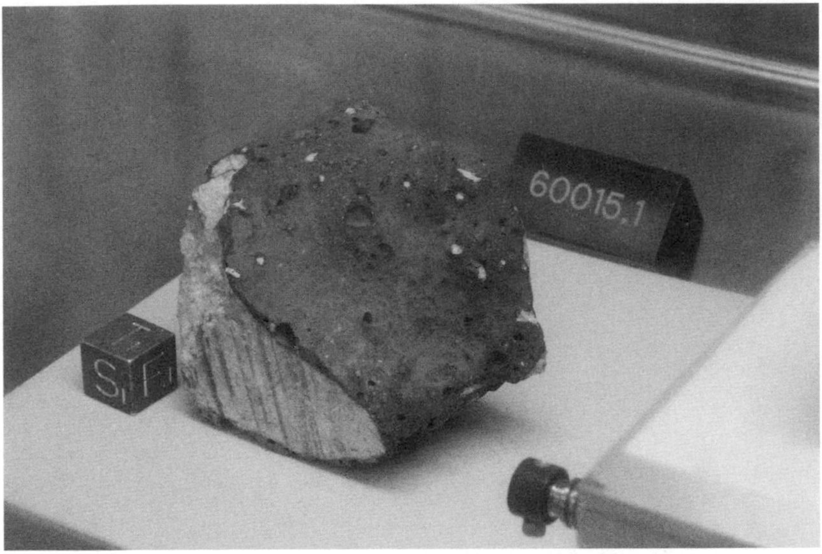

約翰遜航天中心的月球岩石收藏帶出了一項非比尋常的策展挑戰：如何保存原始環境不存在於地球的物質？（傑夫．馬諾夫攝）

空人與家鄉的聯繫」，給予他們一種與地球連結的儀式感。這種「與家的聯繫」的必要性，是跨越種種隔離壁壘的橋樑，隔離中的人都能感同身受。

「太空」的主題貫穿了整個韋伯斯特長老會教堂的建築，包括描繪星雲的彩色玻璃窗，以及兩塊嵌在窗框上於一九六〇年代末在墨西哥發現的隕石。另有一些隕石已被用作測試岩石，用來測試日後月球物質回收實驗所的收容、處理和檢測技術。

一九七〇年代中期，隨著阿波羅計畫進入尾聲，第一個火星著陸器維京一號（Viking 1）和維京二號（Viking 2）發回的數據譜繪出了一幅比科學家盼望或想像中更嚴峻、更乾燥的環境圖，太陽系的其他角落似乎漸漸變得了無生氣，大大減低了隔離的必要性。

一九七六年，美國太空總署將行星隔離計畫降級成行星保護辦公室（Office of Planetary Protection）。到了一九八四年，太空研究委員會正式鬆綁太空船的消毒和清潔標準，淘汰了可承受風險機率的計算，用一套更簡單的規則取而代之，即根據太陽系各個目的地的潛在生物活動來分類。「但是，」康利告訴我們，「事實證明我們可能太鬆懈了。」

癥結點在於新規則仍是基於極為有限的知識。在「威脅」定義不夠充分的狀況下，想保護未知地景中想像的生命形式，這樣寫出來的行星保護標準無疑只是紙上談兵。

在一九九〇年代，美國太空總署展開一系列旨在減少這種不確定性的研究計畫。汙染評估模型中的數據越正確，就越能精確地制定保護層級，從而節省資金、擴大科學範圍的可能性。（以人類打比方，就像是應該根據強大的檢測及接觸者數據實施隔離，讓大多數人能正常生活、得以持續經濟活動，而不是不分青紅皂白地進行封鎖。）

在過去二十年，一系列任務逐漸補足我們對太陽系認知上的漏洞，收到了木星衛星「歐羅巴」（Europa）上可能發現鹹水海洋、以及土衛二（土星的衛星之一）上有豐富分子能量來源的捷報。一輛輛發送上火星的探測器和漫遊車傳回液態水和季節性甲烷雲的跡象。「火星不停給我們帶來驚喜，」康利說。「這些都是很棒的問題。」甚至連月球也變得比以往更有趣，最近的觀察證實，在它兩極和永久陰影區中形成的「冷阱」（cold traps）裡存在水冰（water ice）。

與此同時，許多由美國太空總署資助的新研究，重新定義了我們對地球微生物非凡適應力的理解。在深洞、沙漠、海底熱泉，甚至經過輻照的罐裝絞肉中，研究人員都找到了可以在壓潰壓力、酷熱和腐蝕性強鹼下存活的微生物，無須陽光、水或任何典型的生命的熱力學平衡。這一票所謂的極端微生物似乎非常能適應火星的條件，尤其在地表之下。在我們訪問核廢料隔離試驗廠前，我們順道拜訪了洞穴生物學家潘妮洛普·波士頓（Penelope Boston）位於新墨西哥州的家，波士頓當時在美國太空總署的行星保護諮詢委員會中任職。她第一次真正的洞穴體驗是在附近的萊楚蓋拉（Lechuguilla）洞穴，她在那裡扭傷了腳踝、斷了一根肋軟骨、眼睛被感染到腫得閉不上，還發現了幾種有機物。有鑑於微生物特殊的新陳代謝、生命週期和化學特性，使它們很難被歸類為生物。

「我覺得在火星地底下，最有可能發現生命，甚至是以為已滅絕的生命，」波士頓坐在沙發上告訴我們，四周擺放著太空主題的藝術和紀念品。波士頓解釋道，在她職業生涯大部分時間裡所研究的洞穴生物，存在於一個完全不同的時間尺度上，反映了一個幾乎完全沒有天敵，但能量來源也極其有限的生存環境。「我認為這就是個有機物的長期進化庫，」波士頓說：橫跨了好幾個地質時期，影子生物圈（shadow biosphere）一直都受地下世界所主宰。火星上的環境似乎在寒冷的乾旱與溫和之間搖擺不定。波士頓推測地底下的生命可能會休眠數千年，直到條件改善後才會重新甦醒。波士頓的工作使得她不得不插手地球上的行星保護協議，以避免將地表生命引入她所探索的地底深處。美國太空總署新的行星保護官員、生物地球化學家麗莎・普拉特也深知地下生命的驚人能耐：她早期研究的一個南非金礦底部，裡頭發現一種能在巨大壓力下緩慢生長的細菌，並且僅靠放射性能量的副產物就能維生。

不幸的是，讓許多這類嗜極端生物（extremophile）茁壯成長的另一個極端環境，就是我們參觀過的毅力號飛船組裝室，美國太空總署即將派出這輛探測車出發尋找火星上的生命。十分諷刺且符合達爾文邏輯的是，美國太空總署嚴格的清潔與淨化過程，最終反倒無意間被不怕高溫、極端乾旱和貧營養性微生物給相中。因此在設施周圍、探測車、隔熱罩和下降梯的範圍，布置了微生物學家凱蘇里・凡卡特斯瓦蘭（Kasthuri Venkateswaran）所說的「觀測板」（witness plates）：一種用於建造太空船的兩平方英寸的材料樣品，他會定期擦拭以快速記錄上面的細菌數。用美國太空總署的行話來說，這些訊息被稱作「汙染知識」（contamination knowledge）：一份可能搭霸王車的細菌乘客名單。

凡卡特斯瓦蘭（小名凡卡特）告訴我們，他的這份無塵室生物多樣性清單反映了平凡中的不凡。「我不想看到新聞頭條報導噴氣推進實驗室裡有髒東西，」他警告我們，但隨後承認，儘管採取了所有預防措施，在他的觀測板上甚至還出現過理應只在狗內臟中發現的微生物，估計是從工程師的狗身上落下的。與此同時，二〇〇九年，凡卡特在太空船表面發現了一種全新的、極度耐鹽又耐酸的細菌，並以康利前往的行星保護官羅麥爾之名，命名為「*Rummeliibacillus*」。二〇一六年，研究人員再度發現*Rummeliibacillus*，這次是在南極洲的土壤中。從無塵室中分離出來的其他新型有機物，也已在科羅拉多州鉬（molybdenum）礦坑、以及印度洋底的海底熱泉中現蹤。

凡卡特的微生物普查有幾個目的：將它們建檔、並將數千株細菌儲存在一個特殊冰櫃中，若未來在火星帶回的樣本中發現生命，研究人員就能方便排除人為引進的可能性。他還將它們用作有機物範本，用來開發新的清潔和消毒技術。他解釋：「如果我們能夠擊敗這些頑固份子，應該也能殺死其他東西了。」

最近，他開始將一些無法處理的有機物送往國際空間站（ＩＳＳ）進行為期十八個月的實驗，以測試它們是否能夠在強烈的紫外線照射下熬過漫長旅程。一種名為「SAFR-032」（ＳＡＦ是太空組裝區的英文縮寫）的枯草芽孢桿菌（Bacillus subtilis）菌株在太空的真空中度假時，只有受損而沒被殺死。文卡特告訴我們，這意味著它一旦沉積在火星表面，就「有可能存活數百萬年」。（他目前正在分析倖存樣本，看看它們獨特的抗紫外線生物化學是否適用於防曬霜。）

這麼看來，地球上一些嗜極端生物如今也能當火星人了。美國太空總署前首席科學家約翰・格倫斯菲爾德（John Grunsfeld）於二〇一五年承認：「我們已經知道火星上有生命，因為是我們送過去的。」這些微生物能否從休眠中甦醒並生長，是否如文卡特所說，能夠「將紅色星球變綠」尚不清楚。美國太空總署為了減少不確定性所設的研究計畫，旨在累積必要的數據以建立一套更有效的行星隔離計畫。然而，雖然這帶給我們大量關於地球和太空的新知識，但它引發的問題似乎比解答更多。

「我必須說，我們對行星和天體生物學界很失望。」波士頓在訪問結束後向我們承認，「我們可以把這些令人驚嘆的儀器運到好奇號（Curiosity）這樣的探測車上送出去。我們能做這類美妙的軌道工作。但老實說，做為至少一半涉足地球科學領域的人，除非你能確實掌握這些儀器從火星帶回的物理樣本，否則很多事情是你還是做不到。」

毅力號（也作「波西」〔Percy〕）就如美國太空總署最初所說的，在我們訪問後的幾個月就展開了火星之旅，也象徵了減輕挫敗感的第一步。當工程師指出用於尋找痕量有機化學的紫外線光譜儀、以及從阿曼（Oman）回收並由倫敦自然歷史博物館捐贈的一小塊火星隕石，被安裝在儀器的機械手臂上做為校準目標時，我們都驚愕不已。我們在無塵室中，於一張特殊的、閃亮的藍色紙上寫下了哪些除臭技術人員被允許佩戴（米切姆無味除臭劑）的筆記，再用聚乙烯黏合，如此一來棉絮和顆粒就不會脫落。在組裝太空船中，普通的紙被視為汙染物。然而我們真正想看的是一個由四十三根雪茄大小的金屬管所組成的圓盤輸送帶，由毅力號鑽探與收集的火星岩石最終都會儲存於這些管子中。

後來發現，這些管子被放在附近一座建築物，等待最後的消毒：歷經長時間高溫烘烤，會損壞探測車上的其他儀器，但能成功消除任何陸地生物的化學痕跡。隨後，它們將在填滿惰性氣體的真空下被分別運往卡納維拉爾角（Cape Canaveral）。「在我們確定找到通往火箭頂部的方法之前，我們先不會安裝管子，因為我們希望它們儘可能保持原始狀態，」負責組裝、測試和發射任務的營運經理大衛．格魯爾（David Gruel）說。「這絕對是我們上火星時帶過最乾淨的東西了。」

美國太空總署憑一己之力取回了月球岩石，但要獲得火星上的大石塊，需要借助國際的力量。毅力號將從最有希望的地點鑽取岩心，在管子內填滿風化層和岩石後密封，然後將它們留在火星表面。為了了解這些樣本將如何返回地球，我們參觀了位於海牙和阿姆斯特丹之間尼德蘭海岸的歐洲太空科技中心（European Space Research and Technology Centre）。十月一個晴朗的日子裡，我們閃避趕上班的自行車潮，穿過入口，前來會見歐洲太空總署第一位（也是唯一一位）行星保護官格哈德．克米內克（Gerhard Kminek）。他在一九八〇年代建造的哈比人般的木造屋中迎接我們，屋內有著流線型的牆壁、圓頂接縫和旋轉樓梯。到處都擺放著歐洲太空船的等比例模型，像是上個年代的模型船。克米內克領導火星樣本回收工作組的收容設施和行星保護小組，除了擔任太空研究委員會行星保護小組的主席外，他在聖地牙哥進行海洋學博士研究時，首次接觸到毅力號管子的議題。「我們實驗室測試了一些他們想用來清潔管子的程序，」他告訴我們。如今，克米內克每月都要花上幾晚與加州的工程師開線上會議，研究如何將這些管子帶回地球。

正如他在會議室白板上寫下的綱要，這項計畫要求美國太空總署在二〇二〇年代後期展開一項樣本回收登陸器任務，負責把歐洲太空總署的探測車和小型火箭運送到火星表面。歐洲太空總署將同時發射另一個「返地軌道器」（Earth Return Orbiter）。

抵達火星後，歐洲太空總署的探測車將取回毅力號收集的管子，並將它們裝入火箭上白色的球狀容器中；火箭會將白球發射到火星軌道上。然後，軌道器將在壯闊的行星陣中攔截這顆籃球大小、繞著紅色星球打轉的假月亮，並在返回地球之前自動將其裝進軌道器內的生物防護系統。如果一切按計畫進行，它將在二〇三〇年代初的某個時刻，以每小時九十英里的速度撞擊猶他州的沙漠，並保持完好如初。這場錯綜複雜的接力賽對於「斷開鎖鍊」而言是必要的，直到罐子被打開、內容物在嚴格的生物安全第四等級收容下被證明安全以前，美國太空總署要確保暴露於火星生物圈中的任何東西都不會與地球生物圈接觸。

「這沒那麼容易，」克米內克總結道，「所有研究都顯示，在樣本回來前十年就必須開始規劃。否則是辦不成的。」克米內克告訴我們，他和同事們已經從美國太空總署對美國疾病管制局「針對阿波羅任務的隔離要求」睜一隻眼閉一隻眼的做法吸取了教訓。他說：「搞到最後，以公共衛生為首的多個監管機構都為他們的歸來大開方便之門。」「老實說，至今仍然如此，甚至更糟，因為任何火星取樣任務都將是一項國際任務，你必須與來自不同國家的監管機構協調。」

因此，歐洲和美國的太空總署已經召集了無數的專家組成工作組和小組，以提前討論任務的隔離要求：通過徵求意見和建立共識，航天機構希望避免任何不幸或代價高昂的意外。事實上，當我們遇到堪薩斯州國家生物和農業防禦設施的生物防護建築師尤金．科爾時，他告訴我們美國太空總數才剛邀請他分享對火星隔離的看法。（科爾的意見直接將國際太空站視為某種形式的地外檢疫所，明顯有益安全，但其他專家認為，鑑於太空站設施有限，不大可能執行必要的複雜測試，來檢測這些外星石頭的安全性。）

「有些問題與技術或科學層面無關，而且往往很棘手。」克米內克說道。一個叫作「國際反火星樣本取回委員會」（International Committee Against Mars Sample Return）的組織，打著「人民的行星保護環保意識組織」的招牌，主張有鑑於那些因人為疏失、機械故障、意外而丟失太空船的紀錄，還能認為火星樣本取回任務的隔離措施絕對不出包的這種假設未免太自大了。已故的卡爾．薩根在討論中持續扮演重要角色：正如該小組的協調員、天體生物學家巴里．迪格雷戈里奧（Barry DiGregorio）向《新科學人》

（*New Scientist*）雜誌說明的那樣，「薩根告訴美國太空總署的噴氣推進實驗室，如果他們這麼肯定能實現完美的火星樣本取回任務，何不將炭疽桿菌裝進他們的樣板容器中，發射到太空後再送回地球試試？不用說，噴氣推進實驗室的人都嚇壞了。」

老樣子，有些人認為行星隔離矯枉過正了。越來越多科學家抱怨太空研究委員會的規則實施起來成本高昂，阻礙了科學探索。更糟糕的是，他們還說這些預防措施毫無意義：我們太陽系的行星很可能早就已經相互散播生命了，無論這些生物是透過沒消毒乾淨的太空船、或是由隕石夾帶來的都一樣。

在一場讓人想起十四世紀威尼斯瘟疫的激烈辯論中，行星科學家對於生命是否會在發現條件有利的環境中個別出現、或者它是否早已通過小行星接觸或彗星撞擊而在太陽系傳播存在分歧。後者的理論被稱為「隕石胚種論（lithopanspermia）」，讓任何用以防止進一步傳播的努力顯得徒勞無功。最近，該理論還出現了新的支持證據。例如，凡卡特後來所發現的枯草芽孢桿菌 SAFR-032，這是一種無塵室細菌株，其抗紫外線能力可能未來將被用於防曬霜，它被發現深深嵌在從亞利桑那州圖森郊外的索諾拉沙漠（Sonoran Desert）收集來的玄武岩中。當他對這些岩石進行彈道測試時，微生物輕鬆地在相當於流星撞擊的加速度和撞擊下成功存活。地球上已經發現了一百多顆火星隕石，有人認為，這意味著火星上的活生物很可能早就與隕石一併到來了。

根據隕石胚種論的思想，地球生命的確完全有可能起源於火星。正如英國物理學家保羅・戴維斯（Paul Davies）所寫的，「行星之間並不是完全隔離的。碎片在彗星和小行星撞擊時飛濺到太空中，四散在太陽系周遭。特別是火星和地球古往今來一直上演著岩石交換的戲碼，微生物完全能搭上便車，並相對安全地從一個星球移動到另一個星球。」還有一些研究人員，甚至覺得地球本身處於一種「星系隔離」（galactic quarantine）之中，我們被某些更高等的外星文明給限制了，正如法國生物學家讓-皮耶爾・羅斯帕爾（Jean-Pierre Rospars）所說，科學家們擔心「了解它們將對人類文明造成毀滅性的破壞。」

即使對於那些不認為生命是一種星際傳染病的科學家，各種不可避免的隔離洩漏事故，也催生出某種厭世思想，就像人類醫學的情況一樣。例如，蘇聯對其行星保護協議的保密是出了名的，導致有些人懷疑他們做得比競爭對手美國更不嚴謹。如果地球生物已經在蘇聯出任務時就汙染了火星和金星，那美國何苦還要努力防止呢？正如我們在新冠期間看到的，即使只有一人或一個團體不遵守隔離協議，控制疾病的所有努力都可能付諸東流。

更重要的是，克米內克提醒我們，國家機構已經不再是唯一能夠進行太空旅行的組織。「時代變了，」他告訴我們。「至少現在有很多私人公司有意這樣做，我們不曉得究竟有多少人真能成功，但我認為這勢不可擋，只是早晚的事。」事實上，在我們與克米內克談話後不久，美國太空探索科技公司（SpaceX）就將一輛完全未消毒的紅色特斯拉跑車送上了軌道。二〇一九年，以色列的創世紀（Beresheet）登陸器在月球墜毀，上面還載著一種未申報的緩步動物（tardigrade）——可說是地表最強物種之一、微小的「水熊蟲」（water bear）。

新航天組織的興起，加上太空科學界日益頹喪的氛圍，突顯出行星保護的危機。美國太空總署以一貫方式做出回應、委託審查和提出報告、並在二〇一八年上任的普拉特領導下，擴大和重組行星保護辦公室。（其他應徵者包括一名九歲男孩傑克・戴維斯〔Jack Davis〕，他在手寫的求職信中以可愛的方式毛遂自薦：「我還年輕，我能學會像外星人一樣思考。」）

保護行星的基本原則已被編入國際法。根據一九六七年美國參議院批准的《外太空條約》第九條，各國在探索其他星球時也應「避免有害汙染，以及引入會對地球環境造成不利變化的外星物質。」「必須對國家負起責任，而不是對美國太空總署或任何公司負責，因為國家已經簽署了外太空條約。」克米內克解釋道。另外兩個條款也針對損害責任及範圍給出定義，不僅限於公家機關的任務，也涵蓋了國家範圍內的任何私人或商業太空活動。

「責任歸屬很明確，」克米內克說，「但我猜美國目前正在為如何真正履行責任而頭痛。」正如月球物質回收計畫過程中表明的，美國太空總署並不是監管機構，那麼誰又該負責監督和執行國家的行星隔離規則？

「這確實很棘手，」當我們詢問普拉特有關監管空窗的問題，她也證實了這一點。「考慮到某些志向遠大者的計畫，暫且不提他們是誰。」她笑著說，「美國需要弄清楚該如何處理月球和火星的發射許可。」普拉特提到，美國太空總署於二〇二〇年加入了一個由其他十五個政府機構和辦公室所組成的工作小組，以在新國家行星保護政策的職位和職責上取得共識。

隨著這些火星任務迫在眉睫（更不用說建立國際樣本回收基礎設施需要花上十年光陰），普拉特有許多工作要完成。當她回憶毅力號成功發射所採用的程序時，她開始列舉出一連串目前尚未解決的問題。她告訴我們：即使一切都按計畫進行，誰能保證未來的接收設施足夠合適？誰將監管火星材料的開箱、處理和測試？誰有權宣告它們是安全的？當說到其他更難解的情境時，普拉特就更無頭緒了。「什麼機構能決定是否批准登陸？」她問道。「哪些機構可以在著陸後首先進行檢查，並判定是否有違反隔離措施？如果隔離區被敲出了個小洞、或明顯裂開，應由哪些機構決定該怎麼做、當下又要做什麼，以確保該區域的安全和收拾殘局？」

對於未來的太空旅行者來說，要面對的風險更高。當我們問克米內克，如果一名太空人在從火星返回的旅程中出現無法解釋的疾病跡象，該如何是好，他沉默了幾秒。「目前嗎？」他說，「還沒談到這部分。」在阿波羅計畫期間，美國太空總署單方面決定，與其採取隔離，保護太空人的健康和安全更重要。「火星的情況可能另當別論，」

克米內克說，「一切都還需要討論。」

美國太空總署前任行星保護官員凱西·康利也強調擬定計畫來處理此類事件的必要性，而且在太空人被送往潛在危險地點很久之前就應該這麼做。她提到「許多國家擁有非常出色的地對空火箭能力」。儘管這明顯違反了《外太空條約》，但康利說：「我覺得很難阻止某些國家不讓太空人返回地球。」

「依照規定，我們每次上太空前都要先進隔離區，」退休的義大利太空人保羅·內斯波利（Paolo Nespoli）告訴我們。「我總共進行了五次正式隔離，一次在卡納維拉爾角、四次跟俄羅斯人在貝康諾（Baikonur）。」

發射前先隔離的做法可以追溯到阿波羅七號，這是一項為期十一天的任務，旨在測試未來的登月指揮艙。三名太空人都因嚴重的感冒而倒下，而且在微重力環境下，充血的情況比在地球上更讓人不舒服。暴躁的情緒最終導致了一次小型叛亂，太空人在返程和著陸時無視地面控制，拒絕戴頭盔，因為這樣他們的耳朵才能「蹦出來」緩解鼻竇充血的壓力。

當時美國太空總署的飛行外科醫生查爾斯·貝里（Charles Berry）立即制定了嚴格的隔離規定，以保護太空人不受這些細菌影響，甚至不讓尼克森與阿波羅十一號的太空人在發射前共進晚餐。「我想那是我一生中最接近被炒魷魚的時刻了。」貝里在他的美國太空總署口述史中回憶道，「如果他們帶著東西回來，不管是咳嗽、流鼻涕還是其他，我們都必須證明它不是來自月球。」

內斯波利在太空飛行期間並沒有太注意隔離：「只是為了規定才做的。」話說回來，他對美國與俄羅斯隔離措施的差異很感興趣。他說：「不知道為什麼，在美國的隔離期也非常忙碌。」美國太空總署讓太空人待在狹小的健身房裡，忙著開技術會議、訓練課程、嚴格管控用餐時間、還有跑步機課程。「你要做這做那，一堆事排山倒海而來。」內斯波利回憶道。太空人被關在一個有人工照明的建築內，以便將他們的生理時鐘調整到適合飛行時間表或任務實耗時間的狀態。「外面是凌晨三點也無所謂。他們會告訴你現在是早上十點，你會看到明亮的光線，」他解釋道。「就為了把你狀態調好。」

「看看俄羅斯人，坦白說，他們不在乎。」內斯波利笑了。「他們的態度完全不同。」在貝康諾，機組人員住在一個巨大的院子裡，這裡最初是為俄羅斯航天單位的負責人建造的：太空人史考特．凱利（Scott Kelly）寫道，它「被美國人稱為海珊王宮（Saddam's Palace）」，因為它的大理石地板、閃閃發光的枝形吊燈、房內按摩浴缸和亞麻桌巾。內斯波利告訴我們：「我不會說這是度假，還是差蠻多的，但的確比美式隔離輕鬆許多。」他回憶起在廣闊的場地散步、在按摩治療師幫助之下放鬆身心、每天享用三道菜的午晚餐。「你還是會需要進行訓練和技術方面的工作，」內斯波利說，但俄羅斯人似乎明白太空人需要休息和充電，在登上嚴峻的太空之前釋放塵世間的壓力。

回顧新冠大流行最初幾個月的隔離，內斯波利被過去的這些經歷所震懾。他說：「貝康諾的隔離真的能讓你放下一切。」除了降低風險這種顯而易見的價值外，在適當的情況下，隔離還能做為感性與理性上的緩衝，一種從一個世界穿越到另一個之前必要的心理緩衝。

相對地，太空旅行造成的長期隔離——受困於一個密閉空間中數個月，只能通過視訊電話與朋友和家人聯繫——在某種情況下也變得沒那麼難熬了。「我很慶幸我在太空船，」內斯波利說道，「因為一旦出去，我就死定了。某種程度上能把這看作是封鎖：你雖然被隔離，但卻感到有點自由，因為你是安全的。」

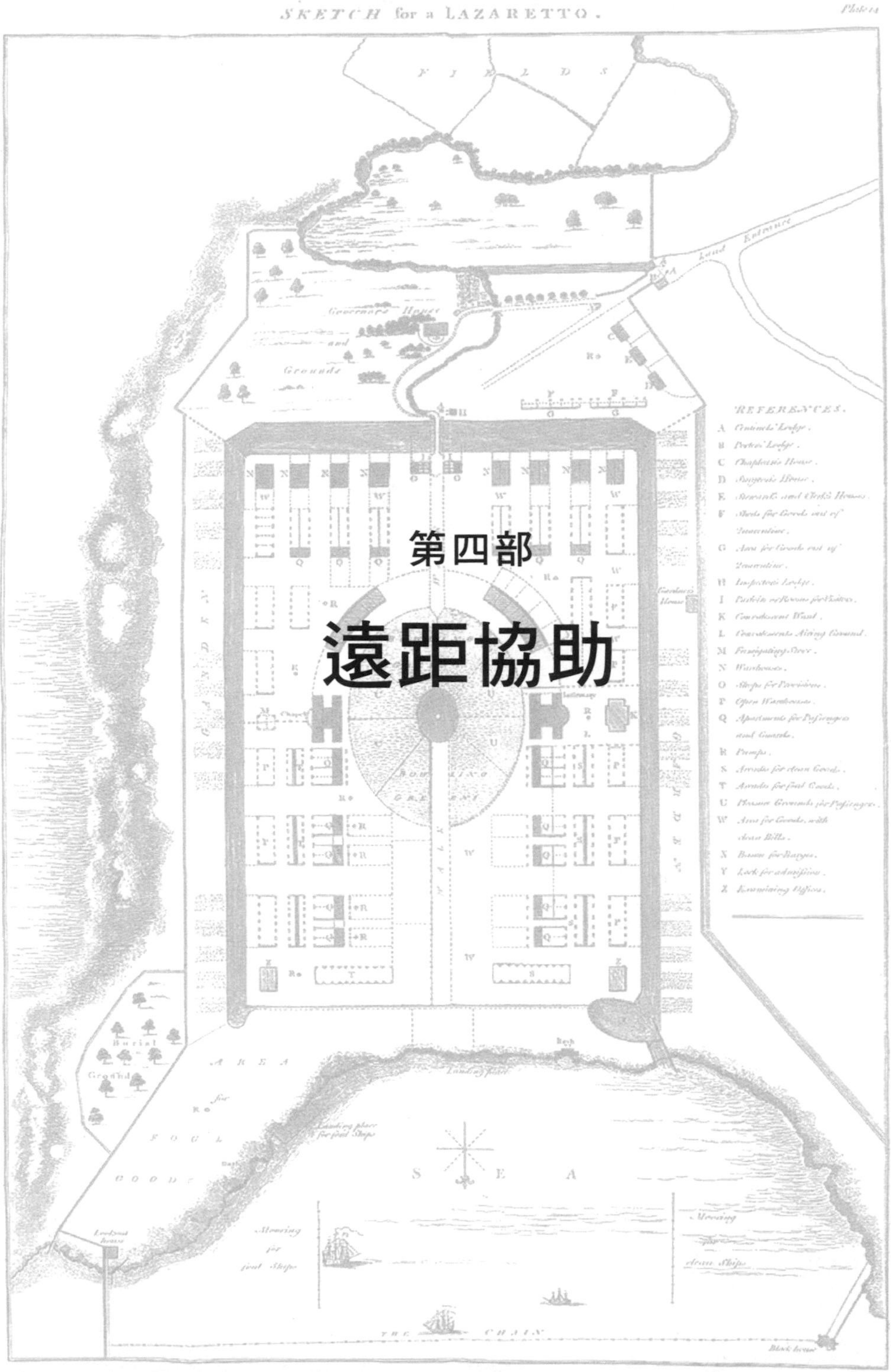

第四部

遠距協助

第九章

隔離的演算法

「我們必須從星際的尺度來考慮這個問題。」卡姆蘭．汗（Kamran Khan）博士說道。汗是藍點公司（BlueDot）的創始人，這是一家成立於二〇一四年的數據建模和全球疫情監測公司。他從事的是大數據收集，包括國內和國際航班的票務訊息，他的公司靠著這些數據來預測世界各地的疾病熱點。汗解釋，如果將全球人類的航空里程加總，相當於每年往返太陽兩萬兩千次，確實稱得上是星際距離。

在二〇一八年三月某個寒冷的星期，我們飛往華盛頓特區，參加在美國國家科學院舉行的大流行病會議，當時汗、還有無所不在的美國疾病管制與預防中心的馬丁．塞特隆正在發表演說。這場活動在距白宮不到一英里、科學院古怪的新古典主義建築內舉行。寬敞的內部以綠化的銅壁燈和馬賽克花磚點綴，一旁是一扇刻有占星符號的大門。有鑑於瘟疫和流行病曾被認為是受到不祥星象的影響，一邊凝視十二星座、一邊討論未來疫情爆發的數據模型還真是應景。

這場活動專門探討國際航空旅行在全球流行病傳播中所扮演的角色，以及機場抑制流行病的潛在作用。就像輪船和鐵路在一八〇〇年代加速了人與疾病的流動、火箭在一九五〇年代激起了對外來細菌的新恐懼、一九二〇年代洲際航班的興起得飛機成為感染載體。誠如古典主義學者黛比．費爾頓（Debbie Felton）所說，航空旅行開闢了一條嶄新的連繫，將以前不為人知的怪物帶到我們的跟前。如今，無論疾病從哪裡發跡，公共衛生專業人士預計，在經過兩、三種傳播行為後，就會在世界上往來最緊密的幾個交通樞紐中出現。

早在一九三三年四月，「國際飛航衛生公約（International Sanitary Convention for Aerial Navigation）」中就規定了航空旅行的公共衛生要求，包括「衛生飛機場」的設計和營運方針，以及隔離患者的配備。一九四四年二月「國際民航公約（Convention on International Civil Aviation）」第十四條明文規定飛航國家需「採取有效措施防止通過飛航傳播霍亂、（流行性）斑疹傷寒、天花、黃熱病、鼠疫等其他傳染病。」

甚至連飛機的物理設計和組裝也要受到審查。一九五三年，英國海外航空公司（今英國航空公司前身）的醫療服務主管、空軍元帥哈羅德・惠廷漢姆（Harold Edward Whittingham）爵士呼籲，工程師應「從醫學角度來發展飛機製造的知識」。就像在噴氣推進實驗室組裝的火星探測器一樣，飛機的設計必須易於消毒，避免可能滋生危險細菌的凹槽。（這目前仍然是個挑戰：時任德國法蘭克福機場醫療主任的沃特・蓋伯〔Walter Gaber〕向與會者表示，那些經過醫療消毒認證的化學品跟飛機零件完全不匹配。）

一九五〇年代，殺蟲劑浸漬材料（「含滴滴涕的樹脂」）發明，用於鑄造托盤和櫥櫃等物品；一家名為昆蟲實驗室（Insecta Laboratories）的倫敦公司為飛機內裝設計了一種微晶「殺蟲塗層」；新的殺蟲或「滅蟲」設備都是為了讓停飛航班的調度時間得以提升。綜觀古今，航空業都處於疾病研究和防治的前線。二〇二〇年，為了掌握冠狀病毒顆粒如何通過長途航班的通風系統傳播，也對此進行了無數次模擬。

數十名公共衛生專家都在當週來到華盛頓，與許多航空巨頭的機場管理人員和醫生齊聚一堂。航空業面臨著兩種本質上不同的命運：機場可能會不知不覺地成為超級傳播場，為流行病提供所需的空間、時間和新鮮的肉體；或者反之，機場能作為戰略衛生要塞，一道妥善管理的閘門，許多疾病如伊波拉、SARS，都能在此被即時發現和控制。主辦方希望藉由這次會議，實現這兩個選項中更好的一方。

大部分的發表都側重於分享實戰案例和應對辦法。達拉斯／沃斯堡國際機場（Dallas–Fort Worth）的緊急管理團隊談到了他們對伊波拉的因應，包含要如何悄悄控制有染疫疑慮乘客的如廁時間（「兩分三十秒，短到連吐一場的時間都沒有」）；法蘭克福的蓋伯批評體溫掃描器的「無用」，並解釋早在二〇〇九年豬流感大流行期間，漢莎航空就已經在從墨西哥起飛的所有航班上安排醫生，作為機內醫療監測的方法。汗將談話引導至另一個方向：採用數據建模和全球網路分析，來預測病原體到達任何給定樞紐的時機。

汗的目標是讓在場所有人都意識到，下一波大流行已經蠢蠢欲動，潛伏於大數據集之下（例如轉機航班和貨運路線），有待計算和分析去發現。汗的風險創投投資公司藍點提供了一套「風險評估軟體」來模擬疫情可能在何時何地爆發。比如，假設上海居民通報出現了危險的呼吸道症狀，藍點就會分析從該城市出發的熱門國際航線。

除此之外，這套系統會著眼於目的地中最脆弱的人口群體，並與其他數據集對比分析，像是航班時刻表、將於未來四十八小時內離開上海的旅客即時票務資訊等。接著，就能開始預測了。「比起『預測』，我更傾向用『預期』這個詞，」汗提醒道，「畢竟我們還處於學習階段。」

儘管如此，汗的資料探勘已經展示出獨到的見解。二〇一五年，當時藍點還隸屬於一個團隊之下，他們用南美洲感染熱點來比對飛機航線，準確預測了佛羅里達州邁阿密茲卡病毒（zika virus）的爆發。在華盛頓的這場會議後近兩年，汗和藍點公司打敗了世界衛生組織和美國疾病管制與預防中心，搶先警告中國武漢出現了一種神祕、疑似新型肺炎的疾病（即如今所說的新冠肺炎）。（隨後在二〇二〇年，汗與經常合作的美國疾病管制與預防中心的塞特隆共同發表了論文，探討為特定機場（即所謂的機場涵蓋範圍）的乘客群建模，將如何有助於預測冠狀病毒的國際傳播。）

藍點是私人新創企業和大學研究機構合作浪潮的一部分，他們希望結合醫療保健數據與複雜的分析技術，以顛覆——或用矽谷的話來說，「破壞」我們目前對隔離和檢疫的看法。這些團體提倡的方法既有跡可循又精確，甚至牽涉外科層面：如果熱門航線的飛航時間與疾病潛伏期成正相關，而且該航班還為弱勢族群服務，那麼這個特定機場，包括登機門、航廈和飯店，就會成為目標。成為目標可能僅意味著在某些城市增加對乘客的出境檢查，但也可能意味著更極端的事，像是實施旅行禁令：關鍵在於充分的監測和分析，以便在特定疾病爆發「以前」就能妥善因應。當然，對於散客而言，隱私就成了交換條件：你的數據會被收集、分析並用於防患未來的流行病，如果無法掌握你的旅遊計畫、全球定位，就無法實現這點。

在減少傳播的概率或預期方法中，藍點優先關注的是設施間的連結，而非靜態的地理位置：以便估算這些干預措施在何時何地的效果最好。「這是可行的，」汗說，「只要我們細想，也許醫護人員、某位檢疫官或機場海關人員，會因為這樣的提點而開竅。你知道嗎？在歐幾里得空間中，實際上你離香港不太近，但是通過交通網路，你們就有了很強的連繫或連結。你會更關注這些資訊。」

德克．布洛克曼（Dirk Brockmann）將這種把網路連結的優先順序置於歐幾里得空間之前的做法視為「有效距離（effective distance）」的研究。布洛克曼是柏林洪堡大學理論生物學研究所的物理兼數位流行病學家，二十年來致力於模擬疾病爆發的場景。與藍點一樣，布洛克曼使用國際航線圖和一種特殊的製圖法，展示出不論紐約到上海、或巴黎到東京，雖然位處地球兩端，但是就邏輯上而言，比一個國家內的兩個偏鄉村落間要近多了。

本質上，這種做法是以流行病學的角度來觀照等時地理學（isochronic geography）。要想「等時地」觀察世界（這個術語是由兩個古希臘詞「isos〔相等〕」和「chronos〔時間〕」組合而成），意味著要尋找時間間隔相等的位置，而非空間間隔。舉例來說，數不清的旅客早已直覺地知道，從紐約甘迺迪機場到布朗克斯的地鐵車程（約十六英里），比從同一機場飛往蒙特婁的航程（相距近四百英里）的時間更長。（二〇一五年三月迎來了一個嶄新的等時性里程碑，當時從哈薩克的拜科努爾太空發射場所發射的太空艙，花了不到六小時就與國際太空站完成對接。《紐約時報》報導「如今從地球到太空站的速度不輸從紐約飛往倫敦」，無意間強化了太空人隔離的必要性。）

「等時思考」迫使醫療人員改變他們規劃隔離的方式和地點。隔離措施的核心是時空的管理；正如布洛克曼和藍點等人的研究所展示的，一旦我們思考地理的方式改變，隔離設施的更新速度也必須迎頭趕上。

這些相同的傳播模式甚至可能重塑我們的建築和城市。「事實上有兩位建築師曾聯繫過我，」布洛克曼告訴我們。「其中一位關注機場航廈的設計，他試圖用模型和互動模式中得出的資訊來設計出更好的機場。另一位則為醫院設計病房。」建築師的目標是通過研究疾病傳播的計算模型，來設計出能阻斷這些模型的設施，也就是說，要故意製造距離，使疾病難以在人與人之間傳播。我們想起了J．G．巴拉德（J. G. Ballard）的小說《超級坎城》（*Super-Cannes*）中的一個場景：書中主人公在參觀法國南部一個名為「伊甸園—奧林匹亞（Eden-Olympia）」的虛構商業園區時，被告知當地的醫生想要制定新的衛生措施。「她正在跑一個新的計算模型，用來追蹤鼻病毒在伊甸園－奧林匹亞內的傳播，」巴拉德寫道。「她有股預感：只要人們再將座椅多移開十八英寸，就能阻擋傳染媒介。」

在二〇〇九年豬流感大流行期間，布洛克曼偶然發現了一個特殊的數據，並將其導入他的疾病模型中。當時，一個名為「喬治在哪裡？（Where's George?）」的美元全球走勢線上追蹤計畫已邁入第十一個年頭。「喬治」指的是一美元紙幣上喬治・華盛頓的頭像。布洛克曼告訴我們，該計畫中海量的數據集恰巧給出了一張人際互動圖，可供那群想了解人們如何傳播疾病的流行病學家使用。畢竟人們仰賴面對面交易，現金無疑是一種非常適合追蹤人與人接觸模式的機制。

布洛克曼在和同事所開發的早期數據模型中發現了一些異狀，他告訴我們，模型中使用了這些和其他數據集來進行疾病爆發的模擬。儘管針對不同的疾病、不同的感染模式、使用不同的運算方程式、從不同的起點建模，最終產生的傳播形式卻驚人地雷同。布洛克曼和他的同事、蘇黎世聯邦理工學院計算社會科學的教授德克・赫爾賓（Dirk Helbing）將其稱作流行病的「隱藏幾何學（hidden geometry）」。換句話說，這些爆發的模擬似乎具有相似、甚至完全相同的傳播模式。問題是歷史上的流行病顯然不是這麼回事。「這讓人非常驚訝，」布洛克曼說，「我們可能漏看了一些更根本的東西。」

布洛克曼意識到，這些模型中並未包含「應對措施」：即那些被引進系統的緩衝，無論是航班取消、機場關閉還是旅客隔離。布洛克曼說：「這些模型將流行病視為一種宿主自己沒意識到的散播現象。」「但我們人類能對流行病等狀況做出應變。會關閉學校、有因應策略。這是我們模型的盲點。」疾病的隱藏幾何學揭示了我們是如何通過隔離等工具，來形塑流行病。

布洛克曼因此發現了一個新的建模切入點，可以檢視公共衛生因應措施所引發的反饋循環。他開始研究當特定的連接路線被重新導向或完全關閉時，爆發模型會發生什麼變化，並會如何影響大流行病，甚至最終將其根除。布洛克曼直覺地認為，光是斷開兩個主要節點的連結，好比說停止從幾內亞科柯那克里國際機場飛往巴黎戴高樂國際機場的航班，但仍保留其他航線。就能提供一種精確、低成本、且破壞性更小的方式來減緩特定疾病的全球傳播速度，如伊波拉。這類措施會產生一些副作用，像是貿易中斷、外國援助人員暫時卡關等，但理論上，這些措施的嚴重程度遠低於更廣泛、無差別封鎖所造成的後果。（談到伊波拉，布洛克曼補充道：「歷史背景」對於如今歐洲各機場分別面臨的流行病學風險而言，扮演了黑暗但影響深遠的因素。布洛克曼指出，最近的伊波拉疫情主要集中在西非和剛果，而德國「在這裡沒有殖民歷史，」因此它們和德國的聯繫不那麼緊密，從疫區飛往德國的乘客也少得多。）

隨著二〇二〇年初新冠大流行急速發展，布洛克曼加入了一個由七名洪堡大學研究人員所組成的團隊，以便更深入地著手製作新冠病毒預測圖。他們製作了一系列以機場為中心的樹狀地圖，展示新冠病毒是如何從一個國家傳播到另一個國家、並如何沿路引爆新的疫區。「給定一個爆發地點和一個附近的始發機場，」他們寫道：「這套模型就能從全球航空交通網中找出最有可能傳播到其他機場的途徑。雖然乘客會通過不同路線到達最終目的地，但全球傳播模式往往會以最可能的路徑為主。」

一旦確定了這些路徑，就可以展開檢疫、隔離和控制。理想情況下，我們不是在疾病出現之後，而是在到來前就採取行動。通過大數據和先進的建模，這項研究理想的結果是，包括檢疫在內的控制措施要能立竿見影、而非坐以待斃；要能精確命中、而非廣泛實施。布洛克曼、藍點和數十個類似的計畫都勾勒出一幅幾乎是烏托邦式的醫學願景：公共衛生專家不用通過旅行禁令和封鎖等鈍器，僅須通過對正常的時空結構進行切割手術，就能迅速地阻止新傳染病，並把全球經濟干擾降到最低。

黑死病期間，杜布羅夫尼克和威尼斯當局只能幻想擁有這樣的能力：在隔離中追求最大限度的交流，同時最小化風險。這種幻想預示了一個即將到來的世界，在這個世界中，隔離絕非被淘汰或過時的概念，而是保護全球健康最有效、最普遍的工具之一。一點也不中世紀，從字面上來看反而充滿未來感，瞄準著那些尚未引爆的瘟疫。

在亞當・庫查斯基（Adam Kucharski）二〇二〇年出版的著作《傳染力法則》（*The Rules of Contagion*）中，他探討了疾病，以及思想、謠言和影音是如何病毒式傳播的潛規則。庫查斯基是倫敦衛生與熱帶醫學院（London School of Hygiene & Tropical

Medicine）的生物統計學家，也是英國政府深具影響力的「緊急科學技術顧問」（Scientific Advisory Group for Emergencies）建模小組委員會的一員。分析師能大致預期未來仍然要隔離，但庫查斯基擔心的是，即使有解析度最透徹的數據也無法給出實質承諾。

我們在庫查斯基位於倫敦布魯姆斯伯里（Bloomsbury）大學樓的地下食堂碰面，一起喝茶、吃點心，當時是所謂「流感追緝令」（The BBC Pandemic）高峰後的一個月。在這項號稱「英國有史以來最大的公民科學實驗」中，庫查斯基、劍橋大學的數學家團隊和英國廣播公司的顧問使用了志願者提供的手機數據，他們會下載一個定位程式，用來模擬一場虛構的疾病。這種病首次在黑斯爾米爾（Haslemere）被發現，這是位於倫敦希斯洛機場腹地一處綠樹成蔭的郊區，即將攻陷英國其他地區的人們，而志願者的手機將扮演如「喬治在哪裡？」中現金的角色，透過他們的日常生活標記出接觸網路，進而找出傳播模式。

對於庫查斯基來說，爆發的強度會影響對特定疾病進行即時建模的位置。他解釋道，如果是衛生當局所能掌控的病原體（傳播已受到控制），那麼建模會比較有趣，能重建特定傳播行為最初是如何發生的。然而，如果疾病失控（成了場真正的大流行病），那麼「將來」會比「過去」更受關注。「如果是只有一百個病例的流感，」庫查斯基說，「你會想知道這一百個病例是如何發生的。在初期，我們關注的是：這個傳播事件是如何發生的？但是當數字上升後，問題就變成：下一步該何去何從？這會持續多久？我們需要幾張病床？」

換句話說，隨著規模擴大，模型的重點會轉為預測，亦即要建模找出未來需要設立隔離區或臨時檢疫站的地點。或者，就像庫查斯基極力澄清的那樣，「不是要精準『預測』，而是要幫助人們在做出艱難抉擇時更有把握。」但即使如此，現有的方法仍然經常失敗。

「有兩種預測方法，」庫查斯基解釋。「其中一種方法較依賴數據，必須觀察數據趨勢並展開追蹤。另一種方法則是開發一套機制：模擬一場實際的爆發，並假設有人口、有傳播行為發生，然後看看是否與數據吻合。使用數據驅動的方法，你無從得知實際感染過程的任何資訊，只會看到趨勢。而通過機制呢，就能說：這就是我們認為流行病運作的方式。」他告訴我們，目前這兩種方法的表現都差不多，這也凸顯了科學家們對傳染的法則了解得還不夠，無法跑在傳染病前頭。事實上，英國廣播公司策劃的這場虛擬爆發的想法就源於這種認知：即使在西班牙流感爆發一百年之後，流行病學家仍然沒有足夠的、來自真實世界大流行病的資訊來驗證他們對疾病如何傳播的假設。

在「流感追緝令」團隊日後的回顧中，發現最基本的控制措施，例如勤洗手，被證實可以把這場模擬傳染病抵達新城鎮的時間推遲一個月。這類干預措施很快地拉平了曲線，將新增感染率有效控制以避免醫院床位短缺，進而避免醫護人員不堪負荷。根據他們的分析，學校實施停課和隔離措施也能減少互動，進一步減緩疫情。

目前庫查斯基的虛擬流行病的數據集已全數上線，這是有史以來最大、可公開使用的數據集。然而，即使有了這種鉅細靡遺、詳細的定位資訊，庫查斯基和他的同事們卻沒有得出讓人眼前一亮的結論。舉凡孩童和老年人活動最少，或是像一旦碰上學校假期，孩童的活動模式會與通勤者不同，這些都不算新穎。那些建模之前沒有設想到的細節，才是真正的驚喜。

就樣天氣預報員所發現的那樣，一股腦地向模型添加更多數據反而會使效益遞減。「假設地球可以用間隔一英尺的感應器覆蓋，」詹姆斯．格萊克（James Gleick）在他一九八七年的著作《混沌》（*Chaos*）中寫道。「且在某個中午，一台法力無邊的電腦取得了所有數據，並計算每個時間點會發生什麼事。」可惜的是，格萊克接著說，「這台電腦還是無法預測紐澤西州普林斯頓一個月後的某一天是晴是雨。」

庫查斯基所設想的大流行病預測也是如此。「對於流感大流行，你只能說：這是我們預期的增長率，而這些是我們認為風險最大的地點或群體，」他告訴我們。「但我們無法量化伯明罕的某個人在這一天被感染的可能性。」毫無疑問，模型是有用的，但它終究只是「模型」。「在人們不知道發生什麼事的情況下，即使你只是用一個模型說：『在所有的選項中，你該避開那個』，對於決策已經有所貢獻了。」庫查爾斯基說。

在我們與庫查斯基會面的三年後，呈指數型傳播的新冠疫情正是他和其他流行病學建模者引頸期盼的那種數據豐富的流行病。「必須說，美國疾病管制與預防中心在建模、密切監測即時數據和消除延遲等方面的能力提升，讓我印象深刻。」賽特龍在二〇二〇年秋天時告訴我們，當時新一波全國確診數的暴增正在成形。「但我仍然覺得這樣的做法太過消極。」

賽特龍解釋說，流行病學的諷刺之處在於：我們總是在與「上一場」流行病抗爭。這是我們最了解的流行病，因此使得我們對即將發生的事情視而不見，被過時的假設分散了注意力。儘管如此，他指出如果我們想為「下一場」瘟疫做好準備，就有必要從這次大流行中挖掘數據，以便真正了解發生了什麼事、什麼措施是可行的、箇中緣由是什麼。「我認為要想對未來的大流行病超前布署，我們能提供的最珍貴的禮物就是文獻，」賽特龍說道。「即使我們不能在現在弄明白這一切，也要讓後來的人們能藉此反思和學習。」

二〇一九年十月，一種新出現的冠狀病毒，被認為很可能造成了武漢一帶首波不明的新冠案例，我們因此參加了一場模擬新型冠狀病毒全球大流行的演習，這種病短短六個月內造成六千五百萬人死亡。在模擬中，此時全國股市崩盤，暴跌了百分之二十至四十，旅遊和服務業受到的打擊尤為嚴重。全球國內生產總值下降了十一個百分點，引發了嚴重的全球經濟衰退。大規模的抗議和暴動導致一些國家實行戒嚴，一些政府慘遭推翻。

「那些看似健康的豬正是始作俑者，」虛構的GNN新聞網主播說道，「一種新型冠狀病毒正在悄無聲息地傳播。」一旦從動物傳染給人類，這種被稱為冠狀病毒急性肺綜合徵（或CAPS）的疾病，被證明與SARS一樣致命、且更具傳染性。更糟糕的是，即使感染者未出現症狀，仍然能夠傳染。

在這場角色扮演的演習中，約有十幾人扮演了流行病應急委員會的成員，聚首於紐約上東區皮耶飯店（Pierre Hotel）大宴會廳的一張U形桌前。這些人被挑選出來分享商界、公衛界和民間社會對大流行下的經濟，以及所面臨的治理挑戰的觀點。隨著這場模擬疫情逐漸蔓延到巴西以外的地區，醫療照護體系回報個人防護裝備出現短缺，其中一個國家還對唯一一種可能對CAPS有效的抗病毒藥物實行出口限制。中國疾病預防控制中心主任高福說：「我們擁有的劑量根本不足以應付我們自己的人口。」漢莎航空的一位高級主管否決了停飛航班的想法。他主張：「的確，我們會散播疫情，但我們還是必須保持連結。」並指出減少貿易和旅行可能比疾病本身的危害更大。

在這個虛擬情境中的三週後，該小組再度召開會議。此時全球旅行預訂量下跌了近一半，大流行引發了嚴重的全球經濟衰退。隨著各國央行努力地分配緊急救助物資來支撐近乎崩潰的經濟，有關哪些企業不可或缺、或至少值得紓困救助的討論變得越發激烈。世界銀行前任高層提姆・伊文斯（Tim Evans）說：「如果你手頭有筆現金，越快存進戶頭越好。」「我們目前分身乏術，束手無策之下，你也沒把握能將錢花在刀口上。」

入冬後，全球感染率呈指數級暴增，該組織面臨了新的挑戰：網路假消息和獵奇的陰謀論甚囂塵上。據GNN主播報導，一些名不見經傳的國家已經開始審查網路言論。高福認為，應該培訓一線照護人員向社區傳遞正確訊息，可信度是一切的基礎，但這並非一蹴可幾。前世界銀行官員伊文斯認為，有鑑於對這種疾病的科學認識尚在發展中，如果美國疾病管制與預防中心或世衛組織的報告中能「闡明不確定性」，或許能更使人信服。

六個月過去了，一切都看不到盡頭，且從疫苗分發到訊息傳遞都無法協調出一致的應對措施，這場模擬也來到尾聲。全球公衛領袖樂觀地談論超前布署、公私夥伴關係的潛力，對於幫助解決已知鴻溝和挑戰的必要性。商界領袖指出：雖然雙方攜手拯救生命和全球經濟是個好主意，但他們還有企業要經營。嬌生公司的阿德里安・湯瑪士（Adrian Thomas）說：「公共利益很重要，但我們禮拜一還是必須進公司。」

「二〇一事件」的名稱由來，是因為每年平均發生兩百起流行病事件，專家一致認為一場疾病要成為全球大流行只是時間問題。而由約翰霍普金斯大學健康安全中心舉行的第四次重大疾病爆發演習，恰好發生於真正疫情爆發的幾週前，雖然這純屬巧合，但也顯示出專家們認為這種特定類型的病毒性呼吸道疾病爆發的機率有多大。

約翰霍普金斯大學將第一場演習命名為「暗冬（Dark Winter）」，模擬了奧克拉荷馬州受天花侵襲的狀況。該演習在二〇〇一年六月舉行，就在九一一事件前的幾個月，演習的結果，政府和民間社會幾乎完全崩潰，引起了廣泛的反應。也多虧了暗冬演習，促使小布希（George W. Bush）通過了五十一號政令（Directive 51），這是一項為確保在「災難性緊急情況下」統治連續性的高機密計畫。伴隨而來的是二〇〇五年的大西洋風暴、以及二〇一八年我們也曾參與的「進化支X（Clade X）」演習。雖然參與者和情境每次都不同，但結果都一樣嚇人，更令人沮喪的是從中得到的教訓都大同小異。

比如說，在進化支X的國內治理模擬中，一個虛構的末日邪教蓄意釋放了一種結合百病毒的毒力與副流感病毒（如支氣管炎和肺炎）的易傳播性的生物武器，然後群龍無首的狀況再度上演。每個人都同意總統有最終決定權，但似乎沒有人專門負責應對美國的疫情。與會者鬼打牆地回到誰該向國會進行簡報的問題上；誰有能力授權把軍用帳篷緊急改造成民眾的隔離空間；誰該呼籲各州州長盡力確保全國做出協調一致的應對措施；或甚至，誰該出席所有的葬禮。正如當天扮演參議院多數黨領袖的前參議員湯姆．達希爾（Tom Daschle）在演習進行到一半時所抱怨的那樣，「我們已經陷入這場危機五個月了，我還是無法告訴你誰該負責什麼。」

某些挑戰同樣可以通過更多的規劃和投資來解決。美國疾病管制與預防中心前主任朱莉．格伯丁（Julie Gerberding）指出：全球疫苗生產能力無法滿足全球大流行期間的預期需求。那天出現的一些窘境揭開了美國系統既有的漏洞。例如，私立醫院為了保護股東的經濟利益而拒收染病者。（到了模擬的尾聲，美國的醫療保健已被強行國有化。）與此同時，州長們頒布了州級隔離和邊境警戒線。

在每次演習結束後，舉辦方都會發布詳細的報告和建議清單。儘管如此，同樣的問題在日後的演習中仍然不斷重演。更重要的是，在二十一世紀的第一次嚴重大流行期間亦是如此。在中國疾控中心領導人的參與下，二〇一九年十月才剛對全球冠狀病毒大流行進行了模擬，新冠疫情就在中國爆發了，幾個月後便蔓延到世界各地。這個例子深刻凸顯出，即使有資料再充足的模型和演習，我們離真正做好準備還是差得很遠。汗和布洛克曼等數位流行病學家的研究中所提出的預期與精確隔離的承諾，對比全球領導層即使在模擬的簡化條件下，也無法取得共識並果斷採取行動之間的反差，著實令人震驚。

「從某方面來說，令人遺憾的是我們的商討還沒結束。」格伯丁在進化支X行動暫停期間告訴我們。早在二〇〇一年，她就協助領導美國疾病管制與預防中心應對當年的炭疽郵政襲擊。「我們有國防部，還給了他們足夠的資金，」她說。「但這類防禦一直毫無成效。」

對於歷史學家兼哲學家傅柯（Michel Foucault）而言，大流行病替測試新的、侵略性的政府控制形式提供了理想的實驗場。傅柯是著名的國家權力批評家，他在《規訓與懲罰》（*Discipline and Punish*）中指出，瘟疫雖然是災難性的，卻能為政治圖得方便。政府或許無法有效應對流行病，甚至要到將來才能學會如何因應，但他們很可能會利用這個機會加速「將規範滲透至日常生活的任何細節之中」。

「瘟疫，」傅柯寫道，「是講求秩序的。」他警告，打著疾病預防和控制的旗幟，人們的隱私將隨時隨地受到追蹤，宣稱為了他們好，要求他們隨時向管事當局報告他們的身分、位置和目的地。我們會想到第一批強制性的旅行證件（即如今護照的前身）就是在義大利黑死病期間出現的，這有效地提醒我們，政府在隔離和疫情時期所制定的計畫，往往會變成永久規範。

儘管傅柯的分析借鏡了歷史事件，但他的言論顯然與當今也息息相關。他寫道，對清潔和衛生的需求，合理化了公共場所受到巡邏和視察、受檢查站限制、或將討厭的東西全數清除的情形。為了防控感染，甚至可以把居民關在家中，無論是在法律上通過居家令和隔離令，或者就像字面上的那樣，由當局直接把門封上。在新冠疫情期間，我們看到從武漢市到華盛頓州，都實施了這類措施。

瘟疫讓各州有機會推出——或發表過去尚未亮相的——追蹤與限制計畫，這些計畫除非是為了公衛緊急情況，否則道德層面上顯然難以讓人苟同。對傅柯來說，流行病難以避免地導致了「永久、徹底、無所不在的監視」，他將這種情況描述為「無面孔的目光」（a faceless gaze），「上千隻眼睛分布在各處，流動的注意力總是保持警覺。」這種不間斷的監控、對一切的跟蹤，囊括了傅柯的隱喻中「細如塵埃般的事件、活動、行為、言論」。

這種「塵埃」就是當今科技公司所描述的元資料（metadata）。事實上，傅柯的批評幾乎完全集中在政府過度干預的危險上。當中最引人注目的一點就是，他並未充分設想如果藉著流行病實施介入的是公司，而非國家的情況；醫療保健監控和伴隨而來的隔離，儼然已成了一項大生意。

一幅傅柯的畫像被掛在帕蘭泰爾（Palantir）的辦公室裡，帕蘭泰爾是一家與美國國防工業來往甚密的資料聚合和建模公司。傅柯出現在此情此景中實在極為諷刺，迄今為止，帕蘭泰爾最廣為人知的成就，就是與美國一連串字母的情報機構（包括中央情報局CIA、聯邦調查局FBI、和國家安全局NSA）的合約。在不同的政治角度上，擁有價值數十億美元的股票的帕蘭泰爾，要不說是一種證明，展現了成熟的數據模型在聯邦決策工作中能適得其所地發揮；要不就是一種惡兆，凸顯出使用強大分析工具來進行追蹤不僅有利可圖，並有朝一日能預測人們生活的全部。（當然，該公司的服務不僅適用於監控：其最大的客戶之一是空中巴士〔Airbus〕，該公司在複雜的飛機組裝過程中使用帕蘭泰爾的軟體來追蹤數萬個飛機零件。）

二〇二〇年，帕蘭泰爾看到了商機。開始和英國國民保健署簽訂合約，以協助應對新冠疫情所衍生的一系列後勤挑戰，儘管他們在這筆交易中的確切角色還未公布。帕蘭泰爾隨後又與美國衛生及公共服務部簽署了一份價值數百萬美元的合約，協助管理醫院供應鏈，包括國家呼吸機庫存。就在幾週後，美國聯邦緊急事務管理局局長要求所有州衛生官員，必須每天更新帕蘭泰爾的住院統計數據，以追蹤大流行的傳播。

後來，帕蘭泰爾參與了新冠病毒疫苗的分發工作，進一步將工業追蹤的邏輯應用於人類醫療保健上。公司執行長亞歷克斯．卡爾普（Alex Karp）在《華盛頓郵報》主辦的線上研討會中說道：「軟體非常有趣的一點，就是能幫你把時間壓縮。」卡爾普描繪了一個理想，只要通過加速疫苗的交付，就能完美避免隔離和封鎖的政治成本。「很顯然，」他繼續說，「我們不想為了控制流行病而改變我們的生活方式。」反之，對於帕蘭泰爾而言，增強數據採集和分析有望解決新出現的流行病問題。

帕蘭泰爾絕不是唯一一家想將大數據、醫療保健和分析監控整合的公司。無論是藍點對國際航班詳細資訊的篩選、還是庫查斯基和英國廣播公司將我們手機的行動匯入他們的爆發模型中，如果沒有詳細而準確的資訊來源，新的流行病學——以及新的隔離措施——將窒礙難行。

然而，倘若這種方法要成功，前提是必須犧牲我們的隱私，以換取社會安定、經濟利益、和疫苗的即時性，我們承諾曝光生活，以盼這些自發性舉動能換得醫療上的保護。這是基於信任。「與其在人們不知情下分析他們的生活，」庫查斯基在《傳染力法則》中寫道：「不如讓他們權衡利弊。讓他們參與辯論；從請求許可的角度思考，而非請求原諒。以公共利益為目標，使這個研究成為一種社會努力。」

在一五〇〇年代的杜布羅夫尼克，衛生當局開始要求所有旅人記錄和報告他們所掌握的、有關鄰邦鼠疫爆發的任何訊息。作為早期流行病情報工作的一部分，杜布羅夫尼克自己的大使和外國領事被徵召入伍：平民、商人和官員都被要求提供數據以幫助共和國抵禦疾病。收集和分析這些訊息耗費了時間與龐大人力，然而根據分析結果來採取行動並進行重新分配，向當地商人和船長喊話，警告他們潛在的傳染性貨品或國外疫區，亦構成了相當的挑戰。

相較之下，當今最活躍、在世界各地搜索新出現的疾病跡象的眼線，甚至根本不一定是人類。他們回報的數量和細節非常龐大，並且通過在雲端超級計算機上運行的機器學習算法即時分析。傅柯對塵埃的隱喻十分貼切：我們現在做的所有事情，幾乎都暴露了數據和元資料，或關於數據的數據。隨著信用卡交易、網上瀏覽紀錄、社交媒體發文等資訊如風吹草又生，我們摒棄了我們的個資和偏好。不論是社群發文、智慧冰箱庫存、可穿戴健身追蹤設備、網路監視器、虛擬助理語音等等。

為了追求便利、效率和娛樂，我們自願將日常生活攤在有「上千隻眼睛分布在各處，流動的注意力總是保持警覺」的情形下，傅柯在一九七〇年代警告了他的讀者。

這些用以擷取、測量、計算和比較的設備，每天向我們回報走路的步數、我們的血氧水平，這些訊息本身不見得次次都發人深省，但總體來說，給出了一幅攸關我們健康福祉、甚至個人交往、政治信仰和社會活動的侵略性肖像。

以利潤導向的私營企業雇用了能進行複雜運算的分析師團隊一點也不稀奇，他們正尋覓新方法，以便運用這些海量數據來提供即時診療服務。預測性、運算性、演算性、預期性：針對「數位醫療保健」這一新興領域的新描述詞不勝枚舉，這些詞中的每一個都同樣能應用於隔離和檢疫上。隔離在未來該如何、在何處實施和執行，通過密切監視對象以及物聯網服務，數據一個接著一個在我們周遭逐步成形。

當然，這種趨勢並不是從新冠疫情才開始的。事實上，要將醫療診斷從醫生辦公室推廣到我們的手機和家電，並不用仰賴大流行病。二〇〇八年，也就是H1N1豬流感爆發的前一年，谷歌開始分析線上搜尋紀錄，來找出用戶可能出現季節性流感症狀的證據。他們將該計畫稱為「谷歌流感趨勢」（Google Flu Trends）。它的基本假設是：如果你在搜尋感冒藥、附近藥房的營業時間或相關症狀清單，那就很可能是生病了。通過篩選這些行為模式，谷歌的研究人員認為即時追蹤流感活動是可行的，而不用乾等醫院和當地衛生當局在一兩週後才報告病例數。

這個想法極具煽動性，初期結果似乎令人看好。然而，當中採用的數據最終被證明是一團糟：加州有人幫位於緬因州生病的家人查詢流感症狀，結果被當作西岸的潛在病例。根據庫查斯基的說法，谷歌流感趨勢使用了幾年前所收集的舊搜索數據，成功地反映了二〇〇三年至二〇〇八年的季節性流感高峰；然而，當新型H1N1豬流感於二〇〇九年春季出現時，谷歌模型則大大低估了疫情的規模。計算社會科學家大衛・拉澤（David Lazer）將該計畫的演算法視作「半個流感偵測器、半個冬天偵測器」。這種不準確性使整個計畫遂於二〇一五年告終。

儘管如此，我們的線上活動紀錄即便不見得準確，仍然蘊藏一些值得留意的訊息。二〇二〇年秋季的一項研究發現，亞馬遜和其他線上零售平台上的香氛蠟燭負評數的增加與新冠感染數激增有關。其中一個原因就是無嗅覺症狀（anosmia）或嗅覺喪失。然而，要即時從一片嘈雜聲中找出這種信號，仍然是一個挑戰。

若說谷歌流感趨勢或亞馬遜香氛蠟燭評論的問題，在於它們都只憑間接相關的數據對疾病診斷做出判定，那麼對人體本身直接檢測似乎可靠得多。將溫度讀數回報給設備製造商的智慧溫度計，就是這種新型家庭診斷工具的一例。如果一種新型病毒開始在中西部傳播，而當地有夠多家庭都使用智慧溫度計來測量發燒情況的話，這些訊息就可以被收集、處理和建模，從而即時揭露疫區的真實樣貌。人體——或者更準確地說是體溫——就成了全國規模下疾病活動的閃光警示燈。

資訊給企業帶來了盈利的可能性。正如《紐約時報》報導的，智慧溫度計公司能使用所謂的「疾病數據」來推送有針對性的廣告，該公司的應用程式上會開始彈出「感冒藥、消毒劑、牙刷甚至橙汁」的廣告。一個廣為討論的例子便是，漂白劑品牌高樂氏爾後利用這些數據，在發燒數激增的地區增加店面告示牌。（在新冠大流行期間，記者和政界人士都批評美國疾病管制與預防中心在分享病例時不夠透明，但是正如這些例子所顯示的，公布這類訊息會為企業打開變現的管道，而這與公共衛生的目的毫無關係。）

語音控制的智慧家居設備越來越普遍，能上網搜尋資料、為派對安排音樂播放清單、或將網路電視轉台的聲控喇叭，也已被列為診斷基礎設備的一部分。二〇一八年十月，物流兼宅配巨頭亞馬遜獲得了一項專利，他們的 Echo 智慧喇叭系統中內建的虛擬語音助理 Alexa「能藉由聲音判斷用戶的身體和情感狀況」。在亞馬遜提交的二十一頁專利稿中，一張圖畫著一位女士說道：「Alexa，（咳嗽），我餓了，（擤鼻涕）。」Alexa 首先提供了一份雞湯食譜作為回應，接著建議這位女士到亞馬遜下單止咳潤喉糖。

批評者正當地指出：這種服務存在嚴重的道德問題。該專利明顯超出了檢測健康狀況的範疇，它還能聽出悲傷和憂鬱的跡象。向那些聽上去情緒脆弱、甚至想自殺的客戶——或最近所出現的異常詢問——投放廣告，這會引發關於企業道德、醫療責任、顯然還有用戶隱私的問題。該專利沒有提到這點。相反地，它引用了客戶在亞馬遜的購物歷史和最近的「點擊次數」來判斷出最適合的商業干預手段。其中一個做法是讓

Alexa回覆那些傷心的用戶：「你想看場電影嗎？」

智慧家居已經是一種普世的夢想：一種不僅適用於老年人或病人，而且適用於任何負擔得起的人的生活環境輔助，你只需要按下虛擬按鈕。某種意義上，這些全年無休的感應器是很振奮人心，或許醫療保健專業人員能由此取得精確的訊息，以便針對諸如停課、居家令和個人隔離等做出複雜的決定——如果企業選擇分享的話。但是，正如庫查斯基指出的，我們無法保證這些數據都能夠提升公衛預測能力。也不難想像的是，有鑑於決策者面臨採取行動控制疾病的巨大壓力，未來的隔離令和居家封鎖還是可能會基於有缺陷的運算推理或錯誤的演算決策。更糟的是，我們的設備本身甚至還可以執行隔離和封鎖。威尼斯當局從外面封鎖房屋、或在前門釘上沉重的木板的日子已經過去了，很快地，我們的智慧房屋可能會直接自動上鎖。

無所不在的居家感應器只是其中一種方式，記者艾蜜莉・安西斯（Emily Anthes）寫道，我們正在「讓我們的建築物扮演醫生」。安西斯在她的《室內大自然》（*The Great Indoors*）中描寫了一個世界，在這個世界中，人們通過都卜勒雷達追蹤家中內部的活動；地板內的振動偵測感應器可以偵測跌倒和事故；牆壁內安裝無線心率監測器；可辨識膚色的相機隱藏在浴室單向玻璃後方，以留意中風或流感跡象。你的房子會積極地診斷你——用傅柯的話說就是篩選你的「塵埃」——並在你尚未察覺到任何異樣之前，就診斷哪裡出了錯。

從某種意義上說，安西斯描寫的養老院和療養機構就是人類版本的雪佛龍巴羅島計畫。它試圖通過自動化、機器人和機器學習技術執行嚴格的隔離，以維持原始環境條件。這些高效、高科技工具在檢查貨櫃是否有雜草入侵上令人佩服，但當年邁的寡婦、單親家長和殘疾人士成為雷達掃描、聲學分析和物體辨識演算法的對象時，這種普及而自動的監視與控制，即便不從反烏托邦式的角度觀之，從倫理上也令人不安。

在巴羅島，雪佛龍在其他昂貴的檢疫措施上的投資，可以合理解釋為來自該公司從石油開採權中獲得的巨額利潤。當然，這些石油的工業用途將成為未來的排放量，長遠下來所造成的氣候變遷，將導致這片雪佛龍花費大量資金試圖保護的風景瓦解。諸如此類短期和長期目標的錯位，似乎很可能出現於如今的智慧家居環境中：精確分析與針對性隔離的成本是合理的，因為這能產生大量的患者數據，但對於漂白水公司和醫療儀器製造商而言，民眾變得健康不見得會讓他們有利可圖。

這種技術似乎無可避免地有朝一日——或許很快——會被用來幫助判定誰該隔離，以及隔離多久。它會有適當的醫療理由、還有來自網路感應器的無可挑剔的數據作為後盾，全自動化的室內隔離或居家令，甚至可能遊走於現有公共衛生權力的法律灰色地帶。無論哪種方式都不會太複雜，某家搜尋引擎巨頭早就能查看你的瀏覽記錄了，包括你發燒或咳嗽的跡象。或者你是否在搜尋附近的藥房位置或感冒藥折扣。

這家搜尋引擎巨頭的家用智慧喇叭會不停地接收你咳嗽的聲音提示。（二〇二〇年，麻省理工學院的研究人員宣布開發出了一種神經網路，能從無症狀患者的咳嗽聲中準確診斷出新冠病毒。）如果這間公司旗下又擁有製造家用網路空調、無線門鎖或網路攝影機的子公司，他們很可能還有權查看你是否將空調溫度設得異常高，或者是否因為發燒而數天足不出戶。

基本的醫學證據，都以企業的專用數據集的形式被存檔，顯然你患有目前正在你的社區中流行的特定疾病。這家搜尋引擎巨頭獲得國家授權，能採取行動以減少社區暴露，於是隔天你家前門就打不開了。只有在你得到公認醫療衛生提供者（可能也是他們自己派的人）認證安全後，家門才會解鎖，接著你需要外出接受檢測。如果拿不出這樣的證據，你就仍然會被懷疑有生病，行動也會因此受限。同一家公司甚至可以在隔離期間為你送雞湯、放電影。菲利普．狄克（Philip K. Dick）的科幻小說《烏比克》（*Ubik*）中就出現了類似場景，主人公發現自己被智慧門鎖鎖在公寓裡。「門不打開，」狄克寫道，「它說：『請給五美分。』」沒有零錢的主角跟門發生了口角，意識到有一條簡單的出路：他抓起一把螺絲刀，開始拆解它。

這是一個極端且純屬推理的例子，但值得留意的是，亞馬遜在二〇一八年這項從用戶的語音命令來檢測疾病跡象的專利中特別提到：聲控智慧家居技術不僅可以幫忙訂喉糖，還能「調整家庭環境」。

在不久的將來，隔離可能會成為一種編程到建築環境中的新模式。你家或機場飯店房間將具有一線緊急醫療保健科技，為了公共與私人利益將你暫時監禁。這個陷阱是多層次的。企業關心的結果不一定對整個社會重要，甚至不一定有益公共衛生。替這些網路產品和服務注入動力的演算法也強化了醫學和執法領域既存的偏見。更重要的是，支撐著這些模型的數據恐遭扭曲，用來合理化任何故事情節、或任何干預手段。

況且，數據也有可能完全錯誤：你在網上搜索流感藥物，可能是為了你的愛人、或因為正在研究某一本小說；你最近的確在打噴嚏，但只是因為你沒除塵；或者你只是對一種新出現的疾病症狀感到好奇；因為你怕冷，空調才比鄰居更暖。一旦你的個資看上去有點可疑，原因並不重要：你就是會被隔離。而你的智慧家居會幫你做到這點。

隨著二〇二〇年全球因新冠疫情導致封鎖，人們被要求待在家裡，或至少彼此間隔六英尺的距離。人體追蹤成為執行隔離的核心問題。一項存在已久的趨勢持續著：企業希望從資料聚合（data-aggregation）和追蹤技術中獲利，多年來一直試圖涉足醫療保健領域，而隔離這種特殊的緊急狀況給了他們大好良機。傅柯曾經說過，監獄像工廠，工廠又像學校，學校又像醫院，而醫院又像監獄，陷入了規訓和懲戒無止盡的建築循環中。然而，在全球大流行和全面隔離的年代，我們的城市和家也類似運動場，甚至在被改造成備用加護病房或方艙之前就是如此。

二〇一五年秋季，無線射頻識別（又作 RFID）芯片技術在國家美式足球聯盟（U.S.

National Football League）首次亮相，被嵌在球員的肩墊中。雖然基礎的射頻識別技術最早是在二戰期間發明的，但直到一九九〇年代，麻省理工學院的研究人員將每個芯片上的編號連接上網，創立了一套網路追蹤系統後，才被廣泛應用。如今，射頻識別先驅斑馬技術公司（Zebra Technologies）定位解決方案副總裁吉爾・斯特福克斯（Jill Stelfox）告訴我們：「世上所有主要汽車製造商，除了兩家之外，其他都用我們的技術造車。」斯特福克斯吹捧這種標籤能夠精簡製造流程，實現整個供應鏈中的即時庫存控制，甚至能操縱機械臂末端的扭力扳手去拴緊螺栓。

二〇一三年，國家美式足球聯盟就已經在尋找方法來追蹤場上的球員。兩年之內，當二〇一五年足球賽季展開時，全國各地體育場都的建築都出現了細微的變化：上層看台環繞了一組小型接收器，用於記錄每個球員肩膀發出的嗶嗶聲。場上平均每秒會發出十二次嗶聲。四分之一吋的射頻識別標籤中，包含了一個充電芯片和一個能向接收器發送獨特識別碼的天線，而接收器又連接到伺服器。在那頭，斑馬的軟體幾乎能瞬間對芯片的嗶聲和各個接收器之間的距離進行三角測量，從而即時辨識球員的位置。

全國廣播公司的足球分析師、辛辛那提孟加拉虎隊（Cincinnati Bengals）的前外野手克里斯・柯林斯沃思（Cris Collinsworth）告訴我們，由此產生的數據看起來像是「很多一和零」。然而，經過整理和圖像視覺化後，它能以一種嶄新的方式來反映球賽。即時定位球員位置的功能可以用來精準計算他跑了多遠和多快，以及他在哪些球員附近。「我不認為這種芯片技術會在一夜之間翻轉遊戲，」柯林斯沃思坦言，「但我真的覺得，未來在國家美式足球聯盟中最有影響力的教練，每天將會花上大部分時間坐在電腦前。」柯林斯沃思的看法可以輕易地套用到大流行醫療保健領域上：在不久的將來，資深檢疫官將花更多時間在電腦螢幕前追蹤潛在的傳染媒介——一連串一和零——而不是挨家挨戶地去追蹤。

令斯特福克斯欣慰的是，運動追蹤技術如今正迅速成為醫療保健技術的一環。即使在國家美式足球聯盟內部，無線近距離追蹤工具對於新冠大流行期間也具有醫療必要性，如果球員和工作人員在場邊聚在一塊的時間太長，就會通知隊醫。二〇二〇年倫敦馬拉松賽的主辦單位也曾想過要使用無線、藍牙充電的近距離感應器，來降低冠狀病毒在馬拉松比賽中的傳播威脅。起初想法是標記出那些與其他跑者近距離接觸超過十五分鐘的跑者，以確保日後萬一當中任何人出現新冠症狀，便能個別通知和追蹤他們。這些計畫之所以被放棄，不是因為任何技術問題，而是因為英國新冠病例數激增，馬拉松比賽不僅被延期，還成了不開放的、「菁英限定」的活動。

自此之後，定位追蹤技術已經從運動場和賽馬場上悄悄滲透到我們的日常生活中。正如二〇二〇年十一月《紐約時報》頭條指出的：「熱門新型新冠科技不僅可穿戴，還會不斷跟蹤你。」為了避免校園陷入財政危機而關閉，一些美國大學開始使用從體育圈借來的近距離追蹤技術來執行社交距離規則，密切關注學生和教職員工。（在某所學校中，數千名學生發起抗議並簽署了一份請願書，要求應該讓人自願配戴追蹤用的生物貼片〔BioSticker〕，而非強制執行。）

工廠給出了另一種視角，看看在大流行病時期如何採用這類技術來實施隔離。二〇二〇年六月，亞馬遜推出了數百個「遠端助理」，人工智慧工作站的螢幕上，會即時顯示倉庫員工的安全攝影機畫面。如果看到兩名工人走得太近、或站太近，違反社交距離規定，螢幕上的人像周圍就會出現紅色圓圈警示他們後退。「員工的健康和福祉是最重要的，」亞馬遜在一篇部落格中寫道，「我們將繼續創新，盡力確保他們的安全。」

這種普遍轉而訴諸被動追蹤技術的變化，很大程度上是因為在人口稠密、高度移動的環境中，要嚴格執行嚴接觸者追蹤是非常困難的事。這種對接觸者追蹤自動化的願景——不用派團隊走訪進行詳盡的問卷調查——燃起了世界各地的鬥志，努力開發出能標示危險區域，並在人們靠近前通知他們的方法。在韓國，鐵路通勤者的智慧型手機能收到警告，通知前面鎮上有人的新冠檢測呈陽性。在中國深圳，廣受歡迎的通訊軟體微信中，一項健康追蹤程式開始根據現有病例數據繪製「感染社區」地圖；一位深圳居民向路透社說明：「看地圖是一種心理慰藉。你不能保證不會再有新病例，但至少能避開已經受影響的地區。」在世界各地，為了降低擁擠程度、進而降低感染機會，物聯網 QR 碼成了一種解決方案，允許特定的人搭乘公共交通、或是進入酒吧和餐館，甚至還能完全攔下可疑份子。

藉由這類技術，檢疫與隔離便能從侷限的地點或專門的建築結構脫離出來，推展至更寬廣的風景中。光是限制人們的造訪次數，就能從現有的城市中複刻出一個平行城市，不是在空間上，而是在時間上。換句話說，潛在感染者仍然能外出購物，但只能在特定時間或日期進行。這類控管已經以車牌辨識器和交通擁擠稅的形式存在，限制哪些人星期幾可以駛進城市；在一個日益受到全球大流行病影響、沒有疫苗或解藥的世界裡，這類措施似乎勢不可擋，馬上就要得到醫療正當性。

即時感染地圖和限制訪問承諾（或者應該說是威脅）將世界變成一個檢疫所，一個受法律管轄的虛擬隔離設施，禁止我們與他人交流。在這長達六百年未審先判的拘留（即隔離）實驗中，國家辨識和追蹤「時間」的能力已變得至少跟把人留在太空的能力一樣重要。在未來的隔離中，你可以去任何地方，但會全程遭到監視、測量和診斷。

在這個普遍而無形的二十一世紀檢疫所中，每個人都受到一種營造出的不安全感氛圍支配。你隨時都可能被感染，並具有傳染性。你隨時都處於風險中，也對其他人有風險。無論何時，只要一鍵按下，你的世界就會切換到隔離模式。

結語

直到證明安全

這本書從一個假設展開：人類做為混亂、有缺陷、具潛在傳染性、自私自利的存在，隔離是我們共享的歷史、以及我們共同未來的中心。在即將成書之際，新冠疫情的爆發成了我們書寫案例的一部分。那些有能力執行與管理大規模人口隔離的地方，就是能將這種新疾病控制得最好、在對經濟和社會造成最小破壞的情況，還能降低死亡率的所在。

這本書的報導完成於新冠疫情前幾年，我們始終堅信隔離具有現代意義，即便有時難以使人信服。即使對於公共衛生官員，強制隔離的倫理、經濟和社會成本，使之成了不太討喜的選項。在我們受約翰・霍華德啟發而展開的地中海檢疫所之旅結束以後，我們在日內瓦多停留了一些時間，與雪兒薇・布蘭德（Sylvie Briand）博士會面，她是世衛的全球傳染病防治計畫的領導者。布蘭德很驚訝我們想寫的不只是一部純隔離史。雖然布蘭德承認隔離在有限狀況下行得通，但她也警告，隔離充滿了道德風險，包括歧視與不平等，其他較不具侵略性的措施往往好處更多，或至少能降低附加傷害。「我們通常不建議隔離。」她說道，顯然為我們專程飛來日內瓦聽這番話感到很抱歉。

儘管存在缺陷，許多人仍願意相信隔離對我們的未來很重要。新出現且具大流行病潛力的疾病在未來可能不減反增、越來越普遍，正是這些顧慮使改革變得更加迫切。在我們飛往歐洲前，我們與國防高等研究計畫署（DARPA）的馬特・赫本（Matt Hepburn）上校進行了對談。赫本是一項名為普羅米修斯計畫（Prometheus）的總監，致力於病毒性呼吸道感染的預後快篩。這是發展流行病預防能力的一系列措施中的一環，目標是預測一個人在接觸病原體後，是否會在出現症狀前就具有傳染性。

儘管這樣的工具看似能消除不確定性，赫本仍強調，就算普羅米修斯計畫成功，隔離仍然會是軍隊的重要工具。他告訴我們，在第一線的情境裡，一旦考量到暴露和診斷之間的延遲，加上未知的大爆發、醫療基礎設施不足、高速地理流動等因素，「通常除了隔離外，我們別無選擇。」

縱觀歷史，一派人主張應該消除能使新傳染病出現和傳播的條件，另一派人則堅信發展技術是阻止下一次爆發的關鍵。在某種程度上，這兩種論點都是正確的，但無論哪一方都無法解決未來的流行病問題。隔離依舊無可取代，這種斷開循環能降低感染率，讓醫療保健系統不至於崩潰，也能降低病毒突變、產生抗藥性的可能。

儘管先進的傳染建模、位置追蹤和資料探勘的出現，讓隔離得以更精準實施，且微小、準確到幾乎無法察覺的地步，但新冠期間採用了這些方法後，我們發現在現在的隔離與黑死病時代的措施幾乎無甚差別。企圖使用複雜的計算模型，以改善封鎖導致的影響和成本，這樣的政治努力卻導致人們對各類顏色分層、分階段、微觀限制的抱怨，這套邏輯對於大多數民眾而言不透明到讓人心累，且執行者似乎也無法完全理解這套規則，許多民眾只好憑著自己的直覺，結果往往是災難一場。精準隔離不只不公平，也無從執行。

正如我們所見，隔離的未來肯定是攸關檢測、追蹤、監視、抑制和控制的技術問題。它攸關通風系統、管線網路、廢棄物的處理掩埋，同時也是文明議題，是政治與文化間的合作問題，讓人在面對未知疾病時意識到共同責任。因應這種不確定性，以及優先考慮集體利益而暫時放棄自由的能力，仰賴政治領導人和人民的合作、自我犧牲、信任和謙卑。

在美國，新冠大流行給人最深刻的教訓之一，就是在當今的政治氛圍中，連口罩這樣單純的東西都能被抹黑成對個人自由的嚴重侵犯，以至於在美國的大多數地區，人們根本無法接受戴口罩。真誠的、以社區為中心的自我犧牲之舉，例如不與朋友或家人見面，或避免舉凡生日派對或酒吧等大型聚會，都被扭曲成出格行為，莫名就與美國建國精神背道而馳。在當今美國的文化政治中，以疾病控制之名將國家或社區放在首位，並未被視為愛國，反而是沒骨氣地臣服於威權控制。

事情沒必要鬧到這個地步。通過隔離、基本的衛生和社交距離措施，我們可以互相關照，並在過程中學會敦親睦鄰。隔離的未來不僅仰賴技術，也仰賴我們自身，如果我們不將自己視為公眾的一份子，我們就永遠不可能有公共衛生。我們個人的身體沒有多少辦法阻止疾病傳播。而作為社會性動物，隔離是我們集體免疫系統的一部分，是面對病毒威脅的行為反應。就像我們內在的生理防禦一樣，隔離是由部分有效的各種因應措施拼湊而成的，因此也有可能反應過度而反撲自身，也可能以失敗告終，讓傳染病溜走而導致大流行。儘管如此，它還是提供了我們迫切需要的保護，因為新的疾病不斷從世界各地遭破壞的生態系統、都市擴張和工廠化農場中湧出，通過遊輪和飛機直逼我們而來。

在未來幾十年裡，我們幾乎肯定會更加依賴隔離，而不是逐步解封。在未來的世界中，越來越多疾病已經開始以SARS、MERS、伊波拉和新冠肺炎的形式出現，我們更迫切需要找出新方法來實施檢疫隔離，我們發明新型的隔離和檢疫方式，這些公共衛生干預措施的成本和益處將更透明、更平等，並體現出更龐大的社會價值觀。

以疾病控制之名，使得我們必須生活在一個霧裡看花的世界，這樣的前景一片黯淡，但這實際上不見得是反烏托邦式的。不確定性可能意味著機遇、也可能意味著威脅。正如我們在旅途中一次又一次看到的那樣，隔離是一種奇怪但強大的「創造力與連結」的泉源，也能藉此讓人們看見過去被忽視的社區。薄伽丘《十日談》（*Decameron*）（書中人物在隔離之中躲過瘟疫，訴說著彼此的故事）與封鎖期間在奧馬哈經營廣播電台的一對夫婦之間，有著一條漫長而令人愉快的特殊連結。阿波羅號太空人坐在改裝的清風車中、與尼克森總統那場不真實的會面中的笑語也連結成一道線索，與丹尼斯・范德維爾德（Denis Vandervelde）等收藏迷從檢疫中蒐集來的數以萬計明信片和信件連繫在一塊兒。正如本書所彰顯的，我們已經知道怎麼讓隔離措施變得更好。眼下，在下一次大流行之前，趁著我們對新慣疫情記憶猶新時，該是時候行動了。

隔離可以、也必須重新設計。正如從杜布羅夫尼克到武漢、從約翰遜航天中心到國際可可檢疫中心、從陸軍工兵部隊將曼哈頓會議中心改造為物聯網智慧家居、從核廢料隔離試驗廠到崔氏隔離箱的種種例子，我們具備改造隔離空間的技術與材料知識。我們應從一開始就對隔離嚴正以待，激發設計的創造力。如果我們在打造各種建設時沒有早早考慮隔離，最後往往會花上昂貴又繁重的代價。正如美國太空總署月球岩石館館長茱蒂斯．奧爾頓在一份概述阿波羅計畫期間犯下的疏失報告中指出的，在任務規劃早期，就必須整合隔離需求，盡力減輕工程師對各項要求的反彈，讓最終解決方案能更便宜，也更有效。

隔離可以、也必須改革。凱西．希考克斯為被隔離者的權利法案指引了明燈。如果公衛當局要求人們暫時放棄行動自由，他們必須保障承擔照顧責任，並保證依循正當法律程序。我們需要相信這些承諾會確實兌現。沒有信任，就不可能控制疫情，賽特龍不厭其煩提醒我們：「一旦信用破產，當你不得不做出艱難決定時，就會陷入困境。」賽特龍說，「信任只能通過時間、通過行動中的真理建立，而不是在緊急情況下空口說白話就能辦到。」

隔離可以、也必須重新想像。它不只是一項公衛工具，也是活生生的現實，但人們面對後勤挑戰時顯得欠缺規劃，更不用說其情感代價了。隔離過程中的每一步，無論是自願或是強制的，都需要從生命經驗的角度重新思考。正如艾琳．韋斯特蓋特（Erin Westgate）向我們建議的，隔離措施不必然是單一的，為什麼不同時建造方艙和開發家庭隔離工具包，供人們選擇呢？「我們不是一直這麼問孩子：『你想穿紅色睡衣還是綠色睡衣？』」她說，「如果你能說服人們，讓他們在隔離的某些層面能自行選擇，讓他們能掌控情況，或許就會使隔離在政治層面上更易被接受，並對個人更有意義。」

隔離可以、也必須重新建構。朝令夕改的法規和限制永遠不可能是疾病的最佳解方，只會成為對感染傳播零副作用的「治療」。諷刺的是，即使隔離確實有效、即使它按下的暫停鍵能遏制疾病傳播，它仍然往往被看作是過度反應。我們應該將隔離理解成一個過程、一項具人口規模的計畫，它是利用科學消除不確定性、測試和測量的方法，以便理解未知的事物。我們永遠無法完全「正確地」理解隔離，頂多是少犯點錯。

隔離可以、也必須在文化上被重塑成一種個人責任，這是為了避免一些迫在眉睫、對技術執法的反烏托邦式反抗行為。即使許多隔離措施失敗了，我們也必須理解，實際上這些失敗很少是技術上的，而往往是因為蓄意反抗以及對隔離真實風險的誤解。

隔離措施不僅是為了保護我們自己，也是為了保護他人，包括親人和陌生人。歸根究底，它所訴諸的，不過是合理地佔用一些空間和時間：我們只是在下一次的探險前，暫時停下腳步，直到世界恢復安全以前。

謝詞

我們的隔離之旅於二〇〇九年秋季展開，比這本書的具體想法成形之前來得更早。待在紐約市四個月的那場秋天裡，我們每週都和一小群建築師、藝術家、設計師和作家對談，探討隔離的概念，包括隔離與風險、暴露與不確定性，在他們各自的領域中可能意味著什麼。那項研究的成果，從短篇小說到戲劇佈景設計，隨後於二〇一〇年春天在藝術與建築商店（Storefront for Art and Architecture）展出，主題為「隔離景觀」（Landscapes of Quarantine）。感謝 Joe Alterio、Front 工作室的哈妍和柳下ミチ（Michi Yanagishita）、Scott Geiger、Katie Holten、Jeffrey Inaba、Ed Keller、Mimi Lien、Richard Mosse、Daniel Perlin、Thomas Pollman、Kevin Slavin、Brian Slocum、Smudge 工作室的 Elizabeth Ellsworth 和 Jamie Kruse，以及 Amanda 和 Jordan Spielman 參與早期、剛成形的對話。我們還要感謝 Glen Cummings 出色的展覽設計，以及當時藝術與建築商店的總監 Joseph Grima 讓我們帶頭策劃這樣的展覽。

在這場始於二〇一六年、為期數年的旅途中，我們獲益匪淺。在每一個港口、港口和圖書館，都得到許多友善的知識分子和善心人士幫助。我們特別向這些人致上謝意：Judith Allton、Joanne Andreadis、David Barnes、Dr. Mark Barnes、Alison Bashford、Dr. Georges Benjamin、James Benardini、Dr. Luigi Bertinato、Penelope Boston、Dr. Sylvie Briand、Dirk Brockmann、Dr. Clive Brown、Birsen Bulmuş、Dr. John Cachia、Dr. Martin Cetron、Guillaume Chabot-Couture、Dr. Ted Cieslak、Eugene Cole、

James Colgrove、Cris Collinsworth、Catherine Conley、Stephanie Dahl、Ugo Del Corso、Richard DeLighter、Tatyana Eatwell、Jennifer Elsea、Mike Famulare、Nicolina Farrugia、Gerolamo Fazzini、Debbie Felton、Matthew Fulks、Dr. Julie L. Gerberding、Wayt Gibbs、Lawrence Gostin、Owen Guo、Paul Hadley、Dr. Margaret Hamburg、John Henneman、Col. Dr. Matthew Hepburn、Kaci Hickox、Stephen Higgs、Nancy Hollander、Dr. Tom Inglesby、Dr. Sir Mike Jacobs、Michele Jacobsen、Yue Jin、Dr. Papy Katabuka、Shahryar Kianian、Allison Klajbor、Gerhard Kminek、James Kol- mer、Dr. Phyllis Kozarsky、Adam Kucharski、Heather Lake、Elizabeth Landau、Dr. Patrick LaRochelle、Dr. Herbert Lenicker、Rachel Lookadoo、Krista Ma- glen、Simon McKirdy、Jill Morgan、Angela Munari、(Ret.) General Richard B. Myers、Nathan Myhrvold、Roger Nelson、Paolo Nespoli、Snježana Per- ojević、Noa Pinter-Wollman、Lisa Pratt、Fausto Pugnaloni、Sara Redstone、Jonathan Y. Richmond、Matthew Rouse、Edward Said、Bobby St. John、(Ret.) Chief Engineer Todd T. Semonite、James Stack、Jay Stanley、Jill Stelfox、Les Szabo、Ron Trewyn、Bahar Tuncgenc、Dr. Patrick Ucama、Abraham Van Luik、Denis Vandervelde、Marty Vanier、Dr. Anthony Vas- sallo、Mitch Vega、Kasthuri Venkateswaran、Erin Westgate 和 Paige Williams

我們為了此書所進行的研究和閱讀，多方仰賴了倫敦惠康圖書館（Wellcome

Library）、威尼斯奎利尼．斯坦帕里亞圖書館（Querini Stampalia Library）和 Sci-Hub 的線上資源。

我們由衷感謝我們的編輯們。在美國，Sean Mc-Donald 派我們去研究六百年的隔離，展現出其耐心和遠見。我們在 MCD／法勒、施特勞斯和吉魯出版社（MCD / Farrar、Straus and Giroux）的整個團隊日以繼夜的工作，使這本書得以問世。在英國，Georgina Morley 老早就向我們表達了興趣和鼓勵，有助於打造這本書的雛型。我們的經紀人 Nathaniel Jacks 向來是我們的支柱。過去刊登於《紐約客》和《紐約時報》的那些部份都要大力歸功於編輯 Anthony Lydgate 和 Alan Burdick 的用心。Wayne Chambliss 一直以來作為我們的智囊團，並協助我們進行有用的精讀。

本書中若有任何錯誤，責任皆屬於我們。傑夫．馬諾夫也感謝 Mónica Belevan 邀請他加入第一章中所談到的新冠疫情準備者名單。感謝史翠卡研究所（Strelka Institute）的 Benjamin Bratton、Nicolay Boyadjiev 和 Olga Tenisheva 多次邀請他替俄羅斯莫斯科的學生進行隔離講座；感謝加拿大建築中心早在二〇〇九年，就邀請他對建築、醫療基礎設施和隔離的未來，發表名為「疾管局下的城市（Cities of the CDC）」的演講；當然，還要感謝妮可拉．特莉迄今為止、以及接下來幾十年所做的一切。

妮可拉．特莉要感謝她「滿腹飽足」（Gastropod）Podcast 的主持搭檔 Cynthia Graber 對她的無限包容；感謝 Victoria Wade 為截稿期限操透了心；感謝 Ellie Robins 和

Lizzie Prestel 的負責；感謝 Siri Carpenter 和 Christie Aschwanden 的建議和鼓勵；感謝 Anne Roughley 那場在 Q Station 的歡樂野餐；當然還要感謝傑夫・馬諾夫的所有好主意，從攜手結婚到一起寫成這本書的一切。

國家圖書館出版品預行編目資料

隔離：封城防疫的歷史、現在與未來 / 傑夫．馬納夫（Geoff Manaugh）、妮可拉．特莉（Nicola Twilley）著；涂瑋瑛、蕭永群 譯. -- 初版. -- 臺北市：商周出版，英屬蓋曼群島商家庭傳媒股份有限公司城邦分公司發行, 民111.01
面； 公分
譯自：Until Proven Safe: The History and Future of Quarantine
ISBN 978-626-318-068-0（平裝）
1. 嚴重特殊傳染性肺炎 2.傳染性疾病防制
412.471 110018680

隔離：封城防疫的歷史、現在與未來

作　　者 / 傑夫．馬納夫（Geoff Manaugh）、妮可拉．特莉（Nicola Twilley）
譯　　者 / 涂瑋瑛、蕭永群
企畫選書 / 林宏濤
責任編輯 / 梁燕樵

版　　權 / 黃淑敏、林易萱
行銷業務 / 周佑潔、周丹蘋、賴正祐
總 編 輯 / 楊如玉
總 經 理 / 彭之琬
事業群總經理 / 黃淑貞
發 行 人 / 何飛鵬
法律顧問 / 元禾法律事務所 王子文律師
出　　版 / 商周出版
城邦文化事業股份有限公司
臺北市中山區民生東路二段141號9樓
電話：(02) 2500-7008 傳眞：(02) 2500-7759
E-mail：bwp.service@cite.com.tw
發　　行 / 英屬蓋曼群島商家庭傳媒股份有限公司城邦分公司
臺北市中山區民生東路二段141號2樓
書虫客服服務專線：(02) 2500-7718．(02) 2500-7719
24小時傳眞服務：(02) 2500-1990．(02) 2500-1991
服務時間：週一至週五09:30-12:00．13:30-17:00
郵撥帳號：19863813 戶名：書虫股份有限公司
E-mail：service@readingclub.com.tw
歡迎光臨城邦讀書花園 網址：www.cite.com.tw
香港發行所 / 城邦（香港）出版集團有限公司
香港灣仔駱克道193號東超商業中心1樓
電話：(852) 2508-6231 傳眞：(852) 2578-9337
E-mail：hkcite@biznetvigator.com
馬新發行所 / 城邦（馬新）出版集團 Cité (M) Sdn. Bhd.
41, Jalan Radin Anum, Bandar Baru Sri Petaling,
57000 Kuala Lumpur, Malaysia
電話：(603) 9057-8822 傳眞：(603) 9057-6622
E-mail：cite@cite.com.my

封面設計 / 謝佳穎
排　　版 / 新鑫電腦排版工作室
印　　刷 / 韋懋印刷有限公司
經 銷 商 / 聯合發行股份有限公司
電話：(02) 2917-8022 傳眞：(02) 2911-0053
地址：新北市231新店區寶橋路235巷6弄6號2樓

■2022年（民111）1月初版1刷
定價 550 元

Printed in Taiwan
城邦讀書花園
www.cite.com.tw

UNTIL PROVEN SAFE: The History and Future of Quarantine
by Geoff Manaugh and Nicola Twilley

Published by arrangement with Farrar, Straus and Giroux, New York.

ISBN 978-626-318-068-0

請於此處用膠水黏貼

商周出版

讀者回函卡

線上版讀者回函卡

感謝您購買我們出版的書籍！請費心填寫此回函卡，我們將不定期寄上城邦集團最新的出版訊息。

姓名：＿＿＿＿＿＿＿＿＿＿＿＿＿＿＿＿＿＿＿＿ 性別：☐男 ☐女

生日：西元＿＿＿＿＿＿年＿＿＿＿＿＿月＿＿＿＿＿＿日

地址：＿＿＿＿＿＿＿＿＿＿＿＿＿＿＿＿＿＿＿＿＿＿＿＿

聯絡電話：＿＿＿＿＿＿＿＿＿＿＿＿ 傳真：＿＿＿＿＿＿＿＿＿＿

E-mail：

學歷：☐ 1. 小學 ☐ 2. 國中 ☐ 3. 高中 ☐ 4. 大學 ☐ 5. 研究所以上

職業：☐ 1. 學生 ☐ 2. 軍公教 ☐ 3. 服務 ☐ 4. 金融 ☐ 5. 製造 ☐ 6. 資訊
☐ 7. 傳播 ☐ 8. 自由業 ☐ 9. 農漁牧 ☐ 10. 家管 ☐ 11. 退休
☐ 12. 其他＿＿＿＿＿＿＿＿＿＿＿＿＿＿＿＿＿＿

您從何種方式得知本書消息？

☐ 1. 書店 ☐ 2. 網路 ☐ 3. 報紙 ☐ 4. 雜誌 ☐ 5. 廣播 ☐ 6. 電視
☐ 7. 親友推薦 ☐ 8. 其他＿＿＿＿＿＿＿＿＿＿＿＿

您通常以何種方式購書？

☐ 1. 書店 ☐ 2. 網路 ☐ 3. 傳真訂購 ☐ 4. 郵局劃撥 ☐ 5. 其他＿＿＿

您喜歡閱讀那些類別的書籍？

☐ 1. 財經商業 ☐ 2. 自然科學 ☐ 3. 歷史 ☐ 4. 法律 ☐ 5. 文學
☐ 6. 休閒旅遊 ☐ 7. 小說 ☐ 8. 人物傳記 ☐ 9. 生活、勵志 ☐ 10. 其他

對我們的建議：＿＿＿＿＿＿＿＿＿＿＿＿＿＿＿＿＿＿＿＿＿＿
＿＿＿＿＿＿＿＿＿＿＿＿＿＿＿＿＿＿＿＿＿＿
＿＿＿＿＿＿＿＿＿＿＿＿＿＿＿＿＿＿＿＿＿＿

請於此處用膠水黏貼